MW01717455

Balneologie und medizinische Klimatologie

Herausgegeben von
W. Amelung G. Hildebrandt

Band 3

Medizinische Klimatologie
Bearbeitet von W. Amelung, F. Becker, H. Jungmann

Praxis der Balneo- und Klimatherapie
Bearbeitet von W. Amelung, H. Baatz, S. Borelli, P. Fries, Chr. Gutenbrunner, H. Jungmann, W. Schmidt-Kessen, E.-G. Schultze, E. A. Zysno

Sozialmedizinische Aspekte der Kurortbehandlung
Bearbeitet von G. Hildebrandt, Chr. Gutenbrunner

Zur Geschichte der Bäder- und Klimaheilkunde
Bearbeitet von W. Amelung

Mit 50 Abbildungen und 17 Tabellen

Springer-Verlag
Berlin Heidelberg New York Tokyo

Professor Dr. med. Walther Amelung
Facharzt für Innere Medizin
Hugo-Amelung-Str. 2
6240 Königstein

Professor Dr. med. Gunther Hildebrandt
Institut für Arbeitsphysiologie und Rehabilitationsforschung
der Universität Marburg
L. R. Grote-Institut für Physiotherapie
und Rehabilitation Bad Berleburg
Institut für kurmedizinische Forschung Bad Wildungen
Robert Koch-Str. 7 a
3550 Marburg/Lahn

ISBN-13:978-3-642-70134-4 e-ISBN-13:978-3-642-70133-7
DOI: 10.1007/978-3-642-70133-7

CIP-Kurztitelaufnahme der Deutschen Bibliothek
Balneologie und medizinische Klimatologie/hrsg. von W. Amelung ; G. Hildebrandt. -
Berlin ; Heidelberg ; New York ; Tokyo : Springer
NE: Amelung, Walther [Hrsg.]
Bd. 3. Bearb. von W. Amelung ...- 1986.
ISBN-13:978-3-642-70134-4

Das Werk ist urheberrechtlich geschützt. Die dadurch begründeten Rechte, insbesondere die der Übersetzung, des Nachdruckes, der Entnahme von Abbildungen, der Funksendung, der Wiedergabe auf photomechanischem oder ähnlichem Wege und der Speicherung in Datenverarbeitungsanlagen bleiben, auch bei nur auszugsweiser Verwertung, vorbehalten. Die Vergütungsansprüche des § 54, Abs. 2 UrhG werden durch die „Verwertungsgesellschaft Wort", München, wahrgenommen.

© Springer-Verlag Berlin Heidelberg 1986
Softcover reprint of the hardcover 1st edition 1986

Die Wiedergabe von Gebrauchsnamen, Handelsnamen, Warenbezeichnungen usw. in diesem Werk berechtigt auch ohne besondere Kennzeichnung nicht zu der Annahme, daß solche Namen im Sinne der Warenzeichen- und Markenschutz-Gesetzgebung als frei zu betrachten wären und daher von jedermann benutzt werden dürften.

Produkthaftung: Für Angaben über Dosierungsanweisungen und Applikationsformen kann vom Verlag keine Gewähr übernommen werden. Derartige Angaben müssen vom jeweiligen Anwender im Einzelfall anhand anderer Literaturstellen auf ihre Richtigkeit überprüft werden.

Gesamtherstellung: Appl, Wemding
2127/3145-543210

Vorwort

Der dritte und abschließende Band des Lehrbuches der Balneologie und Medizinischen Klimatologie ist im ersten Teil dem Gebiet der Medizinischen Klimatologie gewidmet. Ebenso wie dessen Entwicklung nur in enger Zusammenarbeit von Ärzten und Meteorologen möglich war, ist auch die vorliegende Darstellung das Ergebnis einer Gemeinschaftsarbeit von Wissenschaftlern beider Fachgebiete. Gerade die Klimatherapie ist mit ihren differenzierten Behandlungsmöglichkeiten ein gewichtiger Beleg dafür, daß die genaue Kenntnis der natürlichen Kurmittel entscheidende Grundlage für die Kurortbehandlung bleiben muß. Auf die Notwendigkeit, die medizinische Aus- und Fortbildung auf diesem Gebiet zu fördern, muß auch hier wieder hingewiesen werden.

Die weiteren Teile des Bandes schildern die praktische Behandlung der verschiedenen Krankheiten in den Heilbädern und Kurorten, wobei auch die organisatorischen Voraussetzungen und die heute besonders aktuellen sozialmedizinischen Aspekte der Kurortbehandlung zu berücksichtigen waren. Schließlich wurde auch ein kurzer Abriß der Geschichte der Bäder- und Klimaheilkunde mit aufgenommen, schon um die jahrtausendealte Tradition unseres therapeutischen Fachgebietes zur Geltung zu bringen, deren enge Verflechtung mit der Gesamtentwicklung der Heilkunde von bedeutenden Medizinhistorikern nachgezeichnet worden ist. Nach modernen Gesichtspunkten kann allerdings die große Tradition der Kurortmedizin nicht als Beleg für die Wirksamkeit ihrer Behandlungsverfahren gewertet werden, sie spiegelt eher das permanent anhaltende Vertrauen ihrer Patienten.

Die Vielfalt dieser inhaltlichen Aufgaben war nur durch die Mitarbeit zahlreicher Fachwissenschaftler, die auf jedem der Teilgebiete durch eigenes Forschen ausgewiesen sind und über umfangreiche praktische Erfahrungen verfügen, den heutigen Ansprüchen und Bedürfnissen entsprechend zu lösen. Auch wenn die ursprüngliche Gesamtkonzeption des Werkes davon nicht berührt wurde, war eine gewisse Inhomogenität der Darstellungen unvermeidbar, wobei auch Überschneidungen zugelassen werden mußten.

Speziell die Darstellung der praktischen Balneo- und Klimatotherapie einzelner Krankheitsbilder konnte schon deshalb nicht allen Bedürfnissen Rechnung tragen, weil die Handhabung der balneologischen und klimatischen Anwendungen als ortsgebundenen

Kurmitteln starken örtlichen Besonderheiten unterliegt. Die lehrbuchmäßige Darstellung muß sich daher mehr oder weniger auf generelle Leitlinien des Behandlungsaufbaus beschränken. Eine umfassend vergleichende Darstellung des praktisch-therapeutischen Vorgehens, auch im internationalen Rahmen, wäre sicherlich eine reizvolle Aufgabe, die aber ein eigenes Werk erfordern würde.

Die Kurortbehandlung befindet sich - und dies nicht nur hierzulande - nach wie vor im Umbruch; die Auseinandersetzungen um die Wertung der ortsgebundenen Kurmittel, die ja gerade Gegenstand dieses Lehrbuches sind, dauern an. Es ist aber immer deutlicher geworden, daß gerade diejenigen Eigenschaften der Kurortbehandlung, die den modernen analytischen Wissenschaften besondere Schwierigkeiten der Beurteilung bieten, wie z. B. die Komplexität der natürlichen Kurmittel, die besonderen Vorzüge der Kurortbehandlung begründen können, und dies durchaus auch unter den modernen z. B. adaptationsphysiologischen Gesichtspunkten.

Die beiden dominierenden Entwicklungstendenzen der Kurortmedizin in den beiden letzten Jahrzehnten, Klinifizierung und Psychologisierung der Kuren und Kurorte, werden heute nicht mehr so allgemein und vorbehaltlos gefördert, wie dies vorher der Fall war. Klinische Großeinrichtungen sind nicht in allen Kurorten befriedigend integriert worden, und die Abgrenzung ärztlicher und fachpsychologischer Aufgaben und Kompetenzen ist nicht überall reibungslos vonstatten gegangen. Hier können aber zweifellos durch eine Besinnung auf die besonderen Eigenarten der Kurortmedizin und ihre Wirkprinzipien Fortschritte erzielt werden.

Auch bei wechselnden Schwerpunkten in der Ausgestaltung der kurörtlichen Behandlungsverfahren wird die Anwendung der ortsgebundenen natürlichen Kurmittel zur Bäder- und Klimabehandlung das Fundament der Kurortmedizin in Prävention, Therapie und Rehabilitation bleiben. Trotzdem kann durch eine schwerpunktmäßige Darstellung der Balneologie und Medizinischen Klimatologie der Eigenart der Kurortbehandlung nur unvollkommen Rechnung getragen werden, vor allem dann, wenn die naturwissenschaftliche Analyse der Behandlungsverfahren im Vordergrund steht. Auch wenn man die vielfältigen Anwendungen der physikalischen und diätetischen Therapie mit einbezieht, die ja am Kurort in der Regel besonders günstige Voraussetzungen finden, bleibt noch eine große Zahl therapeutisch wertvoller Erlebnisbereiche des Patienten am Kurort übrig, die keineswegs allein von den gängigen psychotherapeutischen Verfahren abgedeckt werden, auch wenn diese in den letzten Jahrzehnten zunehmend am Kurort an Bedeutung gewonnen haben.

Die Begegnung des Patienten mit oft ungewohnten kulturellen, ästhetischen, gesellschaftlichen und nicht selten auch religiösen Anregungen und Erlebnissen kann einen biographischen Einschnitt bedeuten, der über den Erfolg bloßer Gesundheitsbildung und

-erziehung hinausgehen kann. So ist es nicht zufällig, daß Kurortaufenthalte und -erlebnisse im Leben bedeutender Persönlichkeiten eine wichtige Rolle gespielt und sowohl in autobiographischen Zeugnissen als auch als Gegenstand künstlerischer Gestaltung ihren bleibenden Niederschlag gefunden haben (z. B. BEETHOVEN, GOETHE, HESSE, RILKE, SPITZWEG u. v. a.). Auch dem Kurarzt erwachsen somit besondere Dimensionen in der ganzheitlichen Betreuung seiner Kurpatienten, die er keineswegs allein anderen „Spezialisten" überlassen kann.

Das nunmehr abgeschlossene Lehrbuch war usprünglich als Neuauflage der zuletzt im Jahre 1952 erschienenen „Einführung in die Balneologie und Medizinische Klimatologie" von H. VOGT und W. AMELUNG geplant worden. Möchte es in dieser stark erweiterten Form dazu beitragen, das Verständnis unseres Fachgebietes und seiner wissenschaftlichen Grundlagen zu fördern und der Balneologie und Medizinischen Klimatologie den ihr gebührenden Platz im Gesamt der Heilkunde zum Wohle der Heilungsuchenden zu sichern!

Als Herausgeber fühlen wir uns allen Mitarbeitern an diesem dritten Band zu großem Dank verpflichtet. Besonderen Dank schulden wir Herrn Prof. Dr. H. JUNGMANN, der uns bei der inhaltlichen Planung und mit organisatorischen Hilfen vielfältig unterstützt hat.

An den Korrekturarbeiten, der Reinzeichnung von Abbildungen, der Anfertigung des Sachverzeichnisses u. a. waren wiederum die Mitarbeiter des Instituts für Arbeitsphysiologie und Rehabilitationsforschung der Universität Marburg, insbesondere Herr Dr. Chr. GUTENBRUNNER, hilfreich beteiligt.

Nicht zuletzt schulden wir den Mitarbeitern des Springer-Verlages, vor allem Herrn Dr. WIECZOREK und Frau H. HENSLER-FRITTON, Dank für ihr geduldiges Interesse, die Berücksichtigung mancher Wünsche und für die angenehme langjährige Zusammenarbeit.

Im Herbst 1986

W. Amelung
G. Hildebrandt

Inhaltsübersicht der Bände 1 und 2

Inhaltsverzeichnis

Autorenverzeichnis

AMELUNG, Walther, Prof. Dr. med., Facharzt für Innere Medizin.
Hugo-Amelung-Strasse 2, D 6240 Königstein

BAATZ, Hans, Dozent Dr. med. habil., Frauenarzt und Badearzt, ehem. Leiter der Gynäkologischen Abteilung des Balneologischen Instituts und des balneogynäkologischen Sanatoriums Fürstenhof des Staatsbades Pyrmont.
Berliner Straße 25, D 3280 Bad Pyrmont

BECKER, Friedrich, Prof. Dr. phil. nat., Abteilungs-Präsident a. D., ehem. Leiter der Abteilung Klimatologie im Zentralamt des Deutschen Wetterdienstes.
Moselstraße 19, D 6380 Bad Homburg v. d. H.

BORELLI, Siegfried, Prof. Dr. med. Dr. phil., Arzt für Hautkrankheiten - Allergologie, Arzt für Arbeitsmedizin, Direktor der Dermatologischen Klinik und Poliklinik der Technischen Universität München und der Klinik für Dermatologie und Allergie Davos.
Biedersteinerstr. 29, D 8000 München 40

FRIES, Peter, Dr. med., Arzt für Dermatologie.
Bahnhofstraße 29, D 8202 Bad Aibling

GUTENBRUNNER, Christoph, Dr. med., Institut für Arbeitsphysiologie und Rehabilitationsforschung der Universität Marburg und Institut für kurmedizinische Forschung Bad Wildungen.
Robert-Koch-Straße 7 a, D 3550 Marburg/Lahn

HILDEBRANDT, Gunther, Prof. Dr. med., Direktor des Instituts für Arbeitsphysiologie und Rehabilitationsforschung der Universität Marburg, Leiter des L. R.-GROTE-Instituts für Physiotherapie und Rehabilitation Bad Berleburg und des Instituts für kurmedizinische Forschung Bad Wildungen.
Robert-Koch-Straße 7 a, D 3550 Marburg/Lahn

JUNGMANN, Horst, Prof. Dr. med., Arzt für innere Medizin, II. Medizinische Universitätsklinik Hamburg-Eppendorf, Leiter des Curschmann-Instituts Timmendorfer Strand.
Wrangelpark 11, D 2000 Hamburg 52

SCHMIDT-KESSEN, Wilhelm, Prof. Dr. med. habil. Em. Prof. für Physikalische Medizin.
Weiherhofstraße 15, D 7800 Freiburg/Brsg.

SCHULTZE, Ernst-Günter, Dr. med., Kinderarzt und Badearzt.
Rebbelstieg 15, D 2270 Wyk auf Föhr

ZYSNO, Eduard A., Prof. Dr. med. Dr rer. nat., Arzt für Innere Medizin und Neurologie, Vorstand der Abteilung Physikalische Medizin und Rehabilitation, Zentrum Radiologie, Medizinische Hochschule Hannover.
Konstanty-Gutschow-Straße 8, D 3000 Hannover 61

I. Medizinische Klimatologie

W. Amelung, F. Becker, H. Jungmann

1. Allgemeine Vorbemerkungen

Die medizinische Klimatologie ist ein Teilgebiet der Biometeorologie, der Lehre vom Einfluß meteorologischer Faktoren auf Pflanzen, Tiere und Menschen. Die Biometeorologie läßt sich wiederum unterteilen in Agrar-Meteorologie und Medizin-Meteorologie. Bei letzterer ist zu unterscheiden zwischen den Einwirkungen des aktuellen Wetters (Wetterbiotropie) und des Klimas (medizinische Klimatologie). Allerdings sind Wetter und Klima eng miteinander verknüpft, weil das Klima eines Ortes, einer Landschaft oder eines Erdteils von dem durchschnittlichen Wetterablauf bestimmt wird. Alexander v. Humboldt definierte 1845 in seinem Buch „Cosmos" das Klima als „alle Veränderungen in der Atmosphäre, die unsere Organe merklich affizieren". Auch Loewy beschrieb 1924 das Klima noch als „die Summe aller für einen Ort typischen atmosphärischen und terrestrischen Zustände, durch die unser Befinden unmittelbar beeinflußt wird." Beide Formulierungen beziehen sich also auf den Menschen. Heute wird die Definition allgemeiner gefaßt als „der mittlere Zustand und der gewöhnliche Verlauf der Witterung an einem gegebenen Ort" (Köppen 1931). Die atmosphärischen Vorgänge unterteilt man in: Wetter, als das Geschehen nur kurzer Zeitspannen bis zu wenigen Tagen, Witterung, als das Wetter über Wochen bis zu einigen Monaten (Jahreszeiten) und Klima als die Gesamtheit der Witterung über mehrere, mindestens 3 Jahrzehnte an einem bestimmten Ort.

Da ohne Kenntnis der wichtigsten Grundbegriffe der Meteorologie und Klimatologie die Einflüsse des atmosphärischen Umweltmilieus auf den menschlichen Organismus nicht verständlich werden, sollen diese anschließend kurz beschrieben werden.

2. Meteorologische Grundlagen

a) Aufbau der Atmosphäre

Die Schwankungen des Wetters und der Witterung sind periodisch und aperiodisch. Durch die Erddrehung um ihre Achse in rund 24 Stunden und den Erdumlauf um die Sonne in etwas mehr als 365 Tagen ändert sich für jeden Ort der Erde laufend der Energiezufluß von der Sonne. Diese Periodik ist jedoch am Grunde der Atmosphäre, dem Lebensraum des Menschen, nur selten in reiner Form festzustellen. In den Klimazonen, in denen die meisten Menschen leben, überwiegen vielmehr weitaus die aperiodischen atmosphärischen Umweltschwankungen.

In der irdischen Lufthülle sind 5 Atmosphärenstufen zu unterscheiden *(Abb. 1)*:

Troposphäre,
Stratosphäre,
Mesosphäre,
Ionosphäre,
Exosphäre.

In der Troposphäre spielt sich das Wetter ab, das uns beeinflußt. Dazu gehören in erster Linie die Veränderungen der Lufttemperatur, der Luftfeuchtigkeit, der Sonnen- und Himmelsstrahlung, des Windes, des Luftdruckes, der Bewölkung und des Niederschlags. Da diese Veränderungen des sog. Wetterakkordes von den vorhandenen Energieumsetzungen abhängen, ist ihre Höhenausdehnung in den Tropen mit der hohen Energiezufuhr durch die senkrecht einfallende Sonnenstrahlung we-

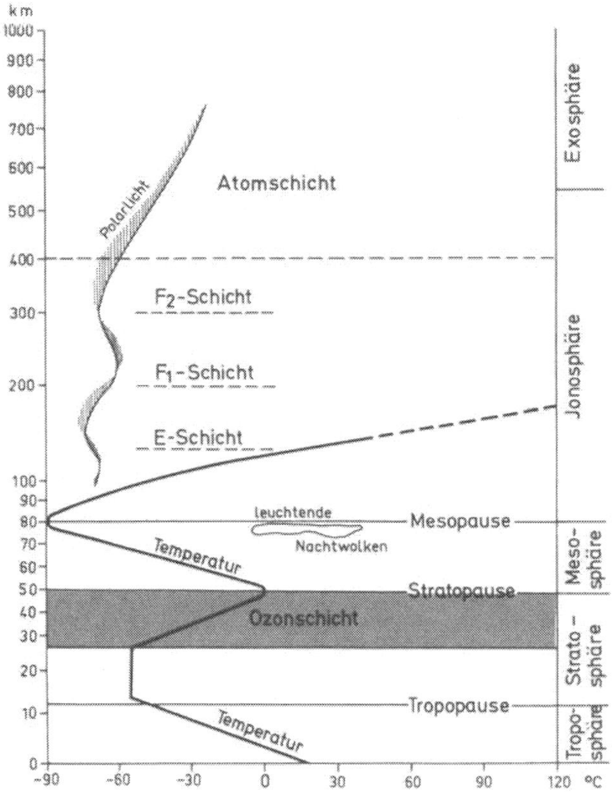

Abb. 1. Aufbau der irdischen Lufthülle

sentlich größer als in den Polarzonen mit der geringsten Einstrahlung. Die obere Grenze der Troposphäre (die Tropopause) ist am Äquator bis etwa 18 km Höhe angehoben, während sie in den Polargebieten in etwa 9 km Höhe liegt. Die Lufttemperatur nimmt in der Troposphäre mit der Höhe fast kontinuierlich ab. Da in den Tropen die Troposphäre wesentlich höher liegt, befindet sich dort das Kältezentrum unserer irdischen Lufthülle mit etwa −80 °C erst in 18 km Höhe. Die Kältepole am Erdboden in Sibirien sowie in der Antarktis erreichen nach bisherigen Messungen nur ganz selten diese Kältegrade. Die Temperaturabnahme mit der Höhe (Temperaturgradient) beträgt etwa 5 °C pro 1000 m, sie schwankt zwischen 5 °C in den bodennahen Luftschichten und 7 °C/1000 m oberhalb von 5 km. Oberhalb 8 km nähert sich der Gradient rasch dem 0-Wert, in der Stratosphäre oberhalb der Tropopause besteht bis 30 km Höhe eine konstante Temperatur. In diesem beschriebenen Temperaturgefälle zwischen dem Erdboden und der Tropopause sowie dem zwischen der tropischen und der polaren Troposphäre steckt die unvorstellbar große Energie, welche die riesige „Wettermaschine" der Troposphäre in Gang hält.

Den Teil der Troposphäre, in dem sich das Leben abspielt, etwa die unteren 5000 m, nennt man auch Biosphäre. Die Stratosphäre hat für den Menschen keine direkte wettermäßige Bedeutung. Sie ist eine der Troposphäre überlagerte Schicht ohne Wolken mit relativer Temperaturkonstanz und stark abgeschwächter Dynamik. Ihre Bedeutung für den Menschen liegt vielmehr darin, daß in ihr durch Absorption der kurzwelligen Sonnen-UV-Strahlen eine Ozonschicht unterhalten wird, die sich zwischen 15 und 45 km Höhe erstreckt und ihre höchste Ozonkonzentration zwischen 20 und 30 km aufweist. Direkte und indirekte Messungen haben ergeben, daß dieses Ozonmaximum in nördlichen Breiten (Tromsö) ausgeprägter ist und niedriger liegt als in den mittleren und südlichen Breiten. In dieser Schicht werden die UV-Spektralbereiche unterhalb von 280 nm praktisch ganz herausgefiltert, so daß das erythembildende UV-B (280–320 nm) nur zu einem geringen Teil und das zellzerstörende UV-C (< 280 nm) überhaupt nicht in die menschliche Lebenssphäre gelangt. Wie aus Abbildung 1 zu erkennen ist, nimmt die Temperatur in der oberen Ozonschicht aufgrund der Strahlungsabsorption kräftig zu, bis etwa 0 °C in 50 km Höhe. Die obere Grenze der Ozonschicht in etwa 45 km Höhe stellt gleichzeitig die Stratopause dar.

In der darüberliegenden Mesosphäre zwischen 50 und 80 km Höhe gehen die Temperaturen wieder stark zurück, um in 80 km wieder etwa −80 °C zu erreichen.

Die Mesosphäre wird oben von der Mesopause begrenzt. Diese Grenze ist offenbar scharf ausgeprägt, hier enden von außen kommend die Nordlichter und von unten kommend die vertikalen Austausch- und Durchmischungsvorgänge. Nach Vulkanausbrüchen werden an der Mesopause die sog. leuchtenden Nachtwolken beobachtet.

Oberhalb der Mesopause in der Ionosphäre nimmt die Temperatur wieder stark zu, nach neueren Messungen auf Werte über +200 °C. Durch die dort vorhandene Konzentration elektrisch geladener Teilchen werden die elektromagnetischen Wellen, unter anderem auch die Radiowellen, reflektiert (E und F-Schichten). Erst dadurch wird ein weltweiter Funkempfang auf der Erde möglich. Die obere Begrenzung der Ionospähre wird heute bei etwa 500 km Höhe angenommen.

Darüber liegt die sog. Exosphäre, die praktisch den Übergang zum Weltall darstellt. Hier ist die Dichte der Atmosphäre so gering, daß die Moleküle und Atome

Tabelle 1. Gasige Zusammensetzung außerhalb von Industriegebieten und Großstädten. (Nach DAUBERT u. AICHINGER 1962)

a) beständige Bestandteile der Luft			
N_2	78,084 ± 0,004%	Ne	1,818 ± 0,004%
O_2	20,946 ± 0,002	He	0,524 ± 0,004
CO_2	0,033 ± 0,001	Kr	0,114 ± 0,001
Ar	0,934 ± 0,001	Xe	0,0087 ± 0,0001
		H_2	0,05
		N_2O	0,05 ± 0,01

b) Unbeständige Bestandteile der Luft
Wasserdampf (bis 4 Vol.%),
Meerwasseraerosol,
Ozon (bis 400 $\mu g/m^3$),
Immissionen von Industrie und Hausbrand,
Ätherische Öle (besonders in Nadelwäldern),
Jod (bis 80 $\mu g/m^3$),
Radon (bis $1 \times 10^{-17} g/m^3$).

ohne Zusammenstoß aus dem Schwerefeld der Erde heraustreten können. Im Mittel hält der Zustrom kosmischer Materie diesem atmosphärischen Verlust das Gleichgewicht. Die vermuteten Temperaturen bis über +1000 °C sind nicht mehr mit dem Temperaturbegriff der kinetischen Gastheorie zu deuten. Sie entsprechen den thermischen Schwingungen der durch die Sonnenstrahlung angeregten ionisierten Teilchen.

Die chemische Zusammensetzung der Luft ist prozentual in der gesamten Troposphäre etwa gleich. Erst in der Stratosphäre nimmt das Ozon erheblich zu. *Tabelle 1* zeigt die prozentuale Zusammensetzung der Lufthülle der Erde.

b) Das Wetter

An der Grenze zwischen der von der Sonne aufgeheizten tropischen Luft und den ausgekühlten polaren Luftmassen entstehen Wirbel, die vorwiegend durch die Erddrehung (Coriolis-Kraft) von Westen nach Osten wandern. Man unterscheidet Zellen mit hohem Luftdruck im Zentrum (Antizyklone, Hoch) und Wirbel mit einem Luftdruckminimum im Zentrum (Zyklone, Tief).

Bei den Zyklonen ist folgendes wesentlich: Um den Tiefkern wehen die Winde leicht spiralisch gegen den Uhrzeigersinn. Dadurch werden auf der Nordhalbkugel an der Westseite der Tiefs immer relativ kalte Luftmassen nach Süden geführt und auf der Ostseite ein relativ warmer Luftstrom nach Norden. Es kommt dadurch im Südteil von Tiefdruckgebieten zur Ausbildung von mehr oder weniger markanten Luftmassengrenzen (Wetterfronten). Man unterscheidet zwischen Warmfront, Okklusionsfront und Kaltfront.

Die *Warmfront* entwickelt sich dort, wo warme Luft gegen deutlich kühlere Luft vordringt. Da die Warmluft eine geringere Dichte besitzt, wird sie zum Aufgleiten über die kältere Luft gezwungen. Trotz des geringen Aufgleitwinkels führt die Anhebung der Warmluft zur Kondensation. Die Aufgleitfläche einer solchen Warmfront beträgt oft viele 1000 km². An der Aufgleitfläche bilden sich Schichtwolken, die normalerweise den sog. Landregen verursachen. Im Sommer kommt es dadurch auch zu Aufgleitgewittern. Da ein Warmluftvorstoß im Bereich unserer Klimazone (Westwetterzone) bis zu 24 Stunden vorher bereits das troposphärische und biosphärische Milieu verändert, ehe er sich bis zum Erdboden durchsetzt, ist die Wirkungsdauer einer Warmfront bedeutend größer als die einer Kaltfront *(Abb. 2)*.

Die *Kaltfront* (s. Abb. 2, linker Teil) bildet sich dort aus, wo die kalte Luft südwärts vorstößt und auf die aus Südwesten angesaugte Warmluft trifft. Dabei schiebt sich die dichtere und schwerere Kaltluft keilförmig unter die leichtere Warmluft. Durch die Anhebung der warmfeuchten Luft kommt es zu Kondensation, Feuchtlabilität, Regen- oder Hagelschauer, Gewitter und Windböigkeit. Die Unwetter, die mit solchen Kaltfronten gekoppelt sein können, sind deutliche Beweise dafür, daß an derartigen „Kampfzonen" unterschiedlicher Luftkörper sehr große Energien freigemacht werden können, die sich dann kurzzeitig in unserem Umweltakkord als schwere Störung auswirken.

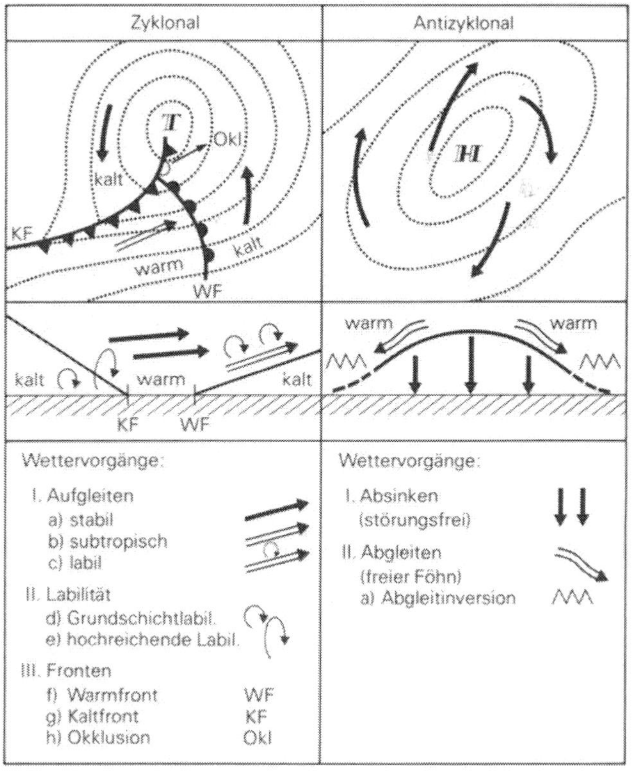

Abb. 2. Schema der zyklonalen und antizyklonalen Wettervorgänge. (Nach BECKER 1962)

Die *Okklusionsfront* (vgl. Abb. 2, links) entsteht, wenn die meist schneller ziehende Kaltluft die vorgelagerte Warmfront eingeholt hat und dadurch den sog. Warmsektor zwischen Warm- und Kaltfront als Warmluftschale vom Boden abhebt. Vor einer Okklusionsfront treten daher alle Aufgleiterscheinungen wie bei der Warmfront auf, in der Front selbst gehen aber die Aufgleitvorgänge direkt in den Kaltfront-Wettercharakter über. Die Okklusionsfront ist somit eine relativ lang andauernde Störungszone mit starker Veränderung des atmosphärischen Milieus.

Bei antizyklonalen Wetterphasen (Abb. 2, rechts) treten im Vergleich zu dem Zyklonalsystem sehr abweichende Wetterlagen und Wettervorgänge auf. Die meist schwachen Winde im Bereich eines Hochdruckkernes strömen im Uhrzeigersinn leicht spiralisch in das umgebende tiefere Luftdruckniveau. In Kernnähe überwiegt dabei die abwärtsgerichtete Komponente der Luftbewegung, das sog. Absinken. An den Rändern des Hochs wird je nach dem bestehenden Druckgefälle zu den umliegenden Tiefdrucksystemen die Luft mehr oder weniger kräftig abgesaugt. Dieser Abtransport löst eine Luftströmung aus höheren Schichten der Hochdruckgebiete aus. Man nennt diesen Abstrom, der durch eine Zunahme der Windgeschwindigkeit mit der Höhe charakterisiert ist, freien Föhn oder Abgleiten. Für diese Absink- und Abgleitvorgänge gilt das Gesetz der trockenadiabatischen Erwärmung (s. S. 14), d. h. bei je 100 m Abstieg steigt durch die Kompression der Luft die Lufttemperatur um jeweils 1 °C an. In dieser absteigenden und sich erwärmenden Luft wächst die Fähigkeit, Wasserdampf aufzunehmen, rasch an, so daß vorhandene Wassertröpfchen jetzt schnell verdunsten. Hochdruckgebiete und antizyklonale Wetterphasen sind daher normalerweise Wetterlagen mit schwachwindiger, wolkenarmer und deshalb sonnenscheinreicher Witterung. Diese Regel gilt jedoch nicht für alle Jahreszeiten. Bereits im Herbst ist häufig zu beobachten, daß die Hochdrucklagen kein freundliches und sonniges, sondern neblig-trübes Wetter bringen. Mit Beginn des Winterhalbjahres kühlen sich die Erdoberfläche und die ihr aufliegenden bodennahen Luftschichten ab, wodurch der Wasserdampf kondensiert. Während sich bei zyklonalem Wetter durch den vertikalen Luftaustausch immer wieder der normale Temperaturgradient mit Abnahme von 5 °C/1000 m Höhe herstellt, wird der Vertikalaustausch beim Absinken und besonders beim Abgleiten um so mehr unterdrückt, je mehr sich die erwärmte Absinkluft der Erdoberfläche nähert. So entsteht in der Biosphäre anstelle einer normalen Temperaturabnahme mit der Höhe eine Schicht mit sprunghafter Zunahme der Temperatur, also eine Temperaturumkehrschicht. Man nennt diese Schicht eine *Inversionsschicht (Abb. 3)*. Sie läßt aufgrund der stabilen Schichtung (oben warm, unten kalt) keine vertikale Durchmischung zu und liegt wie ein Deckel über dem Land. In der Nacht kühlt sie an ihrer Oberfläche durch Abstrahlung gegen den meist wolkenlosen Himmel so stark aus, daß Kondensation eintritt (Strahlungsnebel). Man bezeichnet diese so entstehende meist dünne Wolkenschicht, wenn sie in Bodennähe auftritt, auch als Inversionsnebel, und als Hochnebel, wenn sie von der Erdoberfläche abgehoben ist. Hochdruckphasen sind daher im medizinmeteorologischen Sinne im Winterhalbjahr anders zu beurteilen als im Sommerhalbjahr, denn winterliches Absinken und Abgleiten führt zur Ausbildung von Sperrschichten besonders in der Biosphäre und damit zu oftmals tage- bis wochenlanger Luftstagnation mit Anreicherung des sog. Aerosols, worunter man heute hauptsächlich die in die Luft emittierten gasigen, flüssigen und festen Schwebstoffe der Industriegebiete, Hausbrandstellen und Verbrennungsmo-

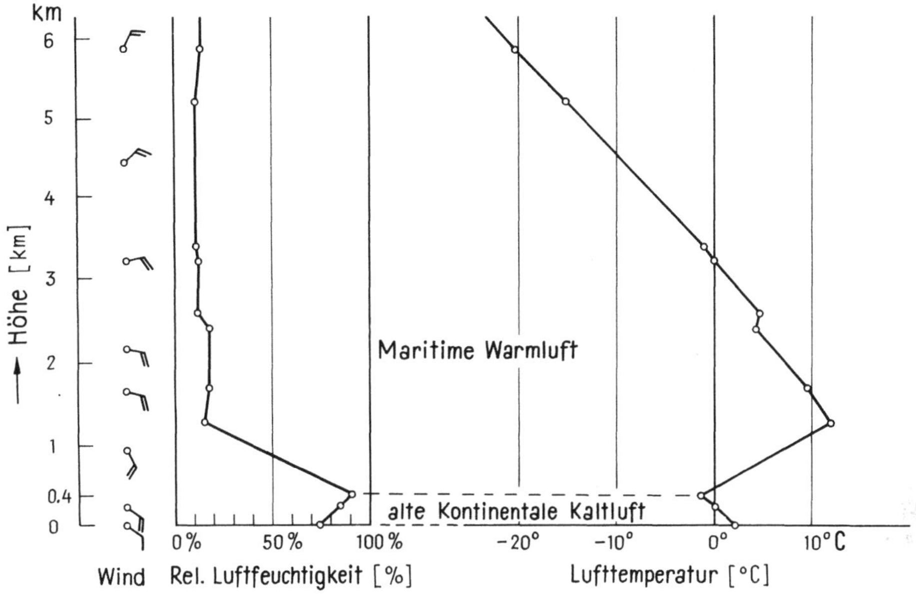

Abb. 3. Radiosondenmessungen von Temperatur und Feuchte bei einer Inversionswetterlage

toren versteht (vgl. Luftchemischer Wirkungskomplex, S. 42). Im Sommerhalbjahr dagegen entfällt die Ausbildung länger dauernder tiefliegender Inversionen wegen der Aufheizung der Erdoberfläche durch die intensivere Sonneneinstrahlung. Ein kräftiger Vertikalaustausch sorgt für rasche Verdünnung des Aerosols und für stetige Zufuhr von reiner Höhenluft in die Biosphäre.

Ein ebenso typisches wie auch dem Laien geläufiges Beispiel für Abgleitvorgänge ist der *Föhn (Abb. 4)*. Eine Luftmasse, die aufgrund ihrer von der Großwetterlage bestimmten Strömungsrichtung ein genügend hohes Gebirge überschreiten muß, ist auf der Leeseite deutlich wärmer und trockener als auf der Luvseite vor Beginn des Aufsteigens. Aufsteigende Luft kühlt sich wegen der freiwerdenden Kondensationswärme um rund 5–6 °C pro 1000 m ab. Da sich die Luft beim Abstieg auf der Leeseite aber um 10 °C pro 1000 m erwärmt, kann z. B. Luft, die mit 10 °C am Gebirge eintrifft, auf der anderen Gebirgsseite mit 16–18 °C ankommen, wenn das Gebirge die Ebene um 2000 m überragt. Durch Wolkenbildung und ausfallenden Niederschlag verliert die Luft auf der Luvseite und am Gipfel einen Teil ihrer Feuchtigkeit, was in dem Beispiel der Abbildung 4 einer Feuchteabnahme um 44% entspricht.

Dieses Föhnprinzip spielt in der Thermodynamik der Troposphäre eine bedeutende Rolle, da es nicht nur wie im gezeigten Beispiel für die Überströmung von Gebirgen, sondern auch in viel größerem Ausmaß für die Auf- und Abgleitflächen in den atmosphärischen Tief- und Hochdruckgebieten Gültigkeit besitzt. Man spricht daher bei den absteigenden Luftströmen, die orographisch, d. h. durch die Bodengestalt bedingt sind, von Gebirgsföhn, und bei denen, die am Rande von Hochdruckgebieten auftreten, von freiem Föhn.

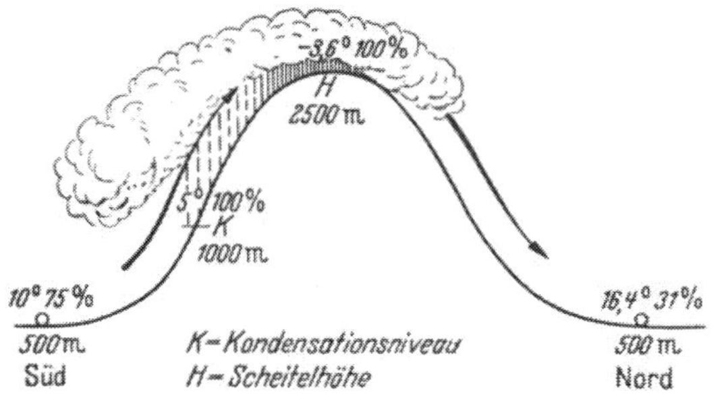

Abb. 4. Föhn. Temperatur, Feuchte und Bewölkung auf der Luv- (links) und Leeseite (rechts) eines Gebirges. (Nach WEICKMANN aus VOGT u. AMELUNG 1952)

Auf eine Besonderheit des mitteleuropäischen Klimas muß noch hingewiesen werden. Im Mai und Juni spalten sich recht häufig Hochdruckzellen des Azorenhochs ab und wandern als selbständige Gebiete nach Mitteleuropa. Die damit verbundene Schönwetterperiode schafft durch intensive Sonneneinstrahlung und Aufheizung die Vorbedingungen für ein Wärmetief, das nun seinerseits Luft aus vorwiegend nordwestlicher Richtung ansaugt. Nordwestwinde großräumigen Ausmaßes bringen im Juli und August relativ kühle und labile Luftkörper nach Mitteleuropa, die entsprechend feucht-kühles und windiges Wetter bedingen. Man hat dieser häufigen sommerlichen Wettersituation den Namen „europäischer Monsun" gegeben. Er beendet die frühsommerlichen Wärmeperioden oft so markant, daß diese Kälteeinbrüche im Volksmund mit Namen wie „Siebenschläfer" oder „Schafskälte" belegt wurden. Die überdurchschnittliche Häufigkeit des europäischen Monsuns spiegelt sich deutlich in den Tagesmittelwerten langjähriger Temperaturreihen wieder. Ist eine solche Monsunlage sehr ausgeprägt, so spricht man von einem verregneten Sommer in Mitteleuropa. Insbesondere sind dann die Nord-, Nordwest- und Westseiten der Gebirge durch häufige und ergiebige Niederschläge gekennzeichnet. Es wird dadurch auch verständlich, warum die Orte in Mitteleuropa überwiegend im Juli und August im langjährigen Mittel ihr Niederschlagsmaximum aufweisen. Dabei ist allerdings zu berücksichtigen, daß sommerliche Niederschläge meist in Form von Schauern fallen und dadurch zwar oft intensiv aber nicht von langer Dauer sind und deshalb längeren Freiluftgenuß gestatten.

c) Die Faktoren des natürlichen klimatischen Umweltmilieus

Die bisherigen Ergebnisse meteorologischer und klimatologischer Forschung, die in der Fachliteratur vorliegen, sind nicht ohne weiteres für die Bearbeitung der Probleme der medizinischen Meteorologie und Klimatologie geeignet. Trotzdem erbrachten die medizin-meteorologischen Forschungen der letzten 3 Jahrzehnte Ergebnisse, die einwandfrei erkennen lassen, daß die durch die Meteorologie erfaßten Umweltfaktoren den Menschen wesentlich beeinflussen. Die Ergebnisse deuten aber darauf hin, daß sehr wahrscheinlich die Messung vieler Umweltfaktoren mit den in der Meteorologie üblichen Instrumenten viel zu grob ist, um die zahlreichen noch ungelösten Fragen der Medizin-Meteorologie zu klären. In diesem Zusammenhang sei hier darauf hingewiesen, daß sicherlich erst die Kenntnis der zeitlichen Feinstruktur von Wind, Temperatur, Luftdruck, Dampfdruck und luftelektrischen Faktoren Aufschluß über die Reizwirkung bzw. Belastung für den menschlichen Organismus bringen wird (vgl. DIRNAGL 1982). Hier setzt auch die moderne medizin-meteorologische Forschung an. Mit speziellen Meßgeräten müssen nicht nur wie bisher die Schwankungen über relativ lange Zeiträume (Stunden, Tage, Monate) ermittelt, sondern auch die kurzperiodischen Variationen erfaßt werden. Aus der Zusammenarbeit zwischen Medizinern und Meteorologen in den letzten 50 Jahren hat sich ergeben, daß man 3 große Einflußkomplexe unterscheiden kann:

1. Den Strahlungswirkungskomplex,
2. den thermischen Wirkungskomplex,
3. den luftchemischen Wirkungskomplex.

In diesen Wirkungskomplexen spielen die Faktoren: Sonnen- und Himmelsstrahlung, atmosphärischer Wärmehaushalt, Lufttemperatur, Luftdruck, Luftfeuchtigkeit, Wolken, Nebel, Niederschlag, Gewitter, Sonnenscheindauer, Wind, Luftelektrizität und die atmosphärischen Umweltakkorde wie Luftkörper, Fronten usw. eine hervorragende Rolle (s. Kap. Wirkungskomplexe, S. 27 ff.). Diese Faktoren sollen im Folgenden vom medizin-meteorologischen Standpunkt aus definiert und beschrieben werden.

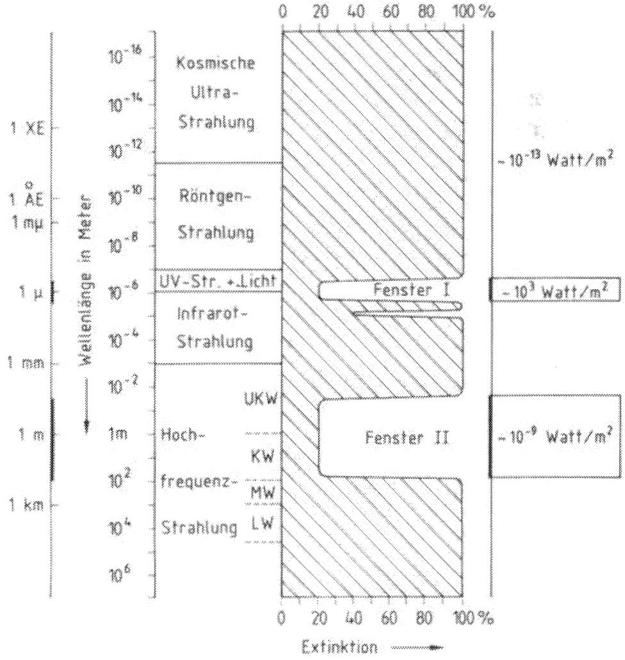

Abb. 5. Bestrahlungsstärken in der Biosphäre und Lage der optischen Fenster der Atmosphäre. (Nach SCHULZE 1970)

1) Sonnen- und Himmelsstrahlung

Sie ist, wie aus *Abb. 5* hervorgeht, nur ein sehr schmaler Bereich im breiten Spektrum der in der Natur vorkommenden elektromagnetischen Strahlung (Feldstrahlung). Sie gelangt mit einer Bestrahlungsstärke von etwa 10^3 Watt/m^2 in die Biosphäre, also in jene Schicht der erdnahen Atmosphäre, in der sich das Leben normalerweise abspielt. Alle übrigen Teile des Feldstrahlungsspektrums können wir außer acht lassen, da sie entweder in der Atmosphäre vor Erreichen der Biosphäre absorbiert werden (vgl. den Mittelteil der Abb. 5) oder wie im Meterwellenbereich nur mit einer Bestrahlungsstärke von 10^{-9}Watt/m^2 ankommen.

Die Sonnen- und Himmelsstrahlung ist eine elektromagnetische Wellenstrahlung, die einen Bereich von etwa 280–2400 nm umfaßt. Während die Sonnenstrahlungsintensität außerhalb der irdischen Atmosphäre ziemlich konstant rund 2 Kalorien/cm^2 pro Minute beträgt (sog. Solarkonstante), treten in der Atmosphäre durch Absorption, Reflexion und Streuung an den Luftmolekülen und Aerosolen verschiedene Änderungen ein. Folgende Erkenntnisse sind für das Strahlungsmilieu in der Biosphäre von Bedeutung:

1. Die Luft der Atmosphäre wird kaum durch Absorption von Sonnenstrahlung erwärmt.

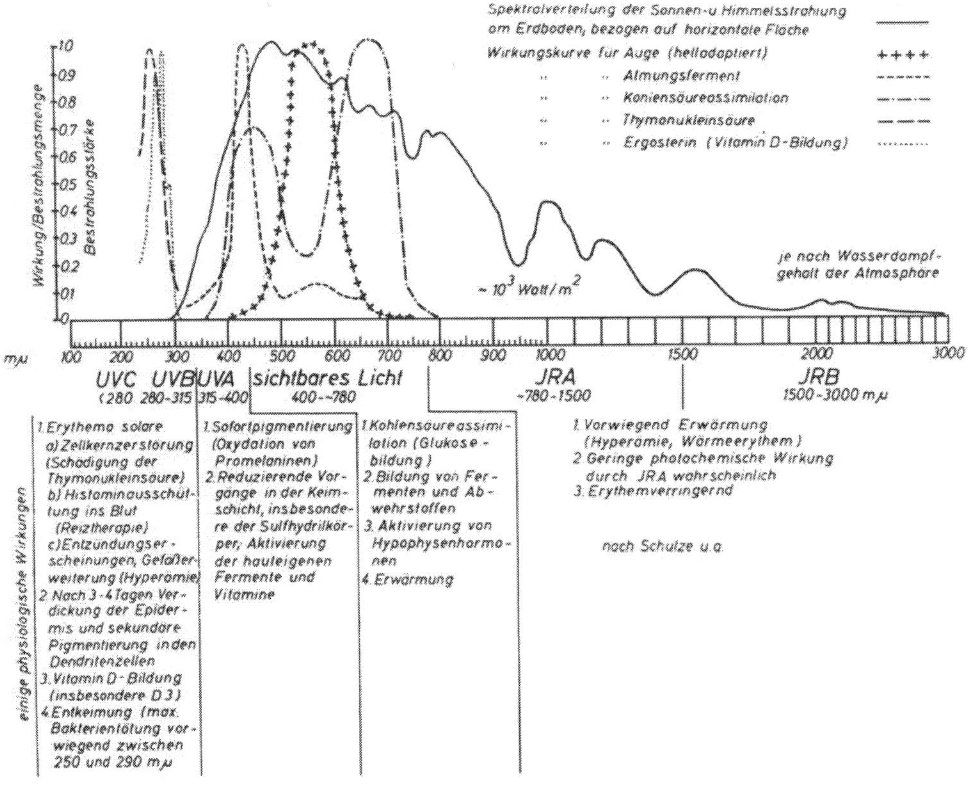

Abb. 6. Spektralverteilung der Sonnen- und Himmelsstrahlung am Erdboden, bezogen auf die horizontale Fläche, und deren physiologische Wirkung. (Nach Daubert u. Aichinger 1962)

2. Der größte Teil der Sonnenenergie gelangt zur Erdoberfläche. Erst hier wird die Strahlung absorbiert und in Wärme umgewandelt.
3. Die Erwärmung der Luft in der Biosphäre erfolgt daher überwiegend vom Erdboden aus. Daraus erklärt sich die Verzögerung des Temperaturmaximums im Tagesrhythmus um etwa 2 Stunden und im Jahresrhythmus um etwa 1 Monat nach Sonnenhöchststand.

Die Streuung der Sonnenstrahlung in der Atmosphäre hat zur Folge, daß ein Teil der Strahlung wieder in den Weltraum zurückgestrahlt, ein anderer Teil aber als Streustrahlung vom gesamten Himmel der Erde zugestrahlt wird. Die direkte Sonnenstrahlung, vermehrt um diese Himmelsstrahlung, ergibt die sog. Globalstrahlung. Die große bioklimatische Bedeutung dieser Globalstrahlung wird bei der Betrachtung der *Abb. 6* klar. Sie bewirkt mit ihrem kurzwelligen Anteil den Sonnenbrand durch Zellzerstörung und Histaminausschüttung (UVB), die Pigmentierung, die Bildung von Vitamin D in der Haut (UVB und UVA). Sie tötet Bakterien (UVB) und fördert reduzierende Vorgänge der Sulfhydrilkörper in der Haut (UVA), ermöglicht mit dem langwelligen Anteil die Kohlensäureassimilation der Pflanzen und damit die Erzeugung von Sauerstoff, führt zur Erwärmung der Erdoberfläche und wird im Bereich zwischen 380 und 780 nm vom Auge wahrgenommen (vgl.: Aktinischer Wirkungskomplex, S. 33 ff.).

Die Intensität der Globalstrahlung ist vom Sonnenstand abhängig und naturgemäß an Tagen ohne Wolken oder mit dünner Bewölkung am größten. Bei durchschnittlicher Bewölkung von 5-7 Zehntel in unseren Klimazonen ist sie um 20-30% geschwächt. Eine weitere starke Schwächung tritt bei dichter Bewölkung, insbesondere bei winterlichem Hochnebel ein. Dies zeigt die *Abb. 7*.

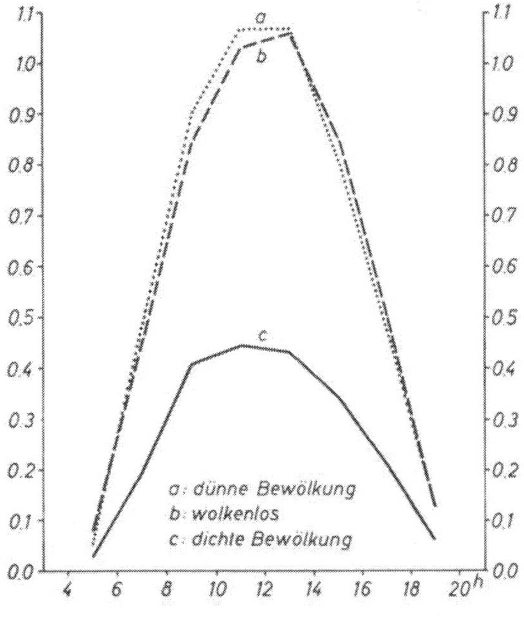

Abb. 7. Mittlerer Tagesgang der Globalstrahlung bei Sonnenhöchststand in Freudenstadt bei verschiedenen Bewölkungsgraden. (Nach DAUBERT u. AICHINGER 1962)

Wie unterschiedlich der Strahlungsgenuß in den einzelnen Klimagebieten Mitteleuropas sein kann, ist in *Abb. 8* dargestellt. Man erkennt, wie bevorzugt die Hochgebirgslagen und z. T. auch die Seegebiete gegenüber den Stadtlagen in Bezug auf die Bestrahlungsstärke sind. Im allgemeinen kann man mit einer Zunahme der Globalstrahlung von 10–20% pro 1000 m Höhenzunahme rechnen, bei der UV-Strahlung mit etwa 15–25% pro 1000 m. Eine besonders starke Zunahme der Global- und UV-Strahlung ist im Winter oberhalb der Inversionsnebel festzustellen.

Von besonderer Bedeutung ist die langwellige Temperaturstrahlung der Erdoberfläche, deren Intensitätsmaximum bei 1000 nm Wellenlänge liegt. Grundsätzlich ist die Erhaltung des irdischen Lebens nur durch die sog. Glashauswirkung der Atmosphäre möglich. Sie beruht darauf, daß durchschnittlich 43% der in die Atmosphäre einfallenden Globalstrahlenenergie bis zum Erdboden direkt oder gestreut gelangt und zur Erwärmung der Erdoberfläche beiträgt. Nach dem BOLTZMANN'schen Gesetz würden die von der Erde ausgehenden langwelligen Wärmestrahlen die kurzwellige Zustrahlung energiemäßig um rund 20% übertreffen. Es käme dadurch zwangsläufig zu einer ständig fortschreitenden Abkühlung der Erdoberfläche an der biosphärischen Luftschicht, die zu einem Kältetod aller Lebewesen führen würde. Dies wird aber durch die Absorption der langwelligen Erdab-

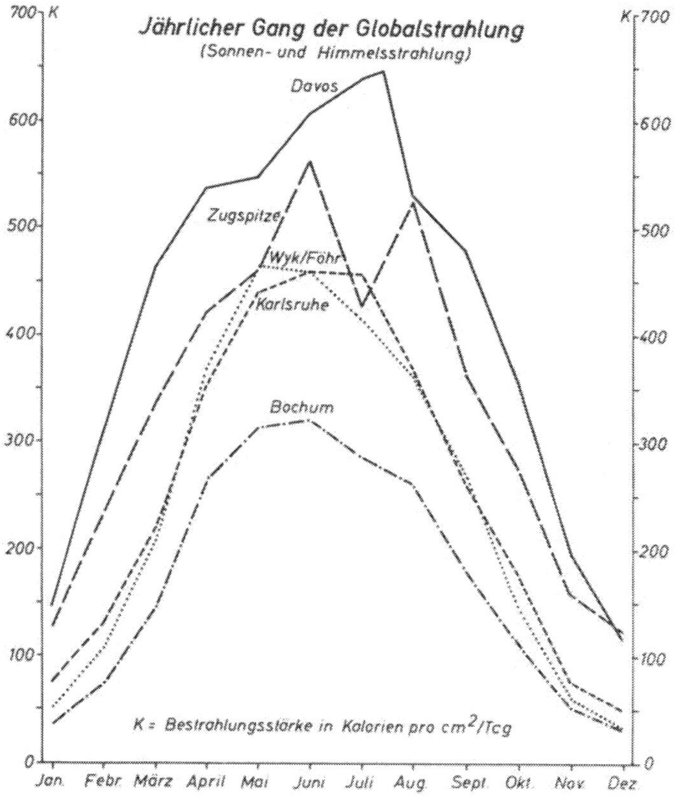

Abb. 8. Mittlerer jährlicher Gang der Globalstrahlung an verschiedenen Orten. (Nach DAUBERT u. AICHINGER 1962)

strahlung an den Wasserdampf- und Kohlensäuremolekülen in der Atmosphäre (hauptsächlich in der unteren Hälfte der Troposphäre) verhindert. Nur etwa 7% dieser langwelligen Abstrahlung können die Atmosphäre nach oben durchdringen. Der Rest von 93% wird zu etwa 2 Dritteln als sog. Gegenstrahlung im Bereich von 700-1300 nm wieder dem Erdboden zugestrahlt, während etwa 1 Drittel von der Lufthülle durch Leitung an den Weltraum abgegeben wird. Die Atmosphäre verhält sich also ähnlich wie das Glasdach eines Gewächshauses: Die kurzwelligere Lichtstrahlung von etwa 400-800 nm wird durchgelassen, im Raum hinter der Glasscheibe absorbiert und zur Aufheizung genutzt. Die Raumwärme kann aber praktisch nicht durch Abstrahlung an die Außenluft verlorengehen, weil das Glas für die langwelligere Wärmestrahlung nur wenig durchlässig ist. So ist es zu erklären, daß ein Gewächshaus sich im Innern stark aufheizt, wenn die Sonnen- und Himmelsstrahlung die Fensterscheiben ungehindert passieren kann, wobei die Glasscheibe selbst kalt bleibt. Ohne den Eintritt kurzwelliger Strahlung in den Innenraum, also z. B. in der Nacht, regelt sich dessen Temperatur nach der Bilanz der langwelligen Strahlungsströme, die von den Wänden und Fenstern gemäß deren Oberflächentemperaturen ausgehen.

2) Lufttemperatur

Bei den Betrachtungen über den Wärmehaushalt wurde schon darauf hingewiesen, daß die Lufthülle der Erde nur sehr wenig von der Sonnen- und Himmelsstrahlung erwärmt wird. Die meiste Wärmeenergie erhält die Luft durch ihre direkte Berührung mit der Erdoberfläche. Diese wird durch Absorption der einfallenden kurzwelligen Strahlung erwärmt, und zwar um so mehr, je senkrechter der Strahleneinfall erfolgt. Grundsätzlich werden die Erdzonen zwischen den Wendekreisen daher stärker aufgeheizt als die mittleren und höheren geographischen Breiten. In unserer mitteleuropäischen Klimazone erfährt ein nach Süden geneigter Hang eine erheblich größere Aufheizung als ein Nordhang. Entsprechend gestalten sich auch die Lufttemperaturverhältnisse. In den Wintermonaten bestehen zwischen Äquator und Pol durchschnittlich 60 °C Temperaturdifferenz, im Sommer immerhin noch etwa 30 °C (*Abb. 9,* links) Zwischen den heißesten und kältesten Gebieten der Erde beträgt die Lufttemperatur-Differenz etwa 100 °C.

Hierbei spielen aber auch noch die verschiedenen Oberflächenbedingungen, insbesondere die spezifische Wärme des von der Einstrahlung getroffenen Erdoberflächenmaterials eine wesentliche Rolle. So erhitzt sich z. B. Sand sehr rasch, gibt seine Wärme aber durch Leitung und langwellige Abstrahlung auch schnell wieder ab. Bei einer Wasseroberfläche tritt dagegen wegen der hohen spezifischen Wärme des Wassers nur eine geringe Oberflächenerwärmung bei Strahlungseinfall ein, dafür erfolgt in der Dunkelphase nur eine geringe Abkühlung. Während im Seeklima die Temperaturschwankungen im Jahresablauf nur rund 10 °C betragen, treten im ausgeprägten Kontinentalklima, z. B. Zentralasien, Schwankungen von etwa 50 °C im Mittel auf (Abb. 9, rechts). Am sog. Kältepol der Erdoberfläche, dem Ort Werchojansk (Sibirien) beträgt die mittlere Jahresschwankung 65,6 °C. In 2 Metern über der Erdoberfläche wurde die bisher höchste Lufttemperatur in Azizia (Tripolis) am 14. 9. 1922 mit 57,7 °C gemessen, am bodennahen Kältepol in Sibirien die niedrigste am 15. 1. 1885 mit −68 °C.

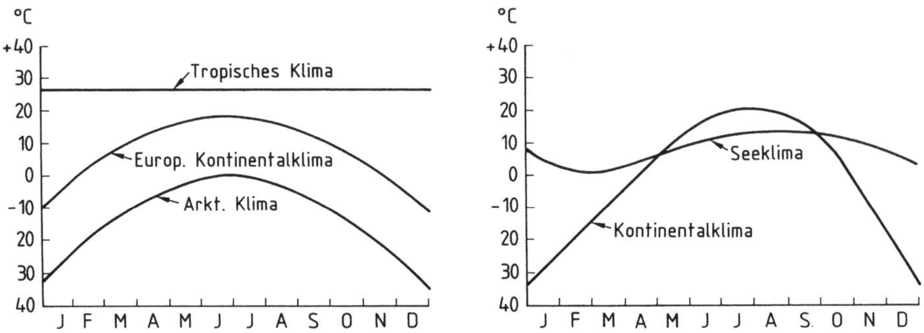

Abb. 9. Mittlerer jährlicher Gang der Temperatur (schematisiert) in verschiedenen Klimazonen der Erde (links) und in einem See- und Kontinentalklima (rechts). (Nach ZIMMERMANN 1969)

Von besonderem bioklimatischem Interesse ist die Temperaturverteilung mit der Höhe. Die Erwärmung der Luft erfolgt zum größten Teil von der Erdoberfläche her. Allein deshalb müßte ruhende Luft oben kälter sein. Es überlagert sich aber noch ein thermodynamischer Prozeß, der sich physikalisch erklären und gesetzmäßig erfassen läßt. Dieser „adiabatische Prozeß" besagt, daß ein Gas sich abkühlt, wenn es ohne äußere Wärmeabfuhr unter niedrigeren Druck gebracht wird (vergl. Wilson'sche Nebelkammer, in der ein Unterdruck Nebel erzeugt). In der Atmosphäre ist dies der Fall, wenn ein Luftpaket vom Boden her aufsteigt und damit unter niedrigeren Luftdruck gerät, der mit der Höhe abnimmt. Mit der Gasgleichung und der barometrischen Höhenformel läßt sich der sog. „trockenadiabatische" Temperaturgradient in der Atmosphäre berechnen. Er beträgt rund 10 °C pro 1000 Meter Höhe. Sind mit der adiabatischen Abkühlung Kondensationsvorgänge verbunden, so wird Kondensationswärme frei und der hierdurch entstehende „feuchtadiabatische" Temperaturgradient beträgt dann nur noch 5–6 °C pro 1000 Meter.

Zur Messung der Lufttemperatur werden nach exakter Eichung des 0-Punktes und des Siedepunktes Quecksilberthermometer verwandt, die von der Sonnen- und Körperstrahlung abgeschirmt sein müssen. Für Messungen außerhalb der Klimahütte eignet sich besonders das Aspirationsthermometer nach ASSMANN (Arzt und Meteorologe; 1845–1918), das aus zwei strahlengeschützten gleichartigen Quecksilberthermometern besteht. Durch einen oben angebrachten Ventilator werden die beiden Thermometer so belüftet, daß nach 3–5 Minuten Ventilation der ungestörte wahre Wert der Lufttemperatur abgelesen werden kann. Da die eine der beiden Quecksilberkugeln mit einem angefeuchteten Mullstrumpf überzogen ist, sinkt deren Quecksilbersäule durch die Verdunstungskälte entsprechend der vorhandenen Luftfeuchtigkeit ab (Feuchttemperatur), so daß die Temperaturdifferenz zwischen dem trockenen und dem feuchten Thermometer auch zur genauen Bestimmung der Luftfeuchtigkeit benutzt werden kann. Für die Beurteilung der thermischen Belastung des Menschen sind Temperaturwerte nur brauchbar, wenn die gleichzeitig bestehende Luftfeuchte bekannt ist (s. auch thermischer Wirkungskomplex, S. 28 ff.).

3) Luftdruck

In der Bioklimatologie wurde dem Luftdruck in den vergangenen Zeiten eine recht unterschiedliche Bedeutung beigemessen. Heute überwiegt die Ansicht, daß das Luftdruckniveau und seine wetterbedingten groben Schwankungen - sie entsprechen maximal einem Höhenwechsel von 400 Metern - in der Biosphäre eine recht untergeordnete Rolle spielen. Aber von seiner zeitlichen Schwankungs-Feinstruktur in der Größenordnung von Minuten und Sekunden wird heute eine Bedeutung als bioklimatischer Wirkungsfaktor erwartet.

Ein gesicherter Wirkungsmechanismus für die medizinische Klimatologie beruht auf der engen Kopplung zwischen Luftdruck und Sauerstoffpartialdruck. Sie vermindern sich mit der Höhe gesetzmäßig. In 5000 Meter Höhe sind sie auf unter 60% des Wertes in Meereshöhe abgesunken.

Die Luft über einem Beobachtungsort übt durch ihr Gewicht eine Druckkraft pro Flächeneinheit aus. Sie entspricht in mittleren geographischen Breiten in Meeresniveau durchschnittlich der Länge einer Quecksilbersäule von 760 mm. Das physikalische Maß ist das Millibar (Hektopascal); die Beziehung zwischen Millibar und Millimeter Hg wird hinreichend genau durch das Verhältnis 4/3 ausgedrückt, also 1000 Millibar = 750 mm Hg. Der mittlere Luftdruck der gemäßigten Klimazone von etwa 760 mm entspricht also rund 1013 Millibar in Meereshöhe. In der modernen Wetterkunde spielen aber die Luftdruckverhältnisse in den verschiedenen Höhenstufen, vor allem im 5000 m-Niveau, eine ebenso wichtige Rolle wie der Luftdruck am Boden.

Die exakte Messung des Luftdrucks erfolgt gewöhnlich mit dem *Quecksilberbarometer.* Da die Hg-Säule von der Temperatur, der Erdschwerkraft und der Kapillardepression des Hg in der Glasröhre abhängig ist, müssen die Barometerwerte, wenn sie untereinander vergleichbar sein sollen, mit Instrumentenkorrekturen versehen werden. An den Polen ist die Quecksilbersäule um 4 mm kürzer bei gleichem Luftdruck als am Äquator.

Eine weite Verbreitung haben die sog. *Aneroidbarometer* gefunden, die aus einer oder mehreren Metalldosen bestehen, die verdünnte Luft enthalten. Die Elastizität der Metallamellen hält dem äußeren Luftdruck das Gleichgewicht. Bei Änderungen des Druckes erleiden die Dosen Deformationen, die den Luftdruckänderungen mehr oder weniger genau proportional sind.

Auch die Siedetemperatur des Wassers ist druckabhängig. Wasser kocht, wenn seine Temperatur jene Größe erreicht hat, bei welcher die Spannkraft des Wasserdampfes dem auf der freien Oberfläche des Wassers lastenden Druck gleichkommt. Aus diesem Grunde kocht Wasser im Gebirge schon bei Temperaturen unter 100 °C, z.B. in 3500 m bei 88,4 °C. Ein entsprechendes Meßgerät heißt *Siedethermometer* oder Hypsometer. Es muß so gebaut sein, daß es einwandfrei die Temperatur des Dampfes über dem Wasser mißt. Mit Hilfe genauer Tafeln der Spannkräfte des Wasserdampfes bei Temperaturen zwischen 80 und 100 °C kann man die entsprechenden Luftdrucke bzw. die Höhen im Gebirge recht genau feststellen.

Durch ein weltweites Netz von Radiosondenstationen werden besonders auf der Nordhalbkugel täglich mittels Ballonaufstiegen bis zu 30 km Höhe exakte Meßwerte von Luftdruck, Temperatur, Feuchtigkeit und Wind erfaßt, wodurch die Zeichnung sog. Höhenwetterkarten in 12-stündigem Abstand ermöglicht wird. Erst diese 3-dimensionale Analyse der Tropo- und Stratosphäre in Verbindung mit den modernsten Datenverarbeitungsanlagen eröffnet die Möglichkeit, den ungeheuer komplizierten Wettervorgängen und ihrer Veränderlichkeit auf die Spur zu kommen. So müssen wir heute die Isobaren (Linien gleichen Luftdrucks) einer Bodenwetterkarte nur als den „Fußabdruck" des Wetterakkords der unteren 20 km unserer Atmosphäre betrachten. Das aber bedeutet, daß die Veränderungen im Bodendruckniveau ganz entscheidend von physikalischen Prozessen der höheren Atmosphärenschichten gesteuert werden. Diese Prozesse sind besonders in den gemäßigten Breiten mit großen Energieumwandlungen verbunden, da hier in der Troposphäre die subtropischen und polaren Luftströme mit großer Mächtigkeit gegeneinander geführt werden. Es kommt dadurch zu unperiodischen Luftdruckschwankungen (Tief- und Hochdruckgebiete), die in Verbindung mit den bereits in Abschnitt 2b (S. 4ff.) erwähnten Wettervorgängen das wechselhafte Westwetter dieser Klimazone prägen. Bei anhaltenden antizyklonalen Wetterphasen sind aber auch periodische Luftdruckänderungen nachweisbar, die als tägliche Doppelwelle mit Maxima um 10 und 22 Uhr und Minima um 4 und 16 Uhr bei einer Amplitude von nur 1-3 Millibar registriert werden. Diese Doppelwelle ist bei anhaltendem Hochdruckwetter am besten ausgeprägt.

4) Luftfeuchtigkeit

Die Luft enthält überall eine gewisse Menge Wasserdampf. Die hauptsächlichen Quellen dieser Luftfeuchtigkeit sind die Weltmeere, aber auch alle anderen Wasseroberflächen und die Pflanzen. Unter Mitnahme von Wärme verdunstet das Wasser aus diesen Quellen als unsichtbarer Wasserdampf. Wie viel Wasserdampf die Luft aufnehmen kann, ist abhängig von der Lufttemperatur. Für die allgemeine Klimatologie und besonders für die Bioklimatologie sind folgende Maße des Wasserdampfgehaltes der Luft von Bedeutung:

1. Die relative Feuchtigkeit, d. h. der Grad der Sättigung der Luft mit Wasserdampf bzw. das Verhältnis der vorhandenen Dampfmenge zu der bei der herrschenden Temperatur möglichen (Angabe in Prozent),
2. die absolute Feuchtigkeit, der sog. Dampfdruck (mmHg) oder das Gewicht des Wasserdampfs in der Volumeneinheit feuchter Luft (Gramm/m^3),
3. das Sättigungsdefizit, die Differenz der vorhandenen absoluten Dampfmenge zur möglichen.

Nach bisherigen Erfahrungen spielt die relative Feuchtigkeit die bedeutungsvollste Rolle. Immer ist die relative Feuchtigkeit gemeint, wenn man von feuchter oder trockener Luft spricht. Die Luft ist in unserer Klimazone im Winter feuchter und im Sommer trockener, obwohl sie im Winter durchschnittlich weniger Wasserdampf (etwa 4 mmHg) als im Sommer (etwa 11 mmHg) enthält. Die relative Feuchte beträgt durch den Einfluß der Temperatur im Winter im Mittel etwa 82% und im Sommer 64%. Noch deutlicher werden diese Verhältnisse in den nordafrikanischen Wüstengebieten. Hier werden im Sommer niedrigste Dampfdruckwerte von etwa 4,5 mmHg gemessen, ein Wert, der auch bei feuchter Winterluft in Westeuropa vorkommt. Nur beträgt die Lufttemperatur in Nordafrika dabei 40 °C, was eine relative Feuchte von 9% ergibt, während in Westeuropa bei 3 °C dann eine relative Feuchte von 80-90% festzustellen ist. Während wir also bei dem selben Dampfdruckwert in

Westeuropa von feuchter Winterluft sprechen, herrscht in Nordafrika eine Wüstentrockenheit.

Der Wasserdampfgehalt der Luft und damit der Dampfdruck nimmt mit der Höhe schneller ab als der Luftdruck. Er beträgt in 2000 m Höhe nur noch etwa die Hälfte wie in Meereshöhe. Das ist für die Atmung von Bedeutung, weil mit jedem Atemzug die Luft bis in die Alveolen auf etwa 37 °C erwärmt und auf 100% relative Feuchte angefeuchtet werden muß, was einem Dampfdruck von etwa 47 mmHg entspricht.

Hohe relative Feuchtigkeit in Kombination mit hoher Lufttemperatur behindert nicht nur die Wasserabgabe über die Atmung, sondern unterdrückt auch die Verdunstung von der Hautoberfläche. Diese Feuchtwärme verursacht in Verbindung mit der langwelligen Gegenstrahlung der Atmosphäre das Gefühl der Schwüle. Als Schwülegrenze gelten folgende Meßwerte:

1. Temperatur und relative Feuchtigkeit: 30 °C, 45%; 28 °C, 50%; 26 °C, 65%; 24 °C, 70%; 22 °C, 75% RF.
2. Dampfdruck von 12 mmHg und mehr.
3. Äquivalenttemperatur von 50 °C und mehr.

Man versteht unter Äquivalenttemperatur die gemessene Lufttemperatur + der Wärme, die bei der Kondensation allen Wasserdampfes freigesetzt würde. Da die Äquivalenttemperatur mit dem Dampfgehalt doppelt so rasch ansteigt wie mit der Lufttemperatur, kann man sie mit der einfachen Formel: $A = T + 2e$ darstellen (e = Dampfdruck). Die Äquivalenttemperatur von 50 °C kann der Temperatur von 18 °C des Feuchtthermometers gleichgesetzt werden. Vom medizinischen Standpunkt interessiert im Zusammenhang mit der Luftfeuchtigkeit auch die Frage der Verdunstung von der Körperoberfläche im Rahmen der Wärmeregulation. Sie hängt ab von dem vorhandenen Feuchtigkeitsgehalt der Luft, sie nimmt außerdem mit abnehmendem Luftdruck zu, was bedeutet, daß bei gleicher relativer Feuchtigkeit die Verdunstung in Gebirgshöhen größer ist als in der Niederung. Sie nimmt ferner zu mit der Windgeschwindigkeit, bei der der über der feuchten Körperoberfläche angesammelte Wasserdampf rascher weggeführt und dadurch vermehrte Verdampfung ermöglicht wird. Zugeführte Wärmeenergie, wie etwa durch Sonneneinstrahlung, beschleunigt die Verdunstung ebenfalls.

5) Wolken, Nebel, Niederschlag, Gewitter

Die in der Luft vorhandene Feuchtigkeit spielt anteilmäßig als Beimengung im Luftgemisch keine große Rolle und beträgt maximal 4%. Trotzdem wäre ohne sie das Leben auf der Erde nicht möglich. Von entscheidender Bedeutung hierbei ist die Tatsache, daß die Luft nur in beschränktem Umfang, abhängig von der Lufttemperatur, die Feuchtigkeit als unsichtbaren Wasserdampf aufnehmen kann. Aus *Tabelle 2* können die maximalen Dampfdruckwerte in mmHg für die 10 °C-Stufen zwischen +50 °C und −20 °C entnommen werden:

Tabelle 2

Lufttemperatur:	+50 °C	+40°	+30°	+20°	+10°	±0°	−10°	−20 °C
Max. Dampfdruck:	92,5	55,3	31,8	17,5	9,2	4,6	2,1	0,9 mmH

Diese Tabelle besagt auch, daß die zusammengehörenden Wertepaare von Temperatur und Dampfdruck jeweils einer relativen Luftfeuchtigkeit von 100% entsprechen, und man kann ihr zugleich entnehmen, daß Luft, die sich unter die oben angegebenen Grenzwerte abkühlt (Taupunkt), die vorhandene Wasserdampfmenge nicht mehr in gasförmigem Zustand halten kann. Der Wasserdampf muß sich zu flüssigem Wasser verdichten, es entstehen durch Kondensation feine Wassertröpfchen, die als Wolken oder Nebel sichtbar werden. Für diese Kondensation ist neben der Abkühlung eine weitere Voraussetzung notwendig: Es müssen in der Luft genügend Kondensationskerne vorhanden sein, um die sich Tropfen bilden können. Als Kondensationskerne dienen nicht nur die in großen Mengen vorhandenen Meeressalzpartikel, sondern auch die anderen sog. Aerosole und Verbrennungskerne in Form von Industrie-, Auto- und Hausbrandabgasen. Während die natürlichen Kerne meist niedrige pH-Werte aufweisen, besitzen die Verbrennungskerne meist hohe pH-Werte. Die Anzahl der künstlichen Kondensationskerne ist naturgemäß sehr großen Schwankungen unterworfen. Messungen in verschiedenen Landschaften und Ballungsräumen haben ergeben, daß in der Luft unserer heutigen Großstädte und Industriebezirke Mengen bis zu 5 Millionen Kerne pro cm^3 vorkommen können, während in der reinen Luft der Berge oder über den Meeren maximal nur etwa 30000-50000 enthalten sind. Jedenfalls sind in der irdischen Atmosphäre immer genügend Kerne vorhanden, damit es bei Wasserdampfübersättigung auch zur Kondensation kommen kann. Da in größeren Höhen relativ wenige Kondensationskerne vorhanden sind, wird an manchen Tagen dort erst eine Kondensation möglich, wenn die von Düsenflugzeugen ausgestoßenen Kerne hinzukommen. Auf diese Weise entstehen die Kondensstreifen. In den unteren Atmosphärenschichten ist die Bildung von Wolken, Nebel, Niederschlag und Gewitter praktisch allein von der Abkühlung der Luft bei gleichbleibendem Dampfdruck abhängig. In den meisten Fällen tritt Kondensation in der freien Atmosphäre durch Hebung von Luftmassen ein. Es kann sich dabei um Aufsteigen erhitzter Luft vom Boden her, um Aufgleiten von warmer Luft an keilförmig dem Boden aufliegender Kaltluft (siehe Warmfront), um Vertikalturbulenz innerhalb labiler Luftmassen (siehe Kaltfront) oder um Luft, die über ein Gebirge steigen muß (siehe Föhn), handeln.

Je nach Temperatur und Feuchtegehalt der beteiligten Luftmassen führt die dabei eintretende Kondensation zu unterschiedlichen Wolkenarten in den verschiedenen Höhenschichten. So führen die durch Bodenaufheizung entstehenden Aufwinde zu Quell- und Kumuluswolken, die Aufgleitvorgänge zu Schicht- oder Stratuswolken, die Labilitätsvorgänge zu Schauer- oder Kumulonimbuswolken und die über ein Hindernis wehende Luft zu linsenförmigen (Lenticularis-)Wolken. Es zeigt sich, daß bei der Kondensation deutlich 3 Etagen bevorzugt werden, so daß sehr gut zwischen tiefen, mittelhohen und hohen Wolken unterschieden werden kann. Da es in allen 3 Schichten kumuliforme und stratiforme oder auch Kombinationen aus beiden Wolkenformen gibt, lassen sich die vielfältigen Wolkenbilder folgendermaßen einordnen (vgl. dazu auch *Abb. 10*):

Tiefe Wolken (100-2500 m): Cumulus, Stratus, Stratocumulus, Nibustratus (Regenwolke),

mittelhohe Wolken (2500-6000 m): Altocumulus, Altostratus,

hohe Wolken (6000-8000 m): Cirrus, Cirrocumulus (Schäfchenwolken), Cirrostratus. Diese hohen Wolken bestehen meist aus Eiskristallen.

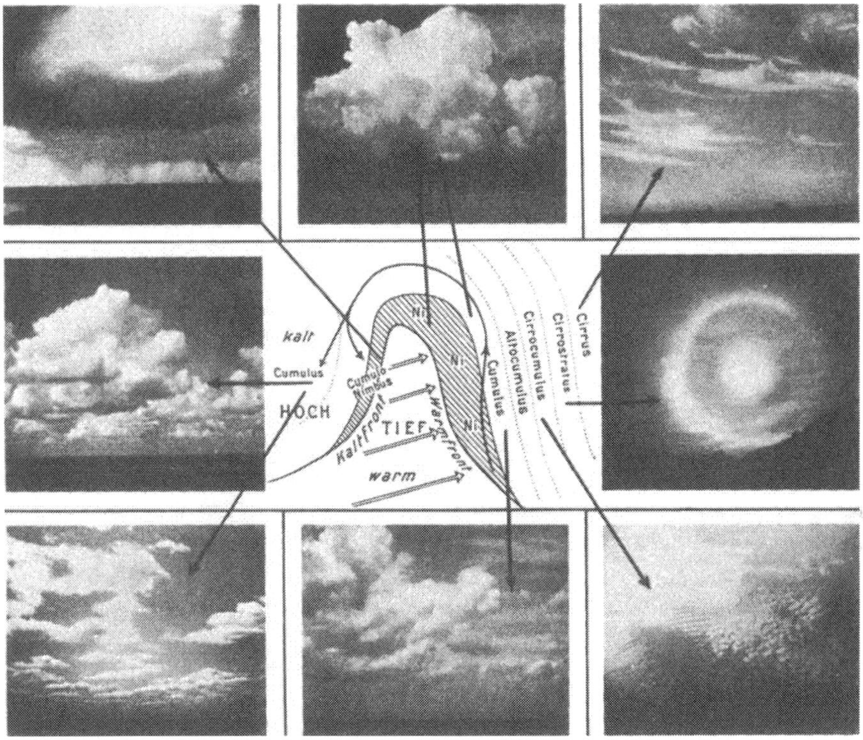

Abb. 10. Wolkenbilder im Bereich einer Zyklone. (Nach WEICKMANN aus VOGT u. AMELUNG 1952)

Der Kumulonimbus als typische Gewitterwolke bei sommerlicher Überhitzung oder bei einem Kaltfronteinbruch geht durch alle 3 Etagen, wobei die Obergrenze oft bis zur Tropopause reicht, d.h. in gemäßigten Breiten bis 12000 Metern, in den Tropen bis 16000 Meter Höhe.

Die für die Wolkenbildung notwendigen trocken- und feuchtadiabatischen Prozesse sind in der Atmosphäre weit überwiegend im Einflußbereich der Tiefdruckgebiete zu finden. Der Abb. 10 kann entnommen werden, wie sich die verschiedenen Hauptwolkenarten um ein Tief mit seiner Warm- und Kaltfront gruppieren. Auf der Vorderseite eines Tiefs (vor der Warmfront) überwiegen meist die stratiformen Wolken, während die Rückseite (hinter der Kaltfront) mehr die kumuliforme Bewölkung aufweist. Dies bedeutet, daß vor einem herannahenden Tief bzw. seiner Warmfront oder Okklusion mehrere Stunden lang trübes, regnerisches Wetter, tagsüber mit stark eingeschränkter Lichtintensität, herrscht. Nach Durchzug der Kaltfront sind kräftige Schwankungen im gesamten atmosphärischen Umweltmilieu, tagsüber mit intensiver Veränderlichkeit der Sonnen- und Himmelsstrahlung, typisch.

Für den Arzt ist es in mancher Hinsicht wichtig, z.B. für die Beurteilung der Ortslage eines Krankenhauses in gebirgiger Landschaft, zu wissen, ob eine sog. Staulage vorhanden ist. Sie ist dort gegeben, wo die vorherrschenden Winde gegen einen Berghang gerichtet sind. Dort wird die Luft zum Aufsteigen gezwungen, und es genügen oft nur wenige 100 Meter Höhendifferenz zum Höhenrücken mit entsprechender Temperaturabnahme, um den Taupunkt zu unterschreiten und die Kondensation in Gang zu setzen. So entsteht im Windluv eines Gebirges eine Wolkenstaulage, die sich medizin-meteorologisch nachteilig durch verminderten Sonnenscheingenuß und vermehrten Niederschlag mit erhöhter Luftfeuchtigkeit auswirkt.

Ungünstig wird im medizin-metorologischen Sinne auch der *Nebel* beurteilt. Nebel entsteht ebenso wie Wolken durch Abkühlung der Luft unter den Taupunkt in Bodennähe. Hierbei stehen jedoch die Strahlungsverhältnisse im Vordergrund. Während der Nacht kühlt sich die Erdoberfläche durch die langwellige Ausstrahlung ab und damit auch die bodennahe Luftschicht durch den unmittelbaren Kontakt bzw. durch Leitung. Vor allem im Herbst, Winter und Frühjahr reicht die nächtliche Dunkelphase aus, um noch vor Sonnenaufgang die Lufttemperatur unter den Taupunkt absinken zu lassen. Diese sog. Strahlungsnebel sind meist flach, fließen in Tälern dem Gefälle entsprechend mehr oder weniger rasch ab und lösen sich nach Sonnenaufgang durch die einfallenden Strahlen vormittags bald wieder auf. Besonders unangenehm sind für den Menschen die sog. Inversionsnebel, die ebenfalls durch langwellige Abstrahlung an der Inversionsschicht (vgl. S. 6) entstehen, bis zu 100 Meter hoch sein können und sich nicht so leicht wieder auflösen. Dadurch wird für den Menschen nicht nur über längere Zeit (bis 14 Tage) ein naßkaltes, sondern auch in zunehmendem Maße ein ungesundes, durch Smog gefährdetes Umweltmilieu geschaffen. Diese strahlungsbedingten Nebelarten sind fast immer mit antizyklonalen - also hochdruckbeeinflußten - Wetterlagen gekoppelt. Bei der hierbei häufigen nächtlichen Wolkenarmut ist die langwellige Abstrahlung gegen den Himmel besonders intensiv, so daß die Erdoberfläche bzw. die abstrahlende Inversionsschicht stärker als normal abkühlt. Zur Nebelbildung gehört natürlich immer eine genügende Menge von Wasserdampf in der Luft. Über feuchtem Boden, Seen, Flüssen und an Küsten ist der Nebel daher häufiger als über Trockengebieten.

Kurzfristig tritt Nebel auch als sog. Mischungsnebel auf. Hierbei erfolgt die Abkühlung von feuchtwarmer Luft durch Mischung mit kälterer Luft, wie das in den Übergangszonen bei Warm- und Kaltfronten der Fall ist. Da die Fronten meist relativ rasch vorüberziehen, sind diese Schlechtwetternebel im medizin-meteorologischen Sinne weniger interessant.

Dagegen können die sog. Wolkennebel von bioklimatischer Bedeutung sein. Orte, die im Gebirge über 500 m hoch liegen, tauchen bei Schlechtwetterlagen im Winterhalbjahr häufig in tiefliegende Wolken ein, die dann als Nebel empfunden werden. Dieser Wolkennebel ist jedoch aus ärztlicher Sicht anders zu beurteilen als der Bodennebel, da sein Kerngehalt meist aus den bereits erwähnten natürlichen Aerosolen besteht und daher für die Atmungsorgane keine vergleichbare Belastung gegenüber dem mit künstlichen Aerosolen angereicherten Niederungsnebel bedeutet. Allerdings wird heute dem SO_2-Gehalt auch im Wolkennebel Bedeutung beigemessen (Saurer Regen). Untersuchungen zu dieser Frage werden z. Zt. in den Mittelgebirgen durchgeführt (Georgii, pers. Mitteilung).

Der *Niederschlag*, insbesondere die Regenmenge, spielt im allgemeinen in der Medizin-Meteorologie keine nennenswerte Rolle. Er verdient aber Beachtung, weil der Regen einen gewissen, die Luft reinigenden Auswascheffekt besitzt. Dieser Effekt ist jedoch in der Regel nicht so groß, wie man aufgrund der Luftklarheit nach dem Regen oft vermutet. Die dann vorhandene Klarsicht beruht in den meisten Fällen auf dem Luftkörperwechsel, der mit einem Frontregen, insbesondere in Verbindung mit dem Einfließen von kühler Meeresluft, gekoppelt ist. Wichtiger als die Regenmenge ist die Regendauer. Für den Erholungssuchenden ist häufiger und anhaltender Niederschlag störend, weil er den Freiluftgenuß einschränkt. Die mittleren Niederschlagsmengen sind selbst in relativ kleinen Gebieten in der Bundesrepublik Deutschland sehr unterschiedlich. Grundsätzlich nimmt die Menge mit der Höhe zu, außerdem sind, wie bereits erwähnt, die Luvlagen der Gebirge niederschlagsreicher als die Leelagen. In Deutschland liegt das Niederschlagsminimum in der Lübecker Bucht mit ungefähr 400 mm/Jahr und das Maximum an den Nordhängen der Alpen mit ungefähr 1800 mm/Jahr.

Die Bedeutung der *Gewitter* für die Medizin-Meteorologie ist noch nicht ganz geklärt. Zweifellos sind die Blitzentladung und der nachfolgende Donner eindrucksvolle Umweltphänomene, die sich hauptsächlich in der Gewitterangst bei Mensch und Tier manifestieren. Der psychische Einfluß ist wahrscheinlich stärker als der physische, wenn man die bisherigen Statistiken über den Zusammenhang zwischen Verschlechterung von Krankheitssymptomen und Gewittern heranzieht (siehe Luftelektrizität, S. 24ff.). Gewitter entstehen nur in einer stark labilen, sehr feuchten Luftmasse, in der konvergierende Winde zur Hebung führen. Außerhalb des tropischen Klimas, wo täglich Tausende von Gewittern entstehen und vergehen, kommen reine Wärmegewitter, die durch Aufheizen vom Erdboden her ausgelöst werden, nur selten vor. Die in den gemäßigten Breiten beobachteten Gewitter werden meistens durch Einströmen von Kaltluft in eine mit Warmluft überdeckte Landfläche verursacht. Dabei wird die Labilisierung entweder durch Strahlungsabkühlung der oberen Schichten oder durch Emporschleudern der Warmluft hervorgerufen. Gar nicht so selten treten in unseren Breiten auch Nachtgewitter auf, die oft nicht an Fronten gebunden sind, sondern durch langwellige Abstrahlung hochgelegener Feuchteschichten zur nächtlichen Labilität führen. In der Bundesrepublik sind im Durchschnitt 25–40 Gewittertage im Jahr festgestellt worden, wobei die Staulagen in den Nordalpen wie beim Niederschlag ein Maximum aufweisen.

6) Wind

Die Luftbewegung ist für den Menschen auch in medizin-meteorologischer Hinsicht von Bedeutung. Sie übt einen Druck auf den Körper aus, der von der Geschwindigkeit abhängig ist, bei etwa 10 m/sec als Druck empfunden wird und von etwa 16 m/sec an bereits merklich einen gehenden Menschen behindert. Eine wesentlich größere Bedeutung hat der Wind aber durch seine abkühlende und austrocknende Wirkung.

In Kombination mit der Temperatur kann die sog. Abkühlungsgröße nach der HILL'schen Formel bestimmt werden:

$$A = (0{,}22 + 0{,}25 \cdot v^{2/3})\,(36{,}5 - t)\ \mathrm{cal/cm^2 \cdot sec}$$

v = Windgeschwindigkeit, t = Temperatur.

Auf Grund ausreichender Testreihen läßt sich ein durchschnittliches Temperaturempfinden den verschiedenen Abkühlungsgrößenstufen wie folgt zuordnen:

0- 5 heiß, schwülwarm, unbehaglich
6-10 warm, behaglich
11-20 mild, angenehm
21-30 kühl
31-40 kalt, leicht belastend
41-50 sehr kalt, mäßig belastend
51-60 unangenehm kalt, stark belastend
61-70 unerträglich kalt

Schon die Erfahrung zeigt, daß die Abkühlung in der gemäßigten Klimazone in starkem Maße von der Windgeschwindigkeit bestimmt wird und daß deshalb der Wind durch seine wärmeentziehende Wirkung eine wichtige Größe in bezug auf die menschliche Wärmeregulation darstellt.

Wind entsteht überall dort, wo in der Luft ein Druckgefälle vorhanden ist. Dieses Druckgefälle bildet sich groß- und kleinräumig aus, wenn die Luft verschieden temperiert ist. So würde zwischen Äquator und Pol bei ruhender Erde eine Luftbewegung entstehen, die vom Kältehoch des Pols zum Wärmetief des Äquators gerichtet wäre. Durch die ablenkende Kraft der Erdrotation wird bewegte Luft aber auf der Nordhalbkugel nach rechts, auf der Südhalbkugel nach links abgelenkt. Ein vom Nordpol ausgehender Nordwind wird daher bald zum Nordost und Ostwind und kann das äquatoriale Wärmetief nicht erreichen, ein vom Äquator kommender Südwind wird zum Südwest und Westwind. So entstehen in der irdischen Atmosphäre mehrere Zirkulationszellen auf beiden Halbkugeln: Eine tropisch-subtropische Zelle mit ständig wehenden Passatwinden aus den Subtropen in die Tropen (auf der Nordhalbkugel der Nordostpassat, auf der Südhalbkugel der Südostpassat), eine Zelle in den Breiten zwischen 40 und 70° mit den wechselhaften westlichen Winden und schließlich die polare Zirkulationszelle mit den kalten vorwiegend östlichen Winden (s. Wetter, S. 4ff.).

Zirkulationszellen kleineren Maßstabs bilden sich vor allem in den Sommermonaten durch die Temperaturunterschiede zwischen erhitzten Landflächen und relativ kühlen Meeresoberflächen. Ein klassisches Beispiel für diese sog. Monsune ist der Indische Monsun, ein feuchtwarmer Südwest- bis Südwind, der im Sommer durch das Hitzetief über dem indischen Subkontinent angesaugt und ein halbes Jahr lang vom indischen Ozean her weht und bei Stau an den Gebirgen, insbesondere am Himalaja, zu maximalen Niederschlägen führt. Im Winterhalbjahr bildet sich der Monsun in umgekehrter Richtung aus, weil jetzt über Indien höherer Luftdruck herrscht als über dem angrenzenden Ozean. Derart begründete Monsune finden wir auf der Erde auch noch deutlich ausgeprägt in Ostasien, in Nordaustralien und an der Ostküste von Afrika. Monsunartige Nordwestwinde sind auch im Sommer in Nordwest-Europa festzustellen. Hier müssen auch die Etesien genannt werden, sommerliche Nord-West-Winde im östlichen Mittelmeer, die durch die Aufheizung der Wüstengebiete Kleinasiens entstehen und im Sommer den Aufenthalt auf den griechischen Inseln auch bei hohen Lufttemperaturen angenehm machen.

Noch kleinere Zirkulationszellen, die aber eine nicht zu unterschätzende bioklimatische Bedeutung haben, entwickeln sich nach dem gleichen Prinzip, aber auf engerem Raum an den Küsten in Form des tagesrhythmischen Land-Seewindes und in den Gebirgen als Berg-Talwindsysteme. Der Seewind weht vom Vormittag bis Nachmittag, weil durch die stärkere Aufheizung des Küstengebietes gegenüber dem Wasser am Tage ein tieferer Luftdruck über Land entsteht. Der Seewind kann recht intensiv sein und bei Hitzewetterlagen eine willkommene Abkühlung am Badestrand bringen. An der deutschen Ostseeküste konnte der Seewind bis 20 km landeinwärts festgestellt werden.

Im Gebirge finden wir häufig tagsüber Talwinde und nach Sonnenuntergang Bergwinde. Auch hier entsteht die Zirkulationszelle durch unterschiedliche Aufheizung am Tage. Der Berghang heizt sich bei Neigung nach Süden stärker auf als das Tal, so daß ein Aufwind am Hang (Talwind) entsteht, nachts kühlen sich die Hänge rascher und stärker ab, wodurch ein Kaltluftstrom durch die größere Luftdichte von den Hängen zum Tal in Gang kommt (Bergwind). Diese abendlichen kühlen Bergwinde gelten seit langem als schlaffördernd und haben eine reinigende Wirkung bei verschmutzter Luft im Tal. Über dem Flachland nimmt der Wind meist mit der Höhe zu, er ist über dem Meer in unseren Breiten stärker als über Land. So beträgt die mittlere Windgeschwindigkeit im Jahr auf Helgoland 8 m/sec, über der Lüneburger Heide aber nur noch 3 m/sec.

Schließlich sei noch auf einige Windsysteme hingewiesen, die im südeuropäischen Raum auftreten und sich durch einige Besonderheiten auszeichnen. Der *Alpenföhn* entsteht dann, wenn ein kräftiges Hoch über Osteuropa und ein Tief über dem östlichen Mittelatlantik oder in der Biskaya die europäische Großwetterlage charakterisiert. Bei der genannten Großwetterlage wird ein Südwind über dem Mittelmeer in Gang gebracht, der die warmfeuchte Luft gegen den Alpensüdhang aufstaut und auf der Nordseite als Föhn herunterweht. Dieser Föhn ist gekennzeichnet durch Wärme, Trockenheit, übernormale Sichtweiten und typische linsenförmige Wolken im Altocumulusniveau (vgl. dazu S. 7). Je nach Stärke des Luftdruckgradienten zwischen den Süd- und Nordalpen weht dieser Föhn schwach, mäßig, stark und bisweilen auch in voller Sturmstärke. Er gilt als stark biotrop.

Ein anderer warmer Südwind, der im mittleren und östlichen Mittelmeer auf der Vorder-(Ost-)Seite von kräftigen Tiefdruckgebieten als Schirocco bzw. Chamsin auftritt, gilt ebenfalls als stark biotrop wegen seiner hohen Wärme- und Feuchtebelastung. Nicht geklärt ist jedoch bis heute, ob der Wind allein den Menschen belastet oder die gesamten Wetterprozesse auf der Vorderseite von Tiefdruckgebieten (s. auch Kapitel Meteoropathologie, S. 51).

An zwei Stellen des Mittelmeeres gibt es *kalte* Fallwinde: Aus dem Rhonetal weht, durch Düseneffekte verstärkt, der sog. *Mistral* in den Golf von Lyon und gefährdet mit seinen unberechenbaren Sturmböen die dortige Schiffahrt erheblich. Die Auswirkungen des Mistrals wurden noch in 200 km Abstand von der Küste wahrgenommen. Die *Bora* an der Ostküste der Adria ist ein Fallwind, der nur im Winter auftritt, wenn über dem Hinterland der Küste innerhalb eines Kältehochs der Luftdruck rasch ansteigt und sich dadurch ein starkes Druckgefälle gegen das warme Meer ausbildet. Die über das Küstengebiet dann herabstürzende Kaltluft kommt trotz föhniger Erwärmung an der Meeresoberfläche noch so kalt an, daß eine Abkühlung auf Werte unter dem Gefrierpunkt keine Seltenheit ist. Die Besonderheit der Bora liegt in der Kombination von Kälte mit Sturmböen, die an der Adria kurzfristig zu verheerendem Seegang und zu eigentümlichen Wasserstaubwolken führen. Die Heftigkeit dieses Fallwindes ist am frühen Vormittag am größten, nachts nur gering.

7) Luftelektrizität

In der Atmosphäre besteht aus noch nicht ganz geklärten Gründen ein elektrisches Feld mit einem Potentialgefälle in den unteren Schichten von etwa 120 Volt pro Meter, das sich mit zunehmender Höhe deutlich verringert. Mit dem Grad der Luftverschmutzung nimmt die Größe des Potentialgefälles zu. Dieses Potentialgefälle bricht an den Häuserwänden zusammen, so daß es innerhalb von Gebäuden nicht vorhanden ist. Die Isolinien des atmosphärischen Potentials schmiegen sich eng an alle Erhebungen der Erdoberfläche an. Steile Erhebungen wirken dabei als Elektroden, wobei Spitzenentladungen auftreten können.

Die Atmosphäre besitzt außerdem eine elektrische Leitfähigkeit, die auf dem Vorhandensein von Luftionen beruht. Diese entstehen in der Hochatmosphäre durch die kosmische ultraharte Gammastrahlung, in den unteren Schichten hauptsächlich durch die Strahlung radioaktiver Substanzen in der Luft und an der Erdoberfläche, aber auch durch die Ladungstrennung beim Aufwirbeln von Staub und Zerspritzen von Wasser. Diese Ionen lagern sich meist nur kurzfristig an Gasmoleküle an und vereinigen sich dann rasch mit festen oder flüssigen Bestandteilen des Aerosols, wodurch je nach Größe der Molekülkomplexe *Mittel-, Groß-* und *Ultragroßionen* entstehen. Durch die Wanderung der Ionen im atmosphärischen elektrischen Feld entsteht der sog. vertikale Leitungsstrom, der im Mittel $2\text{-}4 \cdot 10^{-16}$ Amp/cm^2 beträgt. Er ist umso intensiver, *je mehr Kleinionen* vorhanden sind. Da in Bodennähe die *Großionen* weit überwiegen und die *kleinen* Ionen hauptsächlich in den reinen Schichten der mittleren und hohen Atmosphäre existieren, nimmt der vertikale Leitungsstrom von unten nach oben zu. Die Erde ist in großen Gebieten negativ geladen, so daß im vertikalen Leitungsstrom zur Erde hauptsächlich positive Ionen festgestellt werden. Während bei ungestörten Schönwetterlagen der Vertikalstrom die positiven und negativen Ladungen in etwa einer halben Stunde ausgleicht, sorgen die vertikalen Austauschvorgänge bei konvektivem und zyklonalem Wetter für die Aufrechterhaltung der Ladungstrennung und damit für die luftelektrische Leitfähigkeit. Es scheint erwiesen, daß die äquatoriale Gewittertätigkeit letzten Endes die Ladungsverteilung des Systems Erde-Atmosphäre aufrechterhält. Den negativ geladenen Ionen wird von manchen Autoren eine günstige biologische Wirkung zugeschrieben (vgl. Inhalationen Bd. 2, S. 132).

Zu den luftelektrischen Faktoren, die in neuerer Zeit besonderes medizin-meteorologisches Interesse erweckten, gehören die sog. „Spherics". Es sind elektromagnetische Längstwellen mit Frequenzen von 1-50 kHz, die von atmosphärischen Labilitätszonen, insbesondere von Kaltfronten, Okklusionen und Gewittern impulsförmig abgestrahlt werden. Ihre Ausbreitung erfolgt mit Lichtgeschwindigkeit. Da die mitgeführte Strahlenenergie ausreichen würde, um biologische Reaktionen auszulösen, käme diese atmosphärische Längstwellenstrahlung als Biotropiefaktor durchaus in Frage, zumal damit das Problem der „Wettervorfühligkeit" diskutabel erscheint. Hier sind die Forschungsarbeiten in vollem Gange, verwertbare Ergebnisse liegen jedoch noch nicht vor (s. Aktinischer Wirkungskomplex, S. 33).

8) Atmosphärische Umweltakkorde

Forschungsergebnisse und empirische Feststellungen machen es sehr wahrscheinlich, daß insgesamt gesehen das klimatische Umweltmilieu seine Einwirkung auf den Menschen nur ganz ausnahmsweise mittels eines einzelnen Faktors ausübt. Alle bisherigen Versuche, Wetter- und Klimareaktion des kranken und gesunden Menschen auf einen einzelnen sog. biotropen Faktor zurückzuführen, müssen als gescheitert angesehen werden.

Als erster hat LINKE (1929) von der Akkordwirkung des Umweltmilieus gesprochen und den Versuch gemacht, atmosphärische Akkorde für die Bioklimatologie abzugrenzen. LINKE unterschied neben den beiden in der Meteorologie dominierenden globalen Luftkörpern Polarluft (P) und Tropikluft (T) speziell für den mitteleuropäischen Raum noch maritime (M) und kontinentale Luftkörper (C), die von DE RUDDER (1952) übersichtlich zusammengefaßt wurden. In der medizin-meteorologischen Praxis hat es sich als notwendig herausgestellt, die Luftkörperanalyse über die 4 LINKE'schen Luftkörper hinaus um 4 bis 6 Zwischenstufen zu erweitern *(Abb. 11)*. So unterscheiden wir heute auch maritimkühle (Mk), maritimmilde (Mm), kontinentalkalte (Ck, im Winter) und kontinentalwarme (Cw, im Sommer) Luftkörper. Schließlich muß noch die Tatsache berücksichtigt werden, daß nach Mitteleuropa einfließende fremdbürtige Luftkörper hier zur Ruhe kommen und im Laufe einiger Tage ihre typischen Merkmale verlieren (Alterung der Luftkörper). Sie nehmen dabei deutlich die Eigenschaften von kontinentalen Luftkörpern an. Durch die später noch näher beschriebene Feinanalyse mit Hilfe des Bioklimogramms ist es ohne Schwierigkeiten möglich, die vollzogene Umwandlung zeitlich genau festzustellen. Schließlich seien hier noch die Analysenergebnisse für die 4 Hauptluftkörper angeführt (vgl. *Tabelle 3)*: Die *Meeresluft*, die mit den westlichen Winden vom Atlantik nach Europa herantransportiert wird, ist durch geringe Temperatur-

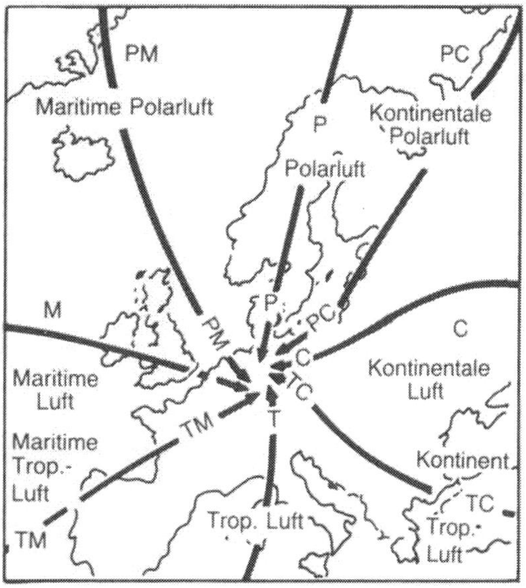

Abb. 11. Das Luftkörperschema. (Nach LINKE 1929)

Tabelle 3. Einteilung der Luftkörper. (Nach LINKE und SCHINZE aus PFLEIDERER u. BÜTTNER 1940)

Hauptluftmassen		Die für Mitteleuropa wichtigen Luftmassen				
allgemein	bei großzügiger Bodenbeeinflussung *m* = maritim *c* = kontinental	unterteilt nach Ursprung *A* tief gestellt = arktischen Ursprungs *T* tief gestellt = tropischen Ursprungs	unterschieden nach Strömungsrichtung von Norden kommend als Kaltluft = *K* wirkend	 von Süden als Warmluft = *W*	hauptsächliche Ursprungsgebiete	Hauptzeit des Auftretens
Arktische Luftmasse *A*	*mA*	*mA (PM)*	*mA K*		Grönland, Spitzbergen	ganzjährig
	cA	*cA (P, <u>PC</u>)*	*ca K*		Nowaja-Semlja, Barentsmeer, <u>Nordrußland</u> (Kältepol)	ganzjährig; selten Juli–Aug.
Luftmasse gemäßigter Breiten *G*	*mG*	mG_A *(M)*	mG_A *K*	mG_A *W*	Nördlicher Atlantik bzw. Kanada	ganzjährig
		mG_T *(M)*	mG_T *K*	mG_T *W*	Nördlicher Atlantik um 50° nördl. Breite	besonders kältere Jahreszeit
	cG	cG_A *(C)*	cG_A *K*	cG_A *W*	Innerrußland, Fennoskandien	besonders kältere Jahreszeit
		cG_T *(C)*	cG_T *K*	cG_T *W*	Südrußland-Balkan	besonders wärmere Jahreszeit
Subtropische Luftmasse *T*	*mT*	*mT (T,<u>TM</u>)*		*mT W*	<u>Subtrop. Meere, Azoren,</u> Mittelmeer	ganzjährig
	cT	*ct (T, <u>TC</u>)*		*ct W*	Subtropische Landmassen, Nordafrika, <u>südl. Balkan</u>	ganzjährig
Äquatoriale Luftmasse *E (T)*	*mE* *cE*	Die äquatorialen Luftmassen gelangen in der Regel nur in der warmen Jahreszeit als Antipassat (in der Höhe über antizyklonalen Gebieten) nach Mitteleuropa.				

[1] Die eingeklammerten Zeichen entsprechen den Angaben von LINKE, die unterstrichenen Zeichen gehören zusammen, *P* bedeutet polar = arktisch

schwankungen in allen Jahreszeiten, relativ hohen Feuchtigkeitsgehalt (70–90%) und gute Luftreinheit mit großem Gehalt an Meersalzteilchen gekennzeichnet.

Die *Polarluft*, die aus dem europäischen Nordmeer bzw. aus Skandinavien stammt, wird in Mitteleuropa immer, besonders aber im Sommer, als zu kalt empfunden. Sie besitzt eine geringe Feuchtigkeit und ist meist von großer Reinheit. Kommt sie unter Hochdruckeinfluß zur Ruhe, so kann sie sich vor allem in Flußtälern und Talkesseln durch nächtliche Ausstrahlung in den wolkenarmen Himmel rasch unter den Taupunkt abkühlen.

Die *kontinentale* Luft wird von östlichen Winden herangetragen und stellt in fast allen meteorologischen Parametern das Gegenteil von der Meeresluft dar. Ihre Temperaturschwankungen zwischen Sommer und Winter sind groß, da sich der europäische Kontinent im Sommer stark erhitzt und im Winter intensiv abkühlt. Während im Sommer aber die Luftströmung aus Osten im allgemeinen recht schwach ist, erreicht sie im Winter bei antizyklonalem Wetter recht häufig starke und stürmische Intensitäten. Winterliche Ostwindlagen führen daher im mitteleuropäischen Klimaraum zu maximalen Werten der Abkühlungsgröße.

Die *Tropikluft* strömt mit südlichen Winden nach Europa ein und muß dabei die süd- und westeuropäischen Hochgebirge überschreiten. Dabei verliert sie durch föhnige Prozesse ihre ursprünglich hohe Feuchtigkeit und kommt daher relativ trocken in Mitteleuropa an. Gelangt aber subtropische Warmluft aus dem südlichen Nordatlantik (Azoren, Cap Verden) über die Biscaya ohne Stau und Föhn hierher, so sind durch diesen Luftkörper optimale Voraussetzungen für wärmebelastende Wetterlagen gegeben.

Die Luftkörperanalyse stellt auch heute noch ein sehr brauchbares Einteilungsprinzip für umfassende Umweltakkorde dar; denn jeder Luftkörperwechsel ist mit dem Durchzug einer Warm-, Kalt- oder Okklusionsfront gekoppelt und bedeutet daher nicht nur einen Luftmilieuwechsel, sondern für die Zeit des Frontdurchganges auch eine stoßartige Belastungssituation.

3. Wirkungskomplexe

a) Allgemeine Vorbemerkungen

Der Einfluß von Wetter und Klima auf den Menschen wird heute als „Akkordwirkung“ aufgefaßt. Z. B. sind am thermischen Milieu sowohl die Lufttemperatur als auch die relative Feuchte der Luft bzw. der Dampfdruck, der Wind und die Strahlung beteiligt. So hat es nicht an Versuchen gefehlt, Wirkungskomplexe zu definieren.

Am ältesten sind die Begriffe: Reizklima und Schonklima. Aber diese Unterteilung ist sehr relativ. Was für einen Südländer als Reizklima wirkt, kann für einen Nordeuropäer durchaus ein Schonklima sein. Für fast alle Menschen ist das Klima in etwa 4000 m Höhe ein Reizklima. Doch die Einwohner dieser Höhen, die völlig akklimatisiert sind, empfinden das Klima der Tiefebene als Reizklima und bekommen bei der Adaptation an den für uns normalen Barometerdruck erhebliche Beschwerden. Monge (1945) hat diese Symptome als „Tiefebenenkrankheit“ bezeichnet. So müssen die Begriffe Reizklima und Schonklima stets auf das gewohnte Ausgangsklima des Individuums bezogen werden.

Pfleiderer u. Büttner (1940) unterscheiden entrinnbare und unentrinnbare Klimafaktoren. Zu ersteren zählen u. a. Temperatur, Wind und Strahlung, zu letzteren Luftdruck, Sauerstoffpartialdruck und atmosphärische Impulsstrahlung. Seit der Einführung von Klimaanlagen sind aber einige der früher unentrinnbaren Klimafaktoren, z. B. der Wasserdampfdruck, entrinnbar geworden.

Bewährt hat sich die Zusammenfassung der meteorologischen Faktoren zu folgenden Wirkungskomplexen:
- Thermischer Wirkungskomplex,
- Aktinischer Wirkungskomplex,
- Luftchemischer Wirkungskomplex.

Aber auch hier lassen sich Überschneidungen nicht vermeiden. Z. B. gehört die Licht- und Infrarotstrahlung zum aktinischen Wirkungskomplex, greift aber in den thermischen Wirkungskomplex ein. Auch läßt sich die Luftelektrizität nicht eingliedern, ebensowenig der Erdmagnetismus, dessen Einfluß auf den Menschen allerdings noch nicht geklärt ist (König 1975). Immerhin erlauben diese 3 Wirkungskomplexe eine gewisse Ordnung bei der medizinischen Klimabeschreibung.

b) Thermischer Wirkungskomplex

Der thermische Wirkungskomplex zielt auf die Wärmeregulation des Menschen. Alle Reaktionen des Organismus auf Wärme und Kälte sind reaktive Abwehr- und Kompensationsmaßnahmen. Sind diese überfordert, besteht Lebensgefahr durch Hitzschlag oder Unterkühlung, da nur ein relativ kleiner Temperaturbereich etwa zwischen 36 °C und 40 °C im Körperinneren toleriert wird.

Die Wärmeregulation beruht auf zwei Prinzipien:
1. Chemische Wärmeregulation = Steuerung der Wärmeproduktion.
2. Physikalische Wärmeregulation = Steuerung der Wärmeabgabe.

Alle Warmblüter, also auch der Mensch, erzeugen durch den Stoffwechsel ständig Wärme. Die Mindestproduktion ist durch den von Alter, Geschlecht und Körpergröße abhängigen Grundumsatz vorgegeben. Er beträgt grob 1 kcal/kg/Stunde. Auch in den Tropen kann die Wärmeproduktion nicht weiter gedrosselt werden. Kälteexposition steigert die Wärmeproduktion bis über das 3-fache. Die wichtigsten Produktionsstätten sind die Eingeweide und die Muskeln (vgl. Bd. 2, Abb. 30, S. 63). Das Muskelzittern in der Kälte ist Ausdruck einer starken Wärmeproduktion unter Verzicht auf Bewegung. Extreme Formen der Kälteanpassung, wie sie z. B. bei Eskimos gefunden wurden, die auch unter sehr kalten Klimabedingungen kein Muskelzittern aufwiesen und deren Finger bei Arbeit im Eiswasser nicht absterben, sind klimatherapeutisch ohne wesentliche Bedeutung (vgl. dazu Adaptation, Bd. 1, S. 51).

Die Wärmeabgabe (physikalische Wärmeregulation) erfolgt auf 3 Wegen (vgl. dazu Bd. 2, Abb. 28, S. 61):
1. Durch Leitung und Konvektion.
2. Durch Abstrahlung.
3. Durch Verdunstung.

Die Wärmeabgabe durch Leitung wird ausgeschaltet, wenn die umgebende Luft (Wasser) wärmer ist als die Haut (35 °C). Wärmeabgabe durch Strahlung ist nicht mehr effektiv, wenn die Oberflächentemperaturen der Umgebung (Fußboden, Wände) höher sind als die Hauttemperatur oder wenn von der Sonne dem Körper mehr Wärme zugestrahlt wird, als er abstrahlen kann. Die Verdunstung ist nicht mehr möglich im Wasser und in Luft mit 100% relativer Feuchte. Nur wenn die Hauttemperatur wesentlich höher ist als die Temperatur der feuchtegesättigten Luft, kann noch Wärme durch Verdunstung abgegeben werden. Es gibt jedoch auf der ganzen Welt kein Klima, in dem *im Schatten* alle 3 Bedingungen gleichzeitig erfüllt sind. In den feuchtwarmen Klimaten steigt bei einer relativen Feuchte um 90% die Temperatur kaum über 32 °C, in trockenheißen Klimaten mit Temperaturen über 40 °C beträgt die relative Feuchte nur 20–30%.

An allen 3 Formen der Wärmeabgabe ist der Kreislauf beteiligt, da die Wärme aus dem Körperinneren vorwiegend mit dem Blut an die Hautoberfläche transportiert werden muß. In der Kälte wird dieser Transport durch eine periphere Vasokonstriktion eingeschränkt. Die Bedeutung des thermischen Wirkungskomplexes für die Bäder- und Klimatherapie liegt daher vornehmlich darin, daß durch Temperatureinflüsse Kreislaufreaktionen provoziert werden.

Im kalten Milieu wird die Wärmeabgabe gedrosselt, die Arterien, Arteriolen, Kapillaren und auch die Venen in der Haut und in den Extremitäten kontrahieren sich, wodurch in der sog. „Schale“ (vgl. Bd. 2, Abb. 33, S. 66) die Temperatur absinkt und die Wärmeabgabe über die Haut erheblich abnimmt. Die Gewebstemperaturen z. B. im Fuß können dabei bis weit unter 30 °C sinken trotz einer „Kerntemperatur“ in Rumpf und Kopf von 37 °C.

In warmer Umgebung tritt das Gegenteil ein: Arterien, Arteriolen, Kapillaren und auch Venen in der Haut und den Extremitäten erweitern sich, um über einen rascheren Wärmetransport aus dem Körperkern und eine erhöhte Hauttemperatur die Wärmeabgabe über die Haut zu steigern. Unter extremen Bedingungen, z. B. in der Sauna, tritt allerdings ein gegenteiliger Effekt auf. Aus der etwa 90 °C warmen Luft geht durch die stark durchblutete Haut vermehrt Wärme in den Körper über.

In warmer Umgebung, z. B. in den Tropen spielt die Verdunstung des Schweißes auf der Haut die entscheidende Rolle für die Wärmeabgabe. Weit über 1 Liter Schweiß kann pro Stunde abgegeben werden. Menschen, deren Schweißdrüsen durch Hautkrankheit weitgehend zerstört sind oder deren Haut von Geburt an nur wenige Schweißdrüsen aufweist, sind nicht tropentauglich und dürfen auch nicht in die Sauna.

In der Sauna ist der Aufenthalt ohne Verbrennungen ausschließlich durch die Verdunstung des Schweißes möglich. In der Natur gibt es solche Klimaverhältnisse nicht.

Die thermische Wirkung des Klimas oder physikalischer Maßnahmen kann nur beurteilt werden, wenn neben der Lufttemperatur auch die Feuchte, die Windgeschwindigkeit (Konvektion) und die Strahlung bekannt sind. Man hat immer wieder versucht, ein zahlenmäßig faßbares Summenmaß für das thermische Milieu zu finden, das alle 4 Faktoren berücksichtigt. Ein Beispiel ist die sog. feuchte Abkühlungsgröße nach ROBITZSCH:

$$A_f = (0{,}22 + 1{,}25\, v^{2/3})\,(123{,}7 - T + 2\,e)\quad (\mathrm{mcal}/(\mathrm{cm}^2\mathrm{sec})).$$

Hierbei bedeuten v die Windgeschwindigkeit, T die Lufttemperatur und e den Dampfdruck. Die Strahlung ist nicht berücksichtigt. In der Praxis hat sich deshalb die feuchte Abkühlungsgröße nur bei kalten Klimabedingungen bewährt, da dann die Einstrahlung eine untergeordnete Rolle, der Wind aber eine entscheidende Rolle spielt.

Da Strahlung und Wind entrinnbare Klimafaktoren sind, nicht aber die Feuchte, muß wenigstens diese für die Beurteilung des thermischen Milieus berücksichtigt werden (WENZEL u. PIEKARSKI 1982). Drei Maßeinheiten sind hierfür gebräuchlich:

1. *Die Äquivalenttemperatur.* Sie ist die Temperatur trockener Luft, die den gleichen Wärmeinhalt hat wie die gegebene feuchte Luft. In Meereshöhe wird sie errechnet aus Lufttemperatur + 2 mal Dampfdruck. Für den arbeitenden Menschen gilt eine Äquivalenttemperatur von 100° als Toleranzgrenze.
2. *Die Effektivtemperatur.* Sie ist die Temperatur der Luft, die bei 100% Wasserdampfsättigung die gleiche Wirkung auf den Menschen ausübt wie die gegebene, nicht gesättigte Luft. Sie ist also bei einer relativen Feuchte unter 100% stets niedriger als die gegebene Lufttemperatur. Sie kann für verschiedene Windgeschwindigkeiten aus Tabellen entnommen werden.
3. *Die Feuchttemperatur.* Sie ist die Temperatur, die ein Thermometer anzeigt, dessen Quecksilberreservoir mit einem feuchten Strumpf umwickelt ist und durch einen Ventilator angeblasen wird. Je trockener die Luft, um so tiefer sinkt durch die Verdunstungskälte die Feuchttemperatur (s. Abschnitt Meteorologische Grundlagen, S. 14).

Auch wurden Geräte entwickelt, die gleichzeitig auf mehrere für die menschliche Wärmeregulation wichtige Klimagrößen ansprechen. Bekannt wurde besonders der Frigorigraph von PFLEIDERER u. BÜTTNER (1940). Er besteht aus einer hautfarben gestrichenen, doppelschaligen Hohlkugel von 15 cm Durchmesser, die innen auf 37° geheizt wird. Durch Lufttemperatur, Wind und Strahlung stellt sich die Oberflächentemperatur (Abkühlungstemperatur) auf einen Wert ein, der eine gut angenäherte Beziehung zur Hauttemperatur des Menschen unter gleichen Klimabedingungen aufweist.

Eine Weiterentwicklung ist das „Klimasummenwertgerät Comfy-Test" von MADSEN (1974). Es besteht ebenfalls aus einem von innen heizbaren, länglichen hautfarbenen Meßkörper. Die Heizung kann nach der Wärmeproduktion (Ruhe, leichte und schwere Arbeit) in Watt pro m^2 Körperoberfläche eingestellt, die Isolation der Kleidung in Clo-Einheiten berücksichtigt werden. Die Luftfeuchte muß gesondert gemessen werden, wenn sehr warme Bedingungen herrschen. Die Meßwerte von −2,5 (sehr kalt) über 0 (behaglich) bis +2,5 (sehr warm) entsprechen dann gut dem Empfinden des Menschen. Dieses Gerät dient besonders der Beurteilung der Temperaturbelastung am Arbeitsplatz.

1973 entwickelte FANGER eine allgemeine Komfort-Gleichung, die sich auf zahlreiche Untersuchungen in Klimakammern stützt. Sie berücksichtigt die Wärmeproduktion des Menschen in Ruhe und bei verschieden schwerer Arbeit (kJ), die isolierende Wirkung der Bekleidung (clo) und die klimatischen Bedingungen, ist aber wegen ihrer Kompliziertheit nur mit EDV verwendbar. Von JENDRITZKY u. Mitarb. (1977) wurde diese Bilanzgleichung speziell auf Freilandverhältnisse übertragen (sog. Klima-Michel-Modell).

Nur ein relativ schmaler Bereich des thermischen Milieus ist für den unbekleideten Menschen indifferent (thermische Neutralzone). Sie liegt bei 50% relativer Feuchte und Windstille zwischen 28 °C und 31 °C.

Im Wasser oder im Moorbad sind Abstrahlung und Verdunstung nicht möglich und deshalb ausschließlich die Wassertemperatur maßgebend (vgl. Bd. 2, Abb. 28, S. 61).

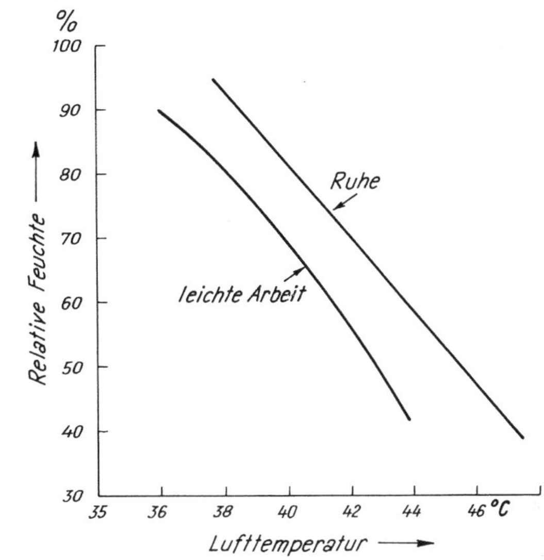

Abb. 12. Erträglichkeitsgrenzen der Wärmebelastung in Abhängigkeit von Temperatur und Feuchte. (Nach WEZLER 1949)

Tabelle 4. 2 Beispiele dafür, daß bei gleichem Dampfdruck extrem unterschiedliche thermische Verhältnisse herrschen können. T_{feucht} = Feuchttemperatur; $T_{ä}$ = Äquivalenttemperatur; T_{eff} = Effektivtemperatur. Nur diese Summenmaße geben einen Hinweis auf die Wärmebelastung

Dampfdruck	Lufttemperatur	Feuchte	T_{feucht}	$T_{ä}$	T_{eff}
12 mmHg	14 °C	100%	14 °C	38°	14°
12 mmHg	41 °C	20%	23 °C	65°	28°
7 mmHg	6 °C	100%	6 °C	20°	6°
7 mmHg	44 °C	10%	21 °C	58°	29°

In *Abb. 12* sind die Erträglichkeitsgrenzen des Menschen in Abhängigkeit von Temperatur und Feuchte dargestellt, in *Tabelle 4* zwei Beispiele dafür, daß bei gleichem Wassergehalt der Luft (Dampfdruck) in Abhängigkeit von der Lufttemperatur völlig verschiedene relative Feuchten auftreten, die nur von der Feuchttemperatur, Äquivalenttemperatur oder Effektivtemperatur sinngemäß wiedergegeben werden. Die relative Feuchte ist aber für die Wärmeregulation des Menschen besonders in warmen Klimaten entscheidend, weil sie den möglichen Umfang der Wasserverdunstung auf der Haut bestimmt.

Ein kleiner, vom Organismus kaum beeinflußbarer Teil der Wärme wird ständig über die Atmung abgegeben. Nach den Untersuchungen von PIRLET (1958) (vgl. Bd. 2, Abb. 74, S. 142) läßt sich errechnen, daß auf der Schleimhaut der Atemwege des arbeitenden Menschen bei winterlichen Klimaverhältnissen etwa 50 ml Wasser pro Stunde verdunsten, im Sommer bei höherem Dampfdruck der Außenluft etwa 40 ml/h. Das würde im Winter einer Wärmeabgabe von 24 kcal/h, im Sommer von 18 kcal/h entsprechen. In größeren Gebirgshöhen ist wegen des niedrigen Dampfdrucks die Wärmeabgabe größer.

Für die Klimatherapie wie für jede physikalische Therapie sind in Bezug auf den thermischen Wirkungskomplex tagesrhythmische Unterschiede der Wärmeregulation von Bedeutung (vgl. dazu auch Bd. 1, Abb. 87, S. 194). Am Vormittag, in der Aufheizungsphase mit ansteigender Körpertemperatur rufen Kaltreize verstärkte Reaktionen der Wärmeregulation hervor, abends, in der Entwärmungsphase dagegen schwächere. Bei Warmreizen ist es umgekehrt. Die Schweißsekretion ist bei gleichem Wärmeeinfluß abends stärker als morgens (HILDEBRANDT u. Mitarb. 1954).

Besonders empfindlich reagieren im Rahmen der physikalischen Wärmeregulation die Blutgefäße der Hände und Füße. Wegen des großen Quotienten Oberfläche/Volumen (vgl. Bd 2. Abb. 30, S. 63) ist hier die Wärmeregulation besonders wirkungsvoll. Zwischen Händen und Füßen bestehen konsensuelle Reaktionen. Z. B. ist es möglich, durch ein ansteigendes Armbad die Fußdurchblutung maximal zu verstärken. Dieser Reflex läßt sich bei der Akutbehandlung von Erfrierungen der Zehen und bei der Therapie von arteriellen Durchblutungsstörungen der Beine nutzen (JUNGMANN u. Mitarb. 1975) *(Abb. 13)*.

Die klima-therapeutische Bedeutung des thermischen Wirkungskomplexes liegt in der Möglichkeit, durch Wärme und Kälte Reaktionen des peripheren Kreislaufs auszulösen, die bei regelmäßiger Wiederholung über ein Gefäßtraining zur Verbesserung der Regulation der Blutgefäße führen. Besonders durch Kaltreize (KNEIPP'sche Güsse, Wassertreten, Aufenthalt im Wind am Strand usw.) wird dabei das Herz kaum belastet. Wärmeeinflüsse (Sauna, tropisches Klima) erfordern dagegen eine Zunahme des Herzzeitvolumens. Vom Kreislaufkranken wird deshalb die

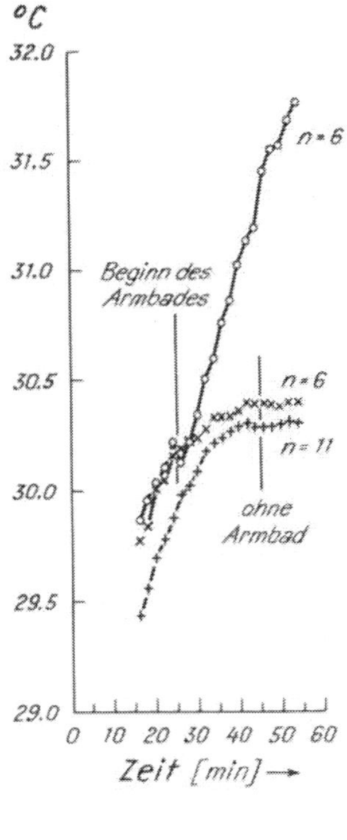

Abb. 13). Zunahme der Fußdurchblutung bei ansteigenden Armbädern (gemessen als Hauttemperatur) bei Patienten mit arterieller Verschlußkrankheit. (Nach JUNGMANN u. Mitarb. 1975)

sog. Schwüle als belastend empfunden. Schwüle wird als Kombination von hoher Lufttemperatur und hoher relativer Feuchte bei geringer Windgeschwindigkeit definiert (vgl. S. 17). Wahrscheinlich ist auch die Strahlung, besonders die langwellige atmosphärische Gegenstrahlung bei bewölktem Himmel, in einem bis heute schwer abschätzbaren Maß beteiligt. Als Schwülegrenze gilt in Mitteleuropa eine Äquivalenttemperatur von 50°.

Thermische Einflüsse, die im natürlichen Klima in ständig wechselnder Intensität vorhanden sind, und die durch gezielte Expositionen auch dosiert werden können, bedingen ein Gefäßtraining, das sich nicht nur auf die physikalische Wärmeregulation beschränkt. Durch den Aufenthalt am Strand im Wind mit geringer Bekleidung (s. Kap. Seeklima, S. 66) wird auch die orthostatische Kreislaufregulation stabilisiert. Die Funktionsbesserung der Hautkapillaren wirkt sich günstig bei Hautkrankheiten aus. Daß gleichzeitig durch Abhärtung und durch Überwärmung in der Sauna die Disposition für Erkältungskrankheiten abnimmt, ist eine alte Erfahrung. Die pathophysiologischen Hintergründe sind aber bis heute nicht geklärt. Eine Optimierung der Schleimhautdurchblutung im Nasen-Rachenraum wird ebenso diskutiert wie eine Beeinflussung der unspezifischen Abwehrmechanismen, z. B. Properdin-System, Interferonbildung und phagozytärer Index der Leukozyten. In jedem Falle handelt es sich bei therapeutisch nutzbaren Einflüssen des thermischen Wirkungskomplexes um adaptive Prozesse der Akklimatisation (vgl. Kapitel Adaptation, Bd. 1, S. 51). Besonders in der Kinderheilkunde nutzt man diese Erfahrung.

c) Aktinischer Wirkungskomplex

Von der Sonne und aus dem Weltraum werden der Erde alle bekannten elektromagnetischen Strahlenarten zugestrahlt: Kosmische Ultrastrahlung, Gamma-Strahlung, Röntgenstrahlung, ultraviolettes und sichtbares Licht, Infrarot- und Hochfrequenzstrahlung (Spherics). Von diesen erreichen aber nur ein Teil der UV-Strahlung, das sichtbare Licht, ein Teil der Infrarotstrahlung, der Spherics und ein Bruchteil der kosmischen Ultrastrahlung die Erdoberfläche und gewinnen damit als Klimafaktoren für den Menschen Bedeutung (Schulze 1970). Die Erde selbst kommt als Strahlungsquelle nur für die natürliche Radioaktivität (Radon) in Frage. Alle anderen von der Erdoberfläche ausgehenden Strahlen sind Folgen von Reflexion und Absorption der von der Sonne kommenden Strahlen. Aus der Atmosphäre selbst stammt der größte Teil der langwelligen Hochfrequenzstrahlung, die durch Wettervorgänge, besonders Gewitter erzeugt wird.

Abbildung 6 (S. 10) gibt die spektrale Verteilung der für den Menschen wichtigsten Strahlen wieder. Nur das kurzwellige UVC (200–280 nm) ist im Sonnenlicht nicht enthalten. Es wird durch die Ozonschicht in etwa 30 km Höhe absorbiert. Von künstlichen Strahlern (Höhensonne) wird es meist auch ausgestrahlt. Auch ein großer Teil des heliogenen Infrarot kann die Atmosphäre nicht durchdringen. Die menschliche Netzhaut ist lichtempfindlich in einem Bereich zwischen 380 und 780 nm mit einem Maximum bei 550 nm (gelbgrün). Alle anderen Strahlen sind für den Menschen unsichtbar.

Die kosmische Ultrastrahlung wird von der Atmosphäre so stark geschwächt wie durch eine 90 cm starke Bleiplatte. An der Erdoberfläche beträgt ihre Bestrahlungsdosis nur noch 0,1 r/Jahr und dürfte damit kaum biologische Wirkungen entfalten.

Wesentliche klimatherapeutische Bedeutung kommt dagegen der ultravioletten Strahlung (UV) zu. Die Stärke dieser Strahlung ist abhängig von der Sonnenhöhe und damit am intensivsten im Tagesgang um 12.00 Uhr Ortszeit, im Jahresgang Mitte Juni und auf der Erde zwischen den Wendekreisen. Etwa die Hälfte der verfügbaren UV-Strahlung kommt direkt von der Sonne, die andere Hälfte als Streustrahlung aus dem Himmel. Da die Streuung am Aerosol der Luft mit abnehmender Wellenlänge zunimmt, ist die Himmelsstrahlung für den kurzwelligen Anteil wesentlich stärker als für den langwelligen. Aus dem gleichen Grund enthalten die Strahlen bei niedrig stehender Sonne relativ mehr langwelliges UV.

Wegen der starken Himmelsstrahlung wird die UV-Strahlung der natürlichen Sonne wesentlich beeinflußt von der Weite des Horizonts. Der weitaus größte Teil der ultravioletten Streustrahlung kommt ringsum aus horizontnahen Himmelsbereichen, der aus dem Zenit kommende Anteil ist dagegen minimal (Jungmann u. Bergmeyer 1986). Auf dem Wasser, dem Watt und auf Berggipfeln ist der Mensch der gesamten verfügbaren Strahlung ausgesetzt, im Binnenland, auf Waldwiesen, im Strandkorb, in Gebirgstälern wird stets ein Teil der Himmelsstrahlung abgeschirmt. Diese Himmelsstrahlung ist auch der Grund, weshalb der Mensch in aufrechter Haltung mehr Strahlen empfängt als im Liegen (Witzleb 1982).

Reflexion spielt nur bei Schnee eine wesentliche Rolle. Schnee reflektiert bis zu 80% (Lotmar 1971), weißer Sand ca. 25%, Wasser dagegen, besonders wenn Wellen vorhanden sind, praktisch kein UV (Jungmann u. Bergmeyer 1986).

Die Höhe über dem Meeresspiegel bringt weniger, als allgemein angenommen wird. Dies liegt z. T. daran, daß zwar die direkte Sonnenstrahlung mit der Höhe zunimmt, die Himmelsstrahlung jedoch abnimmt. Die Zunahme beträgt 20-30%/1000 m Höhe im Gebirge. Bewölkung schwächt die UV-Strahlung ab. Für den langwelligen Anteil rechnet man bei einer Himmelsbedeckung von $\frac{6}{10}$ mit einem Verlust von 30%, bei völliger Bedeckung von 70%. Für den kurzwelligen Anteil wird ein geringerer Einfluß der Bewölkung angenommen mit einer Minderung um 60% an trüben Tagen ohne Regen.

Strahlung kann nur dort wirksam werden, wo sie absorbiert wird. Deshalb erwärmen sich z. B. am Auto in der Sonne nicht die Windschutzscheibe, sondern Dach, Sitze usw. Entscheidend für die Strahleneinwirkung auf den Menschen ist - abgesehen vom Sehvorgang - die Eindringtiefe in die Haut. Diese ist von der Wellenlänge abhängig *(Abb. 14)*.

Da die Wellenlänge großen Einfluß auf die Wirkung der UV-Strahlung hat, unterteilt man sie in 3 Bereiche:

UVC = 200-280 nm (nicht im natürlichen Sonnenlicht der Troposphäre enthalten)
UVB = 280-315 nm
UVA = 315-400 nm.

Kurzwelliges UVC (Abb. 5, S. 9), wie es in künstlichen Strahlern erzeugt wird, wird schon in der Hornschicht vollständig absorbiert und reflektiert, kann also nur dort wirksam werden. UVB wird zu 66% im Stratum corneum absorbiert und reflek-

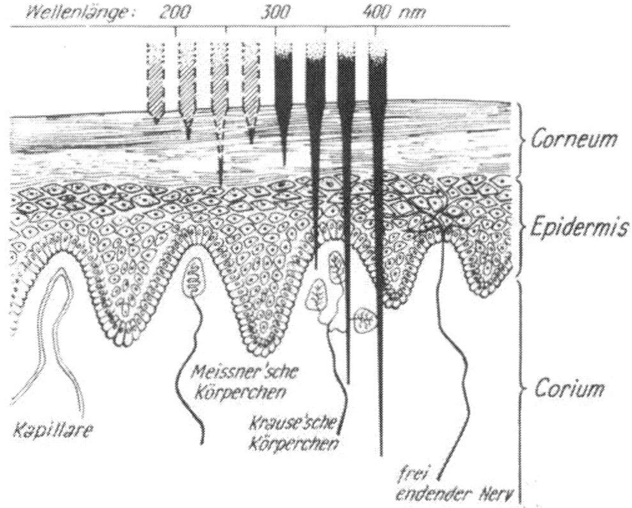

Abb. 14. Eindringtiefe der UV-Strahlung in die Haut in Abhängigkeit von der Wellenlänge

Tabelle 5. Direkte Ultraviolettwirkungen (Wellenlängen bis 280 nm im natürlichen Sonnenlicht nicht enthalten)

Wellenlänge (nm)	Wirkung
unter 260	Hämolyse in vitro
um 260	Virus-Inaktivierung
230-300	Bakterientötung
230-300	Wachstumshemmung von Gewebekulturen
240-300	Eiweißabbau
230-300	Tyrosin-Dopa-Oxydation
um 300	Katarakt
250-310	Vitamin-D-Bildung
260-315	Schädigung der Nukleinsäuren
230-320	Bildung vasodilatatorischer Substanzen (H-Substanzen)
230-320	Erythem
200-320	Keratitis
230-320	Sekundäre Pigmentierung
230-320	Hautkarzinom (Stachelzellkarzinom)
300-400	Wachstumsförderung bei Pflanzen
300-500	Erhöhung des Red.-Ox.-Potentials
300-430	Direkte (primäre) Pigmentierung

tiert, 16% dringen bis ins Stratum granulosum vor, erreichen aber nicht das Stratum subcutaneum. Erst vom UVA dringt etwa 1% durch die Epidermis hindurch. Vom sichtbaren Licht erreichen 5-20% das unter der Haut liegende Gewebe, die Infrarotstrahlen dringen etwa ebenso tief ein (Abb. 14).

Da nur ein kleiner Teil des UV die Haut durchdringt, finden alle Primärwirkungen dieser Strahlen in der Haut statt. Bisherige Forschungsergebnisse sind in *Tabelle 5* zusammengefaßt.

UVC- (nur künstlich) und UVB-Strahlen werden vom Eiweiß und den Nukleinsäuren besonders der Zellkerne der Haut absorbiert. Es entsteht eine Zellschädigung, die Zellen sterben ab und bewirken eine Entzündung der Haut, das Erythem, das einer Verbrennung 1. Grades entspricht. Das Maximum der Erythemwirksamkeit des Sonnenlichts liegt bei etwa 300 nm. Sind sehr viele Zellen zerstört, können durch die Einschwemmung des Eiweißes in den Organismus Allgemeinreaktionen, z. B. Fieber, entstehen (Eiweiß-Resorptionstemperaturen). Auf dieser Zellzerstö-

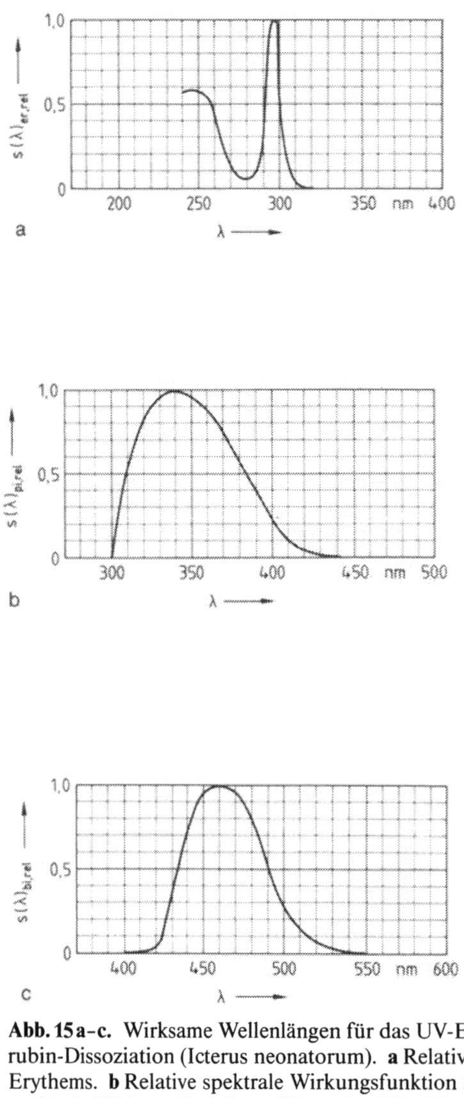

Abb. 15 a–c. Wirksame Wellenlängen für das UV-Erythem, die direkte Pigmentierung und die Bilirubin-Dissoziation (Icterus neonatorum). **a** Relative spektrale Wirkungsfunktion s $(\lambda)_{er,\,rel}$ des UV-Erythems. **b** Relative spektrale Wirkungsfunktion s $(\lambda)_{pi,\,rel}$ der direkten Pigmentierung. **c** Relative spektrale Wirkungsfunktion s $(\lambda)_{bi,\,rel}$ der Bilirubin-Dissoziation. (Aus DIN 5031, Teil 10)

rung beruht auch die keimtötende Wirkung des UV-Lichts, die zu hygienischen Zwecken ausgenützt wird. Das Maximum des sterilisierenden Effekts liegt jedoch bei Wellenlängen um 260 nm, die im Sonnenlicht nicht vorkommen, reicht aber bis etwa 300 nm. Künstliche Strahler sind also in dieser Beziehung wirksamer als die Sonne *(Abb. 15)*.

Durch das Absterben der Zellen im Stratum granulosum verdickt sich die Hornschicht der Haut und bildet die sog. Lichtschwiele. Diese ist der wichtigste Schutz gegen den Sonnenbrand. Sonnenempfindlichen, blonden, hellhäutigen Menschen ist eine dünne Hornschicht angeboren. Sie sind deshalb sonnenempfindlicher als dunkelhäutige Menschen, die kongenital eine dickere Hornschicht aufweisen. Außerdem bestehen lokale Unterschiede der menschlichen Haut. So sind z. B. die Flanken besonders sonnenempfindlich, dagegen Handflächen und Fußsohlen überhaupt nicht *(Abb. 16)*.

TRONNIER (1972) konnte in der bestrahlten Hornschicht wasserlösliche Substanzen nachweisen, die an der Erythementstehung beteiligt sind und die auch an unbestrahlter Haut ein leichtes Erythem auslösen.

Etwa 24 Stunden nach der UVB-Bestrahlung beginnt eine graubraune Pigmen-

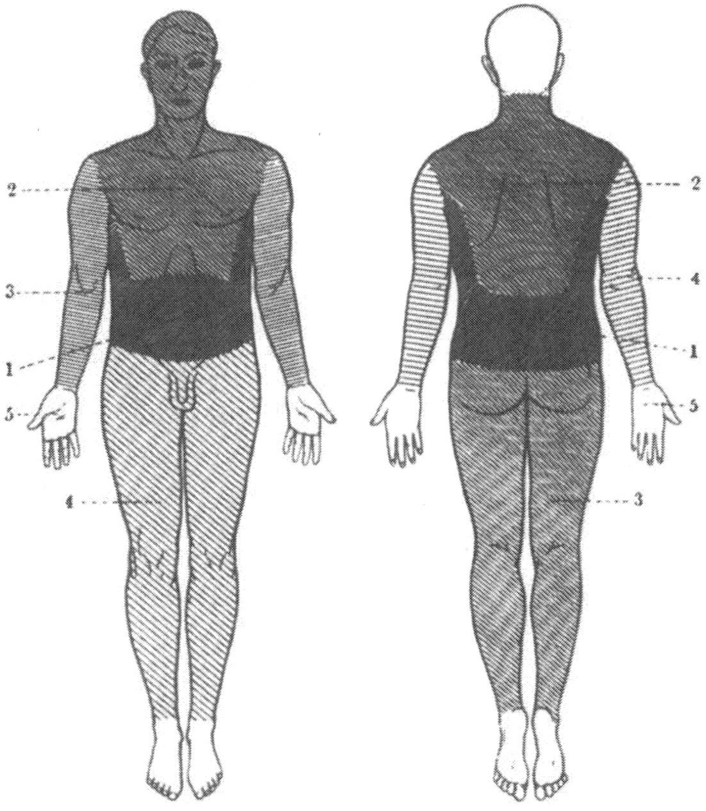

Abb. 16. Regionale Lichtempfindlichkeit der menschlichen Haut. (Nach WELLISCH 1957)

tierung, die die Folge der Zellschädigung ist, weniger der Entzündung, und die auch durch andere Hautschädigungen, z. B. zu warme Heizkissen erzeugt werden kann. Diese sog. sekundäre Pigmentierung verschwindet innerhalb von Wochen.

Auch Hornhaut und Linse des Auges absorbieren UVB und können durch starke Strahlung geschädigt werden (Schneeblindheit, Sonnenkeratitis, Kataraktbildung).

Therapeutisch wichtig ist die Vitamin-D_3-Bildung durch UVB-Strahlen aus der in der Haut vorhandenen Vorstufe 7-Dehydrocholesterol . Auch dies ist ein „destruktiver" Prozeß, da ein Benzolring geöffnet und eine Seitenkette teilweise abgebaut wird.

Sonnenarmut führt besonders im Wachstumsalter zur Rachitis, wenn nicht per os Vitamin-D_3 zugeführt wird. Wegen der jahreszeitlichen Unterschiede der Sonnenstrahlung ist die Rachitis eine Saisonkrankheit mit Gipfel im Winter und Frühjahr. Bei in der Arktis lebenden Völkern verhindert wahrscheinlich die tranreiche und damit Vitamin-D-reiche Nahrung eine Rachitis trotz der Sonnenarmut.

Bereits 1939 entdeckte WELS eine Zunahme des Reduktionspotentials durch Freisetzung von Wasserstoff bei der Photooxydation von Sulfhydrilgruppen in der Haut. Methaemoglobin wird zu Haemoglobin reduziert, lösliche Metallverbindungen von Gold, Silber und Quecksilber zu unlöslichem Metall reduziert und damit entgiftet. Wirksam sind Wellenlängen von 300-500 nm mit einem Maximum an der Grenze von UVB zu UVA. Daß dieses verstärkte Reduktionspotential auch für Enzyme und Hormone von Bedeutung ist, kann man sich vorstellen, bis heute aber nicht beweisen (WISKEMANN 1981).

Durch das langwellige UVA entsteht noch während der Bestrahlung in der Haut ein rotbraunes Pigment (primäre Pigmentierung nach HENSCHKE u. SCHULZE 1938). Dieser Vorgang ist unabhängig vom Erythem und kann durch reine UVA-Strah-

Tabelle 6. Allgemein-Fernwirkungen der Ultraviolettstrahlung. (Nach JUNGMANN 1967)

Zunahme des Alexin-Komplement-Opsoningehalts im Blut
Veränderungen der Schilddrüsentätigkeit
Zunahme der muskulären Leistungsfähigkeit
Positivierung epikutaner Tuberkulintests
Zunahme der allgemeinen Kapillarpermeabilität
Zunahme der Lymphozyten im Blut
Steigerung d. galvan. neuromuskulären Erregbarkeit
Abnahme d. Blutzuckers, Anstieg der Diastase
Zunahme des Phosphorgehalts im Serum
Blutdrucksenkung
Zunahme der Androsteronausscheidung
Verbesserung der unspez. Resistenz gegen Infekte, auch bei Schulkindern
Zunahme der Magensäureproduktion
„Normalisierung" vegetat. Funktionen (kombiniert mit Infrarot)
Stimulierung des hämopoetischen Systems
Stimulierung der Hypophyse
Abnahme des Serum-Cholesterinspiegels
Verkürzung der optischen und akustischen Reaktionszeit
Beeinflussung innerer Organe nach Bestrahlung der entsprechenden Headschen Zonen
Zunahme des phagozytären Index der Leukozyten

ler auch bei hoher Dosierung ohne die Gefahr eines Sonnenbrandes in Gang gesetzt werden. Das Wirkungsmaximum liegt bei Wellenlängen von etwa 340 nm (Abb. 15). Die direkte Pigmentierung ist noch Monate nach der Bestrahlung nachweisbar.

Neben den direkten Wirkungen der UV-Strahlen in der Haut (Erythem, Pigmentierung, Vitamin-D-Bildung) sind eine Reihe von Sekundärwirkungen nachgewiesen, die von der Haut ausgehend den ganzen Organismus betreffen. *Tabelle 6* gibt einen Überblick über bisherige Kenntnisse dieser Fernwirkungen.

Neuerdings wird auch ein protektiver Effekt chronischer Sonnenbestrahlung gegen die Coronarsklerose diskutiert. Wirksam sollen auch hier die ultravioletten Strahlenanteile sein (SCRAGG 1981). Jedenfalls treten im Sommer weniger Herzinfarkte auf als im Winter, in niedrigen Breiten weniger als in höheren und im Hochland und Hochgebirge weniger als im Tiefland (FABSITZ u. FEINLEIB 1980; VOORS u. JOHNSTON 1979).

Da durch UV-Bestrahlungen auch Schädigungen der Haut und negative Sekundärwirkungen möglich sind, muß in der Heliotherapie gut dosiert werden. *Abbildung 17* gibt Richtwerte für die normale, nicht an Sonne gewöhnte Haut für den liegenden Menschen in Gegenden zwischen 50 und 55° nördlicher Breite.

Im Einzelfall kann die Sonnenempfindlichkeit der Haut durch eine sog. Bestrahlungstreppe individuell festgestellt werden. Eine bisher unbestrahlte Hautfläche, z. B. der Rücken, wird mit einer Folie abgedeckt, die eine Reihe von Löchern enthält. Während der Bestrahlung werden diese Löcher in Minutenabständen abgedeckt. Man kann auf diese Weise genau feststellen, nach welcher Bestrahlungsdauer die Erythemschwelle erreicht ist.

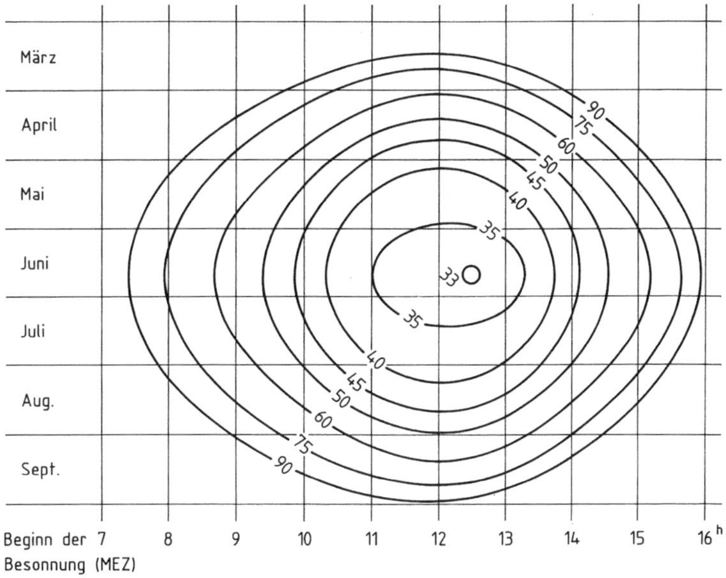

Abb. 17. Bestrahlungsdauer der nicht sonnengewohnten Haut bis zur Erythemschwelle in Abhängigkeit von Sonnenhöhe, Tageszeit und Jahreszeit. (Nach PFLEIDERER 1961)

Ist ein intensives Erythem entstanden, so heilt dies fast immer ohne Narbenbildung ab. Selten kommt es zur Blasenbildung. Es treten jedoch allgemeine Reaktionen auf, von denen die Aktivierung chronischer Entzündungen die wichtigste ist. Exacerbationen von chronischer Gastritis, chronischer Bronchitis, aber auch von geschlossener produktiver Lungentuberkulose wurden häufig beschrieben. Außerdem wurde eine Zunahme der Magensäure nachgewiesen, besonders bei Patienten mit chronischen Ulcera ventriculi et duodeni.

Setzt sich der Mensch 20–30 Jahre lang intensiver Ultraviolettbestrahlung aus, so können chronische Hautschäden entstehen. Eine um das 6-fache vermehrte Einlagerung von Elastin im oberen Drittel des Coriums, genannt Elastose, ist typisch für die sog. Landmanns- oder Seemannshaut. Hieraus können sich Keratose, Keratoakanthome, Basaliome und schließlich Hautkarzinome entwickeln, vorwiegend Spinaliome. Aber auch beim Melanom soll die Manifestation durch chronische Sonnenbestrahlung beschleunigt werden (Wiskemann 1978). Disponiert sind besonders hellhäutige, rothaarige Menschen, die sich Jahrzehnte in den Tropen aufgehalten haben. Auch ein Unterlippenkarzinom kann durch lange intensive Sonnenbestrahlung entstehen, da die Lippen nicht durch eine Hornschicht geschützt sind. Als besonders wirksam werden die Wellenlängen zwischen 295 und 310 nm im UVB-Bereich angegeben (Luger 1971).

Das sichtbare Licht bewirkt primär in der Haut nur wenig. Der kurzwellige Anteil führt zu einer geringen primären Pigmentierung und soll auch die Redoxpotentiale steigern. Eine weitere Wirkung ist die Erwärmung der Haut durch die absorbierten Lichtstrahlen und dadurch ausgelöst eine Hyperämie der erwärmten Gewebe, wie sie auch durch Infrarot-Strahlen, heiße Luft, warmes Wasser und Heißpackungen induziert wird. Dunkle Haut erwärmt sich stärker als blasse. Pfleiderer u. Büttner (1940) stellten Temperaturunterschiede bis zu 2 °C fest. Dafür verfügt sie aber über eine dickere Hornschicht und ist dadurch gegen strahlenbedingte Hautschäden besser geschützt. Der UV-Schutz hat offenbar Vorrang vor der Wärmeregulation.

Es kann heute als gesichert gelten, daß durch das Auge nicht nur Formen und Farben wahrgenommen werden, sondern auch über Hypothalamus und Hypophyse stimulierende Effekte auf die Nebennierenrindenaktivität, die Gonadenfunktion und den Stoffwechsel ausgelöst werden. Beim Warmblüter wurden besonders von Hollwich u. Dieckhues (1972) ausführliche Untersuchungen vorgenommen. Im Dunkeln gehaltene Erpel zeigten eine Retardierung der Hodenentwicklung, durch Bestrahlung der Augenregionen mit Licht wurde die Hodenentwicklung innerhalb von 4 Wochen beschleunigt, wobei langwelliges Licht (707 nm) wesentlich wirksamer war als kurzwelliges (436 nm). Ähnliche Befunde wurden an Kaninchen erhoben (Radnot u. Strobel 1964). Auch die Schilddrüsenaktivität ließ sich durch rotes Licht anregen. Im Dunkeln gehaltene Mäuse sind weniger widerstandsfähig gegen Gifte als Tiere, die dem Tageslicht ausgesetzt sind. Bei Hirschen wurde eine positive Beziehung zwischen der Geweihentwicklung (Knochenbildung) und der Zahl der Sonnenscheinstunden nachgewiesen. Da das Fell und das dicke Stratum corneum kaum ultraviolettes Licht durchlassen, also eine vermehrte Vitamin-D_3-Bildung wahrscheinlich keine Rolle spielt, wird auch in diesem Fall eine über das Auge vermittelte hormonelle Stimulation angenommen.

Bei blinden Menschen wurde ein Ausbleiben der morgendlichen Eosinopenie und eine verminderte Tagesurinmenge bei vermehrter nächtlicher Diurese festgestellt. Früh erblindete Menschen weisen eine kleinere Sella turcica auf als Sehende, als Hinweis auf eine verzögerte Entwicklung der Hypophyse. Dieser Befund wurde auch im Tierversuch an Ratten bestätigt. Der Blutzuckerspiegel ist bei Blinden erniedrigt, ebenso der Cortisonspiegel im Serum. Dagegen sind Bilirubin und Harnsäure erhöht.

Kranke mit beidseitiger Katarakt und dadurch erheblich geschwächter Bestrahlung der Netzhaut zeigten nach der Linsenentfernung eine Normalisierung dieser Meßwerte.

Klinische Bedeutung hat das sichtbare Licht bei der Behandlung des Icterus neonatorum. Die ersten erfolgreichen Versuche stammen von CREMER u. Mitarb. 1958 in England. Durch Bestrahlung der Neugeborenen vorwiegend mit blauem Licht (410-550 nm) (vgl. Abb. 15) konnte der Bilirubingehalt des Serums besonders bei Frühgeburten bis auf die Hälfte gesenkt werden, wodurch die notwendigen Austauschtransfusionen wesentlich eingeschränkt werden konnten. Diese Bestrahlung ist auch bei Negerkindern wirksam (SISSON 1973). Ursache ist eine oxydative Photodestruktion des Bilirubins. Die Spaltprodukte sind ungiftig und werden mit dem Urin und den Faeces ausgeschieden.

Schließlich spielt das sichtbare Licht als Zeitgeber für den Tagesrhythmus neben den sozialen Kontakten eine wichtige Rolle, möglicherweise sogar für den Jahresrhythmus des Menschen.

Die Infrarotstrahlung erzeugt Wärme und damit eine Hyperämie, wobei bedacht werden muß, daß etwa nur 17% der applizierten Dosis die Haut durchdringen. Man benutzt sie z. B., um oberflächlich gelegene Abszesse schneller reifen zu lassen.

Unklar ist bis heute die Bedeutung der langwelligen Hochfrequenzstrahlung (Spherics) mit Wellenlängen zwischen 6 und 100 km. Sie entsteht durch vertikale Wetterprozesse, besonders Gewitter, besteht aus Einzelimpulsen von etwa $1/1000$ Sekunden Dauer und erreicht Feldstärken bis zu 10 Volt/m. Ihre Gesamtbestrahlungsstärke ist sehr gering, nämlich 10^{-9}W/m^2. Von den starken Impulsen (>1 Volt/m) werden bis zu 10000 am Tage gezählt. Die langwellige Hochfrequenzstrahlung hat einen ausgeprägten Tagesgang, wobei in Mitteleuropa im Winter das Maximum in der Nacht, im Sommer dagegen am frühen Nachmittag auftritt (KÖNIG 1958).

Eine biologische Wirkung der Spherics wurde aus folgenden Gründen immer wieder vermutet (SCHULZE 1970): Sie durchdringen normale Hauswände (nur Stahlbeton schirmt sie etwas ab), sind also ein unentrinnbarer Klimafaktor. Sie entstehen durch Wettervorgänge und könnten die Wetterfühligkeit, besonders die „Vorfühligkeit" erklären. Ihre gelegentlich hohe Feldstärke und ihre Frequenz könnten Wanderungen von Kolloidteilchen in der Zelle verursachen, ähnlich wie niederfrequenter Wechselstrom (Faradisation). Durch ihren ausgesprochenen Tages- und Jahresgang sind sie auch als Zeitgeber für den Tages- und Jahresrhythmus verdächtig.

WEVER (1971) machte bei wochenlangen Untersuchungen über freilaufende Circadianrhythmen an Personen, die in abgeschlossenen Räumen ohne Uhr und ohne jeden Kontakt zur Außenwelt lebten, die Beobachtung, daß es dann, wenn diese Wohnungen auch gegen die langwellige Hochfrequenzstrahlung abgeschirmt waren, öfter zur internen „Desynchronisation" kam zwischen Wachsein und Schlaf einerseits und den vegetativen Funktionen wie Körpertemperaturperiodik usw. andererseits.

Trotz mancher Hinweise ist aber der Beweis für eine biologische Wirksamkeit dieser Impulsstrahlung noch nicht erbracht. Man rechnet sie trotzdem zum photoaktinischen Wirkungskomplex.

d) Luftchemischer Wirkungskomplex

Die atmosphärische Luft, in der der Mensch lebt und von der er täglich 10–20 m^3 einatmet, ist ein komplexes Gemisch, das aus Gasen und mehr oder minder feinen Partikelchen, von den ultramikroskopischen Kondensationskernen bis zu den schon mit dem Auge sichtbaren Staubteilchen, besteht.

Die wichtigsten gasigen Bestandteile der Luft sind in Tabelle 1 (S. 4) zusammengefaßt. Hinzu kommen Spuren von Edelgasen wie Radon, Neon, Helium, Krypton, Xenon und ein wechselnder Gehalt an Wasserdampf, der maximal in den Tropen 4 Volumen % betragen kann. Weitere natürliche Spurengase sind Wasserstoff, Jod, Ammoniak; vorwiegend anthropogener Herkunft sind Methan, Nitrosegase, Schwefeldioxyd und Schwefelwasserstoff.

Vom Stickstoff, den Edelgasen außer Radon und einigen Spurengasen ist eine biologische Wirkung nicht bekannt. Das wichtigste Gas der atmosphärischen Luft ist der *Sauerstoff*. Er ist der unersetzbare „Brennstoff" für alle katabolischen Vorgänge im Organismus. Die Sauerstoffaufnahme in den Körper, die an den Grenzmembranen zwischen Lungenalveolen und Kapillarsystem vor sich geht, hängt weniger ab von dem prozentualen Sauerstoffgehalt der Luft als von dem Sauerstoffpartialdruck. Er nimmt mit gleichbleibendem Anteil von 20% mit zunehmender Höhe über NN ab und ist in 2000 m Höhe von 160 mmHg auf 130 mmHg abgesunken, in 5000 m Höhe beträgt er nur noch 85 mmHg *(Abb. 18)*. Durch wetterbedingte Luftdruckschwankungen sind besonders oberhalb von 3000 m Höhe Änderungen um ±5 mmHg möglich (s. auch Kapitel Hochgebirgsklima, S. 57). Der in der Luft vorhandene Sauerstoff wird von den Pflanzen durch die Assimilationsvorgänge produziert. Nach Berechnungen von BERNATZKY (1972) kann 1 Hektar Grünfläche, die aus Gehölzen verschiedener Größe und Rasen besteht, in 12 Stunden 600 kg Sauerstoff abgeben.

Aus *Kohlendioxid* besteht nur ein kleiner Volumenanteil der atmosphärischen Luft. Es entsteht als Endprodukt der Atmung der Organismen und bei Verbrennungsvorgängen. Seine Bedeutung besteht darin, daß es von den Pflanzen assimiliert wird. Mit Hilfe des Sonnenlichts bauen die Pflanzen ihre Gewebe vornehmlich aus dieser Kohlensäure auf, und damit ist die Kohlensäure die Grundlage der Ernährung aller Tiere. Ein Hektar Grünfläche kann in 12 Stunden 900 kg CO_2 binden. Da CO_2 nicht nur von Mensch und Tier abgeatmet wird, sondern auch bei allen Verbrennungsvorgängen durch Industrie, Heizung usw. entsteht, kann der CO_2-Gehalt der Luft z. B. in Städten und in Industriegegenden von 0,03 auf 0,2 Volumen % ansteigen (vgl. *Tabelle 7*). Da die Bevölkerungsdichte, der Kohleverbrauch und das Verbrennen von Erdölprodukten ständig zunehmen, rechnet man damit, daß auch der CO_2-Gehalt der Luft zunimmt. Dieses CO_2 absorbiert Infrarot. Dadurch würde

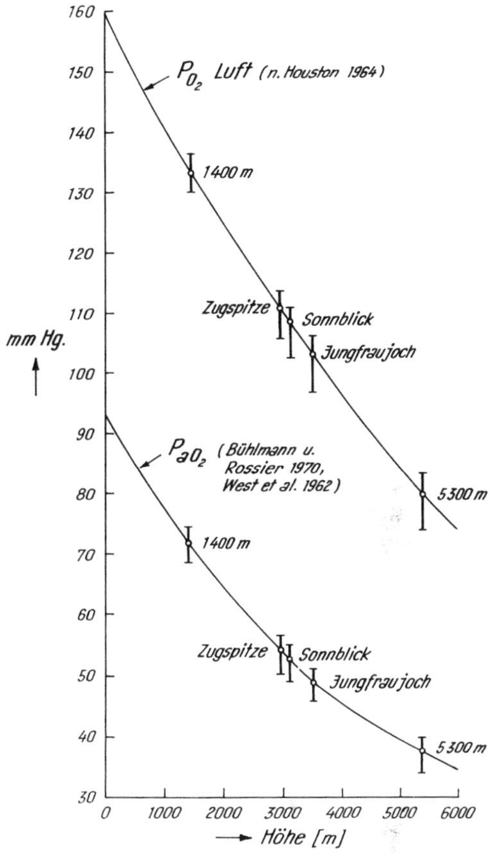

Abb. 18. Abnahme des Sauerstoffpartialdrucks der Luft und im arteriellen Blut mit zunehmender Höhe. Die senkrechten Balken geben die wetterbedingten Schwankungen an. (Aus JUNGMANN 1971)

Tabelle 7. Spurenstoffgehalt der normalen und verunreinigten Atmosphäre. (Nach GEORGII 1963)

Spurenstoff	Normale Atmosphäre	Verunreinigte Atmosphäre
Staub	0,02 mg/m³	0,07-0,75 mg/m³
Schwefeldioxid	0,005-0,02 mg/m³	0,1 -3,0 mg/m³
Kohlendioxid	5670 mg/m³ (315 ppm)	7200 mg-12800 mg/m³ (400-600 ppm)
Kohlenoxid	unter 5 mg/m³ (5 ppm)	10 -150 (ppm)
Stickoxide	unter 0,005 mg/m³	0,1 -0,3 mg/m³

die infrarote Abstrahlung der Erdoberfläche in den Weltraum zunehmend gemindert. Ob dadurch eine langsame Erwärmung der atmosphärischen Luft verursacht wird, ist noch Gegenstand der Diskussion.

Die variabelste Größe aller Luftbeimengungen ist der Wassergehalt. Mit zunehmender Höhe über dem Meeresspiegel nimmt der Wassergehalt schnell ab und ist bereits in 2000 m auf die Hälfte abgesunken. Er ist außerdem temperaturabhängig. Der absolute Wassergehalt der Luft ist im Winter wesentlich geringer als im Sommer, den höchsten Wassergehalt findet man in den feuchtheißen Tropen.

Steigt die relative Feuchte, z. B. durch Abkühlung der Luft, auf 100%, dann wird der Taupunkt erreicht, und es bilden sich Wassertropfen, die als Wolken oder Nebel sichtbar werden. Dieser Wasserdampf ist an sich unschädlich, doch können in ihm Schwebeteilchen oder Säuren gelöst sein, die die Atemwege belasten.

Die bioklimatische Bedeutung des *Ozons* ist noch nicht endgültig geklärt. Es stammt aus der Stratosphäre, wo es durch die UV-Strahlung der Sonne entsteht. Auf jeden Fall sah man früher das Vorhandensein von Ozon als Indikator für sehr saubere Luft an. Verbrennungsabgase zerstören Ozon. Die heutige Großstadtluft, aber auch gealterte und damit mehr oder weniger verunreinigte Luftmassen enthalten kein Ozon. Das meiste Ozon führt die Polarluft mit sich, die auf der Rückseite von Tiefdruckgebieten nach Mitteleuropa eindringt (JESSEL 1967). Waldluft dagegen ist, entgegen einer weit verbreiteten Meinung, praktisch ozonfrei. In größeren, künstlich erzeugten Mengen wirkt Ozon toxisch auf die Lungenfunktion.

In Luftmassen polaren Ursprungs wurden Ozongehalte bis 80 $\mu g/m^3$ gemessen. Neuerdings hat man jedoch während sonnenreicher Monate in verkehrsreichen Gebieten, z. B. im Rheintal Baden-Württembergs auffallend hohe Ozonkonzentrationen bis 400 $\mu g/m^3$ gefunden (OBLANDER u. SIEGEL 1977). Es entsteht offenbar durch kurzwelliges Sonnenlicht aus den Autoabgasen. Damit kann Ozon nicht mehr als Indikator für reine Luft angesehen werden.

Viel diskutiert wurde der *Jodgehalt* der Luft. Er ist außerordentlich gering und beträgt zwischen 0,6 und 80 millionstel Gramm (µg) pro m^3. Es ist also nicht möglich, daß der Mensch seinen Tagesbedarf (110 µg) an Jod aus der Luft decken kann. Den höchsten Jodgehalt der Luft findet man an den Meeresküsten. Es entstammt vorwiegend den jodsammelnden Seetangarten, bei deren Verbrennung bzw. Verrottung Jod frei wird. Meerwasser enthält nur 10–60 µg Jod/Liter (KÜHNAU 1966).

Ein weiteres natürliches Spurengas ist das *Radon*. Im Mittel sind davon nur $0{,}4 \cdot 10^{-18} g/m^3$ vorhanden. Das entspricht etwa $1 \cdot 10^{-13}$ Curie/Liter Luft. Über vulkanischem Gestein ist die Konzentration um das 10-fache höher, in der Nähe radioaktiver Quellen, z. B. in Badgastein, um das 50-fache. Trotzdem ist es bisher nicht möglich gewesen, bei den Einwohnern von Badgastein irgendwelche Strahlenschäden nachzuweisen, allerdings auch keine therapeutischen Effekte. Erst Dosen, die etwa das 10000-fache des Durchschnittswertes der Luft betragen, lassen sich - entsprechend dosiert - therapeutisch nutzen. Es ist also bis heute fraglich, ob dem natürlichen Radongehalt der Luft eine biologische Bedeutung zukommt.

Zu diesen natürlichen Spurengasen kommen noch anthropogene. Hierzu gehört das *Kohlenmonoxid*, das bei unvollkommener Verbrennung von organischen Substanzen entsteht. Es ist in hoher Konzentration in den Abgasen der Kraftfahrzeuge und im gewöhnlichen Leuchtgas (Stadtgas) enthalten. In verkehrsreichen Straßen wurden Konzentrationen von 0,04–0,06 Volumen % gemessen (vgl. Tabelle 7, S. 43). In größeren Mengen blockiert es die Sauerstoffbindungsfähigkeit des Hämoglobins. Da seine Affinität zum Hämoglobin etwa 300 mal stärker ist als die des Sauerstoffs, können bereits Konzentrationen von mehr als 0,1 Volumen % in der Außenluft die Gefahr innerer Erstickung herbeiführen.

Ein weiteres, heute viel diskutiertes Spurengas ist *Schwefeldioxid*. Es entsteht vorwiegend bei der Verbrennung fossiler Brennstoffe aller Art (Heizöle, Kohle). Nach GEORGII (1963) enthält die normale atmosphärische Luft 0,005–0,02 mg/m^3, in verunreinigter Luft wurden 100-fach höhere Werte gemessen (vgl. Tabelle 7, S. 43). Hohe SO_2-Werte, besonders in kalter Luft, führen bei Mensch und Tier zu Schleimhautreizung und Bronchospasmus. Pflanzen sind noch wesentlich empfindlicher gegen Schwefeldioxid als Menschen und Tiere. Bis zu einem gewissen Grade vermögen die Pflanzen das mit dem lebensnotwendigen Kohlendioxid durch die Spaltöffnungen der Blätter aufgenommene SO_2 zu neutralisieren und unschädlich zu machen, indem das SO_2 zu Sulfaten oxydiert und in organische Schwefelverbindungen (z. B. Aminosäuren) eingebaut wird. Die Sulfatbildung wird durch das Licht gefördert, während der Einbau des Schwefels in Aminosäuren unabhängig vom Licht erfolgt. Die Entgiftung des SO_2 steigt mit zunehmender Gewebepufferung. Z. T. beruht hierauf die durch Grünflächen und Wälder bewirkte Reinigung der Luft. Wird diese Entgiftungsfunktion der Pflanzen überfordert, werden die Blattzellen zunächst inaktiv und dann abgetötet. Das Absterben der Blätter zeigt sich äußerlich in rotbraunen Flecken. Besonders SO_2-gefährdet sind unter den Forstkulturen die Nadelhölzer, da sie ihre Blätter (Nadeln) mit Ausnahme der Lärche nicht abwerfen. Von Laubbäumen sind Buchen und Eschen am meisten anfällig. SO_2 wird heute als „Leitgas" angesehen, da bei einem hohen SO_2-Gehalt der Luft auch regelmäßig andere Luftverunreinigungen in größerer Menge vorhanden sind. Es kann sich in feuchter Luft zu schwefeliger oder Schwefelsäure umsetzen.

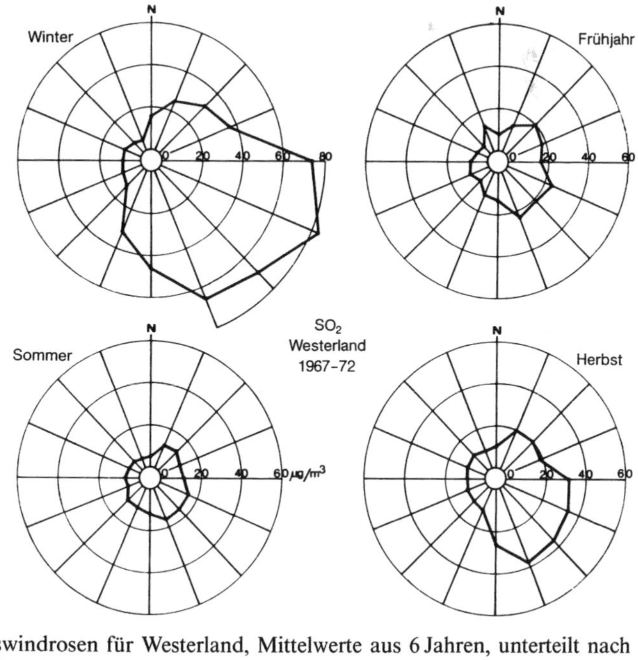

Abb. 19. SO_2-Konzentrationswindrosen für Westerland, Mittelwerte aus 6 Jahren, unterteilt nach Jahreszeiten (Winter: Dezember, Januar, Februar usw.). (Nach JESSEL u. JUNGMANN 1977)

Mit dem Regen kehrt es zur Erde zurück und säuert den Erdboden (saurer Regen) *(Abb. 19).*

Die Bedeutung des *Aerosols* für den Menschen ist mit Ausnahme des versprühten Meerwassers noch wenig erforscht (s. Meeresküstenklima, S. 65). Aerosol umfaßt alle schwebefähigen kolloidalen, festen oder flüssigen Beimengungen der Luft, ungeachtet ihrer chemischen Zusammensetzung. Man bezeichnet diese Schwebeteilchen auch als Kerne. *Abb. 20* gibt eine Übersicht über die Dichte/cm^3 und Größe. Diese Kerne sind die Voraussetzung für die Wolken- und Nebelbildung. Aus diesem Grund nennt man sie auch Kondensationskerne.

Natürliche Quellen dieser Kerne sind:

1. Steppen- und Waldbrände.
2. Winde über Trockengebieten der Erde und Wüstenstürme.
3. Vulkanausbrüche.
4. Meerwasseroberfläche.

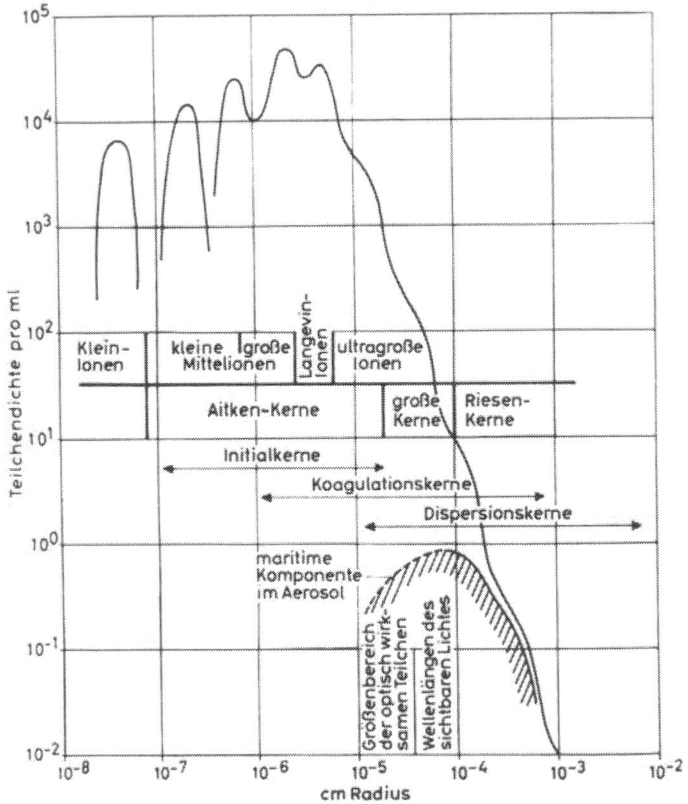

Abb. 20. Übersichtsdarstellung des natürlichen Aerosols in kernreicher Luft. Die Ordinate gibt die Teilchendichte, bezogen auf die Einheit der logarithmischen Abszissenachse, an. Dazu sind die Einteilungen der Ionen (nach ISRAEL) und der Kerngrößen sowie der Bereiche der einzelnen Kernarten hinsichtlich ihrer Bildung eingetragen. (Nach JUNGE 1952; aus REIFFERSCHEID 1962)

Anthropogene Quellen sind:
Jede Industrie,
jedes Verkehrsmittel,
alle Haushaltungen (Heizung).

Deshalb finden sich in der Luft von Großstädten zwischen 50000 und 380000 Kerne im cm^3, über industriefernem Binnenland zwischen 1000 und 66000, über den Ozeanen aber nur 840–4680 Kerne/cm^3. Auch die Luftmassen unterscheiden sich durch ihren Kerngehalt. Tropische Luftmassen enthalten mehr als doppelt so viele Kerne als Luftmassen polaren Ursprungs. Deshalb ist die Sicht in letzteren besonders gut.

Entscheidend für die Wirkung auf den Menschen dürfte wie bei der therapeutischen Inhalation (vgl. Bd. 2, S. 132) neben der chemischen Zusammensetzung die Lungengängigkeit sein. Sie hängt mit der Größe der Teilchen zusammen. Nach DIRNAGL (1957) werden bei normaler ruhiger Atmung (15 Atemzüge/min) Teilchen zwischen 100 und 60 μm Durchmesser in Mund und Rachen aufgefangen. Kerne von etwa 60–6 μm bleiben an der Bronchialschleimhaut hängen, Teilchen zwischen 6 und 1 μm erreichen die respiratorischen Bronchioli und die Alveolen. Kleinere Teilchen, z. B. die Aitken-Kerne werden fast vollständig wieder ausgeatmet. Von den in Abb. 20 dargestellten Kernen mit einem Radius von weniger als 10^{-6} cm ist deshalb keine biologische Wirkung zu erwarten.

Da die Kerne fast alle hygroskopisch sind, quellen sie in feuchter Luft durchschnittlich auf den doppelten Durchmesser. Das ist in der Atemluft der Bronchien (100% relative Feuchte) stets der Fall. Dadurch können Kerne, die in der Außenluft einen Durchmesser von weniger als 1 μm haben, noch lungengängig werden. Z. B. wachsen Kerne, die in der Außenluft etwa 1,5 μm aufweisen, in der Lungenluft auf 3 μm Durchmesser an und werden noch zu 56% in der Lunge zurückgehalten.

Ein klimatherapeutisch wichtiges Aerosol ist das versprühte Meerwasser und Seesalz. Nur über dem Meer und besonders in der Brandungszone findet sich ein reicher Gehalt an Chloriden. Landeinwärts nimmt das maritime Aeosol schnell ab. Schon in 200 m Entfernung vom Strand ist der Salzgehalt der Luft auf etwa 1 Zehntel abgesunken. Die therapeutische Wirksamkeit dieser zerstäubten Meerwasserteilchen ist vielfach nachgewiesen worden. Das Aerosol führt zu einer Schleimlösung in den Atemwegen und damit zu einer Verbesserung der Ventilationsleistung der Lunge. In hoher Konzentration, z. B. am Inhalationsgerät (vergl. S. 68) geht dieser Besserung der Lungenfunktion eine vorübergehende, etwa ½–1 Stunde dauernde Verschlechterung voraus, deren Ursache ungeklärt ist *(Abb. 21)* (EVERS u. JUNGMANN 1962). Auch wird aus dem Meerwasser-Aerosol Calcium in meßbarer Menge in das Blut aufgenommen.

Mit dem zunehmenden Autoverkehr gewinnt der *Bleigehalt* der Luft eine biologische Bedeutung. Blei ist in den Auspuffgasen der Ottomotoren enthalten. Da die Teilchengröße diese Partikel lungengängig macht, rechnet man mit einer Depositionsrate zwischen 15 und 99% in den Atemwegen (SCHLIPKÖTER u. POTT 1974). Wenn auch Untersuchungen von SCHMIDT u. Mitarb. (1972) an Münchner Verkehrspolizisten noch keine typischen Erscheinungen der Bleivergiftung nachweisen konnten (Bleisaum, Magen-Darmstörungen usw.), so muß doch in Zukunft mit solchen an verkehrsreichen Straßenkreuzungen, die schlecht belüftet sind, gerechnet

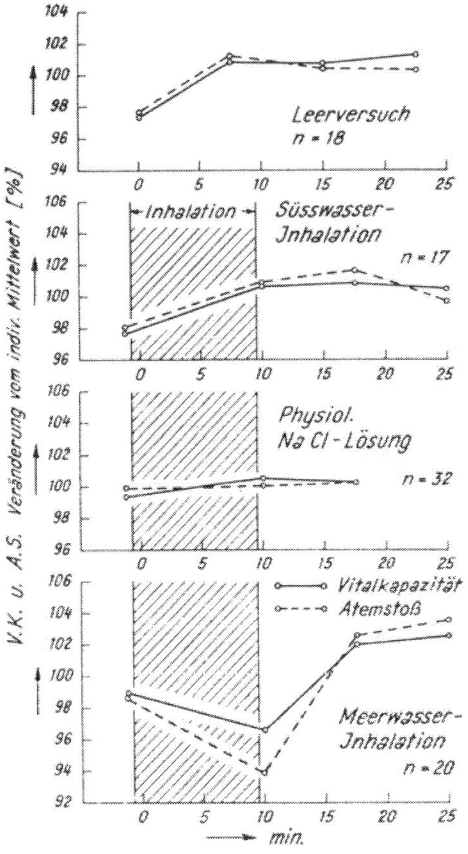

Abb. 21. Veränderungen von Vitalkapazität und Sekundenkapazität durch Inhalationen von Süßwasser, Kochsalzwasser und Meerwasser. Nur bei der Meerwasserinhalation initiale Abnahme der Ventilationsleistung. (Nach EVERS u. JUNGMANN 1962)

werden. Frühsymptom ist eine Abnahme der visuellen Leistungsfähigkeit. Als tolerable Grenzwerte gelten für Männer etwa 60 µg/dl im Blut, für Frauen 40 µg/dl (SCHALLER u. VALENTIN 1980).

In letzter Zeit wird auch über *Cadmium* als anthropogener Schadstoff diskutiert. Es gelangt aus fossilen Brennstoffen und bei der Müllverbrennung in die Luft. Für den luftchemischen Wirkungskomplex dürfte es bisher noch keine Bedeutung haben. Nach SCHÄFER u. FORTH (1982) nimmt der Mensch auch in Industriegegenden nur etwa 0,2 µg/Tag aus der Luft auf, die tolerierbare maximale Aufnahme wird aber mit 50 µg/Tag angegeben.

Zum Aerosol gehören weiterhin *Pollen* und *Sporen* von Pflanzen. Da diese als Allergene wirken können, spielen sie zur Blütezeit der entsprechenden Pflanzen eine wichtige medizinische Rolle. Sie sind Ursache des Heuschnupfens und können Asthmaanfälle auslösen. Eine Übersicht über die Blütezeit der wichtigsten Heufieberpflanzen gibt *Tabelle 8*. Als weiteres Allergen im Aerosol gilt die Hausstaubmilbe.

Schließlich hat der *Keimgehalt* der Luft medizinische Bedeutung: Viren, Bakterien, Hefen und Schimmelpilze (Candida-Arten, Aspergillus-Arten). Nach SKOBEL

Tabelle 8. Blütezeiten der wichtigsten Heufieberpflanzen. (Aus De Rudder 1952)

	Februar	März	April	Mai	Juni	Juli	August	September
1. Agrostis / Straußgras					•	•		
2. Alopecurus pratensis / Fuchsschwanz				•	•			
3. Anthoxanthum odoratum / Ruchgrad			•	•	•	•		
4. Arrhenatherum / Glatthafer					•	•		
5. Bromus / Trespe				•	•	•	•	
6. Chamomilla vulgaris /Kamille						•	•	•
7. Convallaria majalis / Maiglöckchen				•				
8. Corylus avellana / Haselnuß	•	•						
9. Cynosurus cristastus / Kammgras					•	•	•	
10. Dactylis glomerata / Knäuelgras					•	•		
11. Festuca / Schwingel				•	•	•		
12. Holcus lanatus / Honiggras				•	•			
13. Hyacinthus / Hyazinthe			•	•	•			
14. Ligustrum vulgaris / Liguster					•	•		
15. Lalium perenne / Lolch				•	•			
16. Phalaris arundinacca / Rohrglanzgras					•	•		
17. Philadelphus coronarius /Jasmin					•	•		
18. Phleum pratense / Lieschgras					•	•	•	
19. Poa / Rispengras					•	•		
20. Populus / Pappel			•	•				
21. Robina pseudacacia / Akazie				•	•			
22. Salix / Weide		•	•					
23. Sambucus nigra / Holunder					•	•		
24. Secale cereale / Roggen				•	•			
25. Syringa vulgaris / Flieder				•				
26. Tilia / Linde					•	•		
27. Trisetum flavescens / gelber Wiesenhafer					•	•		
28. Tulipa / Tulpe				•				
29. Zea mays / Mais						•		
Monatssumme	1	2	4	13	21	17	4	1

(1971) ist für Pilzerkrankungen der Atemwege vorwiegend das Aerosol verantwortlich.

Zum luftchemischen Wirkungskomplex zählen auch die in der Luft von Nadelwäldern vorhandenen *ätherischen* Öle, Terpene usw. (s. Kap. Mittelgebirgsklima, S. 64). Eine biologische Wirkung der in der Natur vorkommenden Konzentrationen ist bisher jedoch nicht bewiesen.

Die Menge des Aerosols in der Luft ist in hohem Maße abhängig von der Wetterlage. Wind, Regen und Luftmassenwechsel beim Durchzug von Fronten der Tiefdruckgebiete reinigen die Luft. Dagegen können sich in windschwachen Hochdruckgebieten unter Inversionen (s. S. 6) je nach Emittenden erhebliche Mengen natürlichen und besonders anthropogenen Aerosols anreichern. Hinzu kommen die gasförmigen Verunreinigungen aus Industriebetrieben, Heizungen und aus dem Verkehr. Halten solche Wetterlagen über viele Tage an, werden toxische Dosen erreicht. Bekannt für diese Situationen sind die Maastalkatastrophe 1930 und die

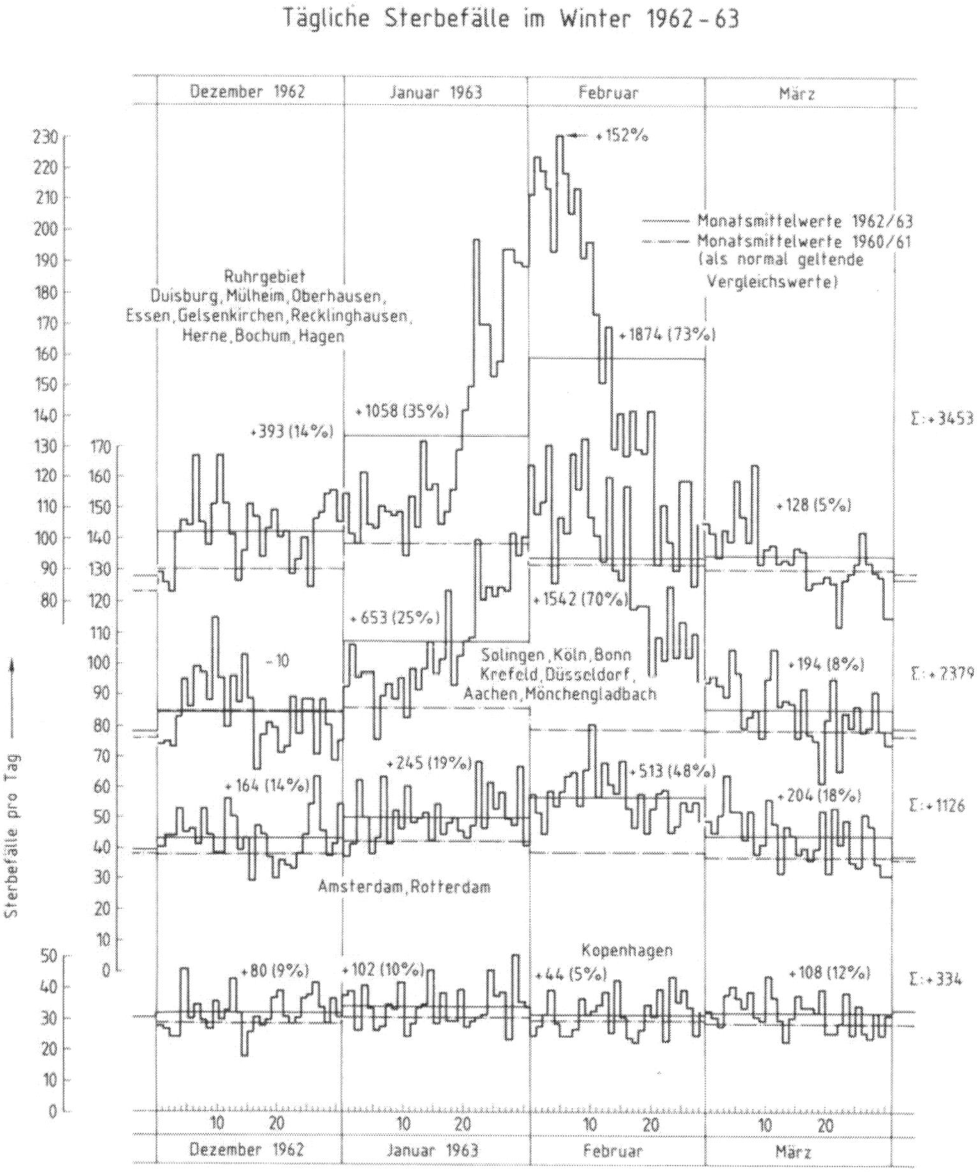

Abb. 22. Zunahme der Todesfälle unter einer etwa 4 Wochen anhaltenden Inversion über West-Deutschland, die aber Kopenhagen und Amsterdam nicht erreichte. (Nach Angaben des Meteorologischen Observatoriums, unveröffentl.)

Londoner Smog-Katastrophe 1952 (Smog ist zusammengesetzt aus den Worten Smoke = Rauch und fog = Nebel). Eine ähnliche Häufung von Todesfällen ereignete sich unter einer Inversion 1963 im Ruhrgebiet. *Abb. 22* zeigt die Zunahme der Todesfälle dort im Vergleich zu Amsterdam und Kopenhagen, die nicht von dieser Inversion betroffen waren.

Da ständig natürliche und künstliche Quellen Kerne aller Größenordnungen produzieren, würde die Luft immer undurchsichtiger werden, wenn nicht gleichzeitig Kerne wieder vernichtet würden. Die wichtigsten Vorgänge sind:

1. Sedimentation (fall-out). Sie ist um so wirksamer, je größer die Kerne sind. Kerne mit einem Durchmesser von 50 µm (Staub) sinken in ruhiger Luft etwa 15 cm/sec, Kerne mit einem Durchmesser von 5 µm dagegen nur 0,2 cm/sec.
2. Als Kondensationskerne der Regentropfen (rain-out).
3. Auswascheffekt durch Regen (wash-out).

Regen ist also neben dem Wind ein wichtiger Faktor für die Reinhaltung der Luft. Großstädte mit wenig Regen (Los Angeles, Athen) leiden deshalb besonders unter Luftverschmutzung.

4. Meteoropathologie. Biotropie bestimmter Wetterlagen

Es ist das Ziel der Zusammenarbeit zwischen Medizinern und Meteorologen, die Einwirkung des atmosphärischen Umweltmilieus auf den menschlichen Organismus zu erforschen und Kausalitätsnachweise zu erbringen. Die medizinmeteorologische Forschung hat 3 Wege eingeschlagen, um diese Frage zu beantworten:

Der Hamburger Arbeitskreis verwendete eine Dezimalklassifikation des Wetters, die die normalen dynamischen Vorgänge (Aufgleiten, Stabilität, Absinken usw.) in der Atmosphäre in Verbindung mit der großräumigen Zirkulation (z. B. zyklonale Nordwestwetterlage, antizyklonale Ostlage) berücksichtigt (Kuhnke u. Schulze 1961). Der Tübinger Arbeitskreis verwendete die dynamischen Vorgänge (Aufgleiten usw.), dynamische Tageswettertypen (z. B. Kaltluftadvektiv, Strahlungswetter) und die Veränderungen im *Bodenmilieu* (Temperatur, Feuchte) zur Feinanalyse des Wetters. Aufgrund der Ergebnisse medizinisch-meteorologischer Zusammenarbeit wurde in diesem Arbeitskreis dann das gesamte Wettergeschehen in 3 Reizphasen eingeteilt:

1. Eine indifferente Reizphase, bei der die geringste Wetterbiotropie auftritt. Sie ist hauptsächlich mit dem Wetter in Hochdruckgebieten gekoppelt.
2. Eine avitalisierende Phase, die besonders mit der warmluftadvektiven Seite von herannahenden Tiefdruckgebieten zusammenfällt (Warmluftaufgleiten vor einer Warmfront).
3. Eine vitalisierende Phase, die durch die kaltluftadvektive Rückseite von Tiefdruckgebieten gekennzeichnet ist (Daubert 1970).

Vom München-Tölzer-Arbeitskreis wurden 6 Hauptwetterphasen unterschieden, bei denen neben dem dynamischen Geschehen (z. B. föhnig übersteigertes Schönwetter, vollzogener Wetterumschlag) besonders die Abweichungen des Temperatur-Dampfdruckmilieus vom normalen Tagesgang als Grundlage herangezogen wurden. Auch hier hat die medizin-meteorologische Zusammenarbeit zu einer Zuordnung der biotropen Reizintensität zu den einzelnen Wetterphasen geführt. Von den überwiegend zyklonalen Phasen geht danach eine erhöhte bzw. starke Reizwirkung aus, während bei den Phasen, die durch ungestörtes Wetter ge-

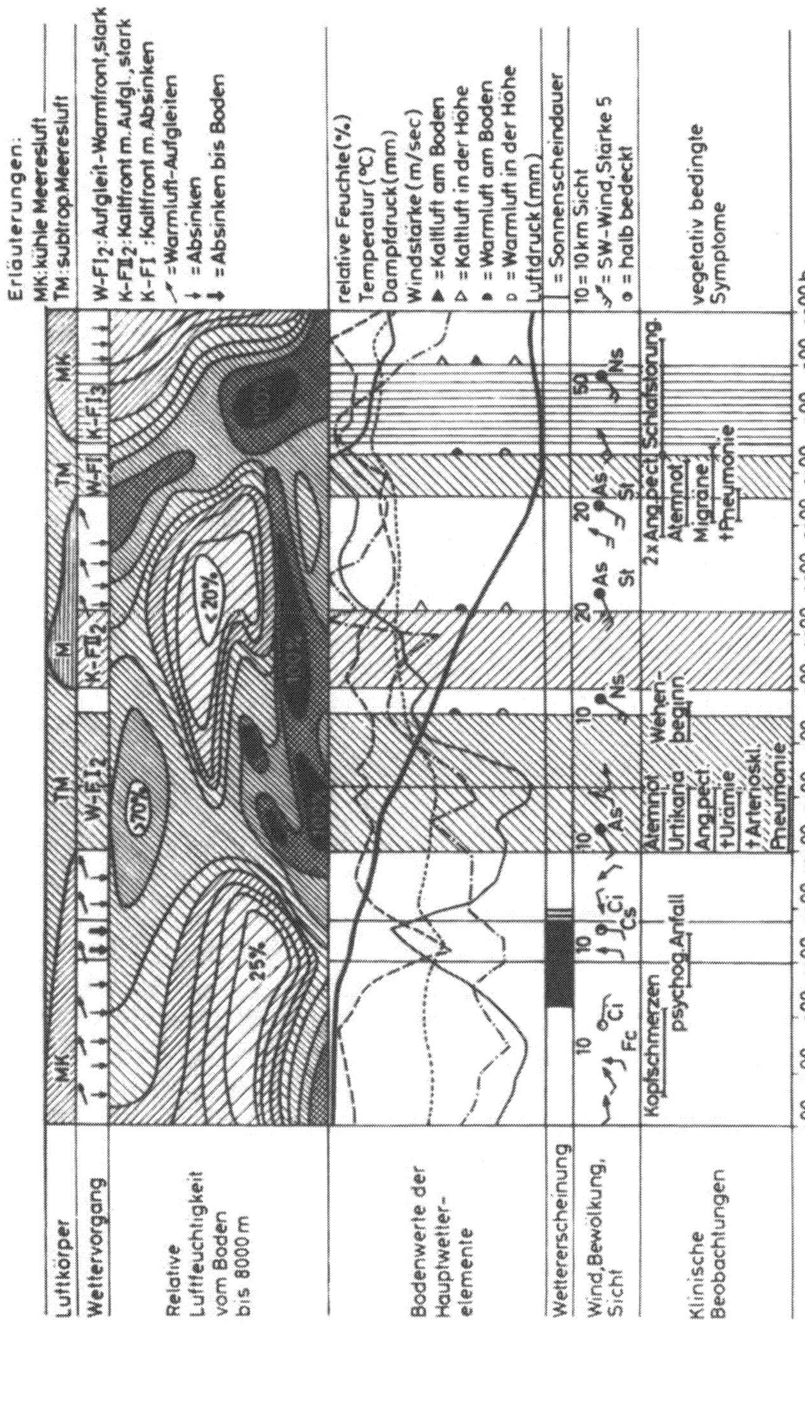
Luftkörper
Wettervorgang
Relative Luftfeuchtigkeit vom Boden bis 8000 m
Bodenwerte der Hauptwetter-elemente
Wettererscheinung
Wind, Bewölkung, Sicht
Klinische Beobachtungen
MK
TM
M
W-Fl2
K-FII2
W-FI
K-FI3
25%
70%
20%
Kopfschmerzen
psychog. Anfall
Atemnot
Urtikaria
Ang. pect.
†Urämie
†Arteriosk.
Pneumonie
Wehenbeginn
2x Ang. pect.
Atemnot
Migräne
†Pneumonie
Schlafstörung
0 00 4 00 8 00 12 00 16 00 20 00 24 00 4 00 8 00 12 00 16 00 20 00 24 00 4 00 8 00 12 00 h
10.1.1951
11.1.1951
12.1.1951
Erläuterungen:
MK: kühle Meeresluft
TM: subtrop. Meeresluft
W-Fl2: Aufgleit-Warmfront, stark
K-FII2: Kaltfront m. Aufgl., stark
K-FI: Kaltfront m. Absinken
= Warmluft-Aufgleiten
= Absinken
= Absinken bis Boden
relative Feuchte (%)
Temperatur (°C)
Dampfdruck (mm)
Windstärke (m/sec)
= Kaltluft am Boden
= Kaltluft in der Höhe
= Warmluft am Boden
= Warmluft in der Höhe
Luftdruck (mm)
= Sonnenscheindauer
10 = 10 km Sicht
= SW-Wind, Stärke 5
= halb bedeckt
vegetativ bedingte Symptome

kennzeichnet sind, nur eine geringe Wetterbiotropie zu erwarten ist (UNGEHEUER 1957).

Der Königsteiner Arbeitskreis bearbeitete mit Hilfe des Bioklimogramms *(Abb. 23)* den aktuellen Wetterablauf, individuell und stundengenau, wobei das Bodenmilieu mit allen Einzelelementen und den Akkorden, aber auch die Wettervorgänge in der gesamten Troposphäre und die steuernde Großwetterlage Berücksichtigung finden. Die Korrelation mit dem klinischen Material hat gezeigt, daß mit dieser Methode die Wetterbiotropie des atmosphärischen Umweltmilieus sowohl feinanalytisch als auch grobkomplex erfaßt werden kann.

In einer Übersichtstafel *(Abb. 24)* wurden die Ergebnisse deutscher medizin-meteorologischer Forschung, soweit sie die statistischen Forderungen erfüllen, zusammengefaßt. Aus dieser Übersicht geht hervor, daß das antizyklonale Wetter, also das überwiegend hochdruckbeeinflußte, eine günstige und das tiefdruckbeeinflußte zyklonale Wetter eine ungünstige Wirkung auf das Krankheitsgeschehen ausüben (linke Spalte). Die Aufgliederung des biotropen zyklonalen Wetters in die einzelnen Wettervorgänge bestätigte recht gut die These von der Bedeutung der in der Atmosphäre freiwerdenden Energie für die Erklärung der Wetterbiotropie. Die labilen Umlagerungen und subtropischen Aufgleitvorgänge weisen dementsprechend auch die stärkste Wetterbiotropie auf. Man kann der Tafel entnehmen, daß diese beiden Vorgänge im mitteleuropäischen zyklonalen Wettergeschehen mit 23,5% Häufigkeit vertreten sind.

Auch die hochreichende Labilität, meist innerhalb labiler Kaltluft auftretend, wirkt sich noch mäßig biotrop negativ aus. Die energiefreisetzenden Warm-, Kalt- und Okklusionsfronten erweisen sich im zusammenfassenden Urteil als überwiegend stark biotrop, insbesondere bei der Korrelation mit Herz- und Kreislaufkrankheiten, bei der Reaktionszeitveränderung und bei Koliken. Absinkvorgänge im Kerngebiet von Hochdruckgebieten wirken sich fast ausnahmslos günstig im Krankheitsgeschehen aus, während das föhnige Abgleiten in der freien Atmosphäre überzufällig häufig mit Reaktionszeitverlängerung und als Folge davon mit Verkehrs- und Betriebsunfällen korreliert. Die Ursachen dieser Zusammenhänge sind bisher noch nicht genügend geklärt.

Da in Mitteleuropa also die günstigen wie auch ungünstigen Wettereinflüsse an die Hoch- und Tiefdruckgebiete gebunden sind, hat man neuerdings mit Erfolg versucht, Drehsinn und Intensität der Rotation dieser Druckgebilde in verschiedenen Höhen (meist 1500 m und 5500 m) als „Vorticity" zahlenmäßig zu erfassen. Erste

Abb. 23. Wetterfeinanalyse mit Hilfe des Bioklimogramms.
Bioklimogramm: Die Abbildung zeigt den Übergang von einer winterlichen Hochdrucklage zu einer Tiefdrucklage in Mitteleuropa. Der Luftdruck ist am 10.1.51 hoch (dicke Linie). Mit kräftigem Luftdruckfall überquert in der Nacht vom 10. zum 11.1. zwischen 20 und 6 Uhr eine subtropische Warmfront den Beobachtungsort (T_M), gefolgt von einer mäßigen Kaltfront zwischen 8 und 13 Uhr, und dann in der Nacht vom 11. zum 12. wieder eine T_M-Warmfront und von 2 bis 8 Uhr eine Meereskaltfront. Die Registrierkurven (Bildmitte) und Terminbeobachtungen (darunter) in Verbindung mit den durch Radiosondenaufstiege gemessenen Veränderungen der relativen Feuchtigkeit in der Troposphäre erlauben die stundengenaue Analyse der biosphärischen Wettervorgänge im einzelnen und als „Akkord". Klinische Beobachtungen können dann zeitgenau zugeordnet werden. (Aus BECKER u. STRÖDER 1962)

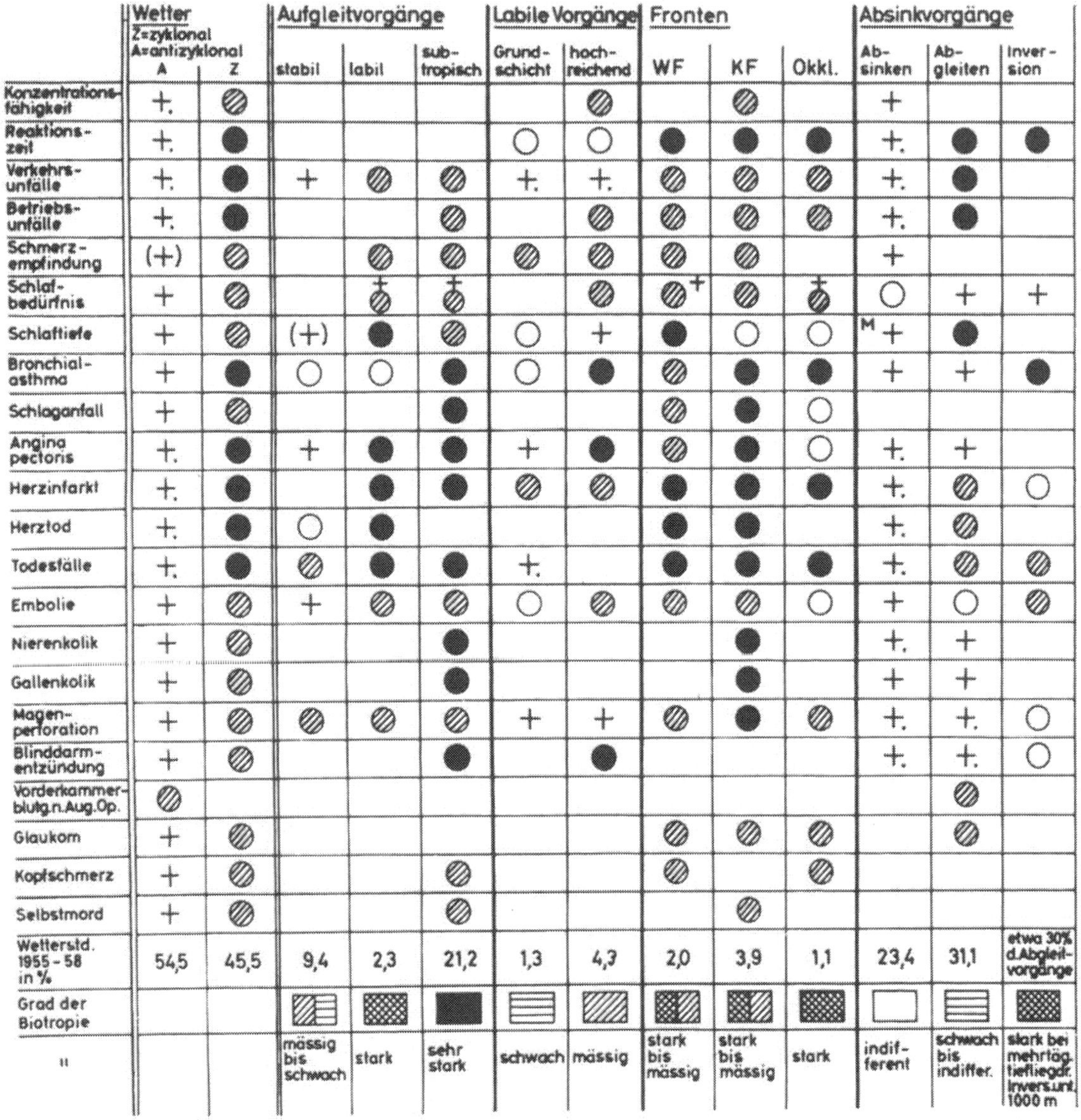

Abb. 24. Zusammenfassung einiger wichtiger Ergebnisse medizin-meteorologischer Forschung. (Nach BECKER u. STRÖDER 1962)

Untersuchungen an über 1000 Fällen von Herzinfarkten ergaben signifikante Beziehungen zur Zyklonalität des Wetterablaufs (STAIGER 1982, unveröffentlicht).

Nach einer vorläufigen statistischen Auswertung der in Mitteleuropa auftretenden antizyklonalen und zyklonalen Wetterstunden steht der Mensch geringfügig mehr unter antizyklonalem als unter zyklonalem Umwelteinfluß (54,5 gegen 45,5% aller Wetterstunden). Zählt man die starken und sehr starken Wetterbiotropiestunden zusammen, so kommt man zu dem Ergebnis, daß der in Mitteleuropa lebende Mensch an etwa 30 von hundert Tagen oder im Jahr an rund 110 Tagen mit einer relativ starken Reizbelastung zu rechnen hat. Da nun die Erfahrung der Ärzte am Krankenbett und in der täglichen Praxis diesen häufigen Einfluß der Wetterbiotropie auf das Befinden des Patienten und auf den Krankheitsverlauf immer wieder bestätigt, lag der Gedanke nahe, die bisherigen Biotropie-Erkenntnisse der ärztlichen Praxis nutzbar zu machen. In der Bundesrepublik Deutschland hat der Deutsche Wetterdienst durch Bundesgesetz den Auftrag, die Fragen Wetter, Klima und Gesundheit zu bearbeiten. Er unterhält dafür Forschungsstellen, die in enger Zusammenarbeit mit medizinischen Forschungsinstituten und bioklimatologisch interessierten Ärzten die Probleme der Wetter- und Klimabiotropie seit mehreren Jahrzehnten bearbeiten. Neben der rein wissenschaftlichen Tätigkeit auf diesem medizin-meteorologischen Grenzgebiet hat sich der meteorologische Partner seit einigen Jahren mit sichtbarem Erfolg bemüht, auf Grund laufender Wetterfeinanalysen die Art und Intensität der Wetterbiotropie festzustellen und, dem Wunsche der Ärzte entsprechend, auch ihre Entwicklung für 1 bis 2 Tage im voraus mit größtmöglicher Wahrscheinlichkeit anzugeben. Der Wetterdienst nutzt sein eigenes Fernmeldenetz aus, um täglich eine solche sog. „Bioprog"-Vorhersage auf dem Fernschreibweg an seine etwa 100 Dienststellen innerhalb weniger Minuten zu verteilen. Jedem an der aktuellen Wetterbiotropie interessierten Arzt wird es dadurch ermöglicht, telefonisch die für seinen Bereich (Nord-, West-, Mittel- und Süddeutschland) gültige Übersicht und Vorhersage abzurufen. Es wird streng darauf geachtet, daß dieser Biotropie-Bericht nicht der breiten Öffentlichkeit bekannt wird, da die Gefahr besteht, daß Labile und Schwerkranke aus dem Wissen um die Zusammenhänge von Wetter und Krankheit stark belastet und zu „Meteoropathen" werden. Der Arzt kann vielmehr aufgrund seiner Kenntnis über die Wetterbiotropie durch Führen, Beruhigen und medikamentöses Dämpfen manche Erleichterung bringen und Gefahren abwenden.

5. Heil- und Landschaftsklimate

Im mitteleuropäischen Raum kommen als Heilklimate in Frage das Gebirgsklima und das Meeresküstenklima. Bei dem Gebirgsklima sind von dem Hochgebirgsklima zu trennen die subalpinen Lagen, das Mittelgebirge und klimatisch bevorzugte Lagen im hügeligen Niederungsklima. Im Meeresküstenklima (Nordsee, Ostsee und Bereich des Mittelmeeres) sind die heilklimatischen Wirkungen unterschiedlich, was in der Krankenbehandlung und in der Erholungsfürsorge beachtet werden muß.

a) Hochgebirgsklima

1) Charakteristik des Hochgebirgsklimas

Mit dem Begriff Hochgebirge verbinden sich „Vorstellungen von einer Landschaft mit geopsychischen und klimatischen Eigenschaften besonderer Art“ (FLACH 1967). Es ist nicht allein die Höhe von mindestens 1000 m, die das Hochgebirge kennzeichnet, sondern auch die Form der Berge. Sie sind meist steil, zerklüftet und felsig. Man spricht beim Hochgebirge in dieser Beziehung von großer „Reliefenergie“.

In Europa sind als Hochgebirge anzusehen die Alpen, Teile der Pyrenäen, die Hohe Tatra und Teile der norwegischen Gebirgszüge. Auch in den Tallagen des Hochgebirges in 600 bis 1200 m Höhe spricht man von Hochgebirgsklima, nicht aber auf den meist runden Gipfeln der Mittelgebirge, die in der Bundesrepublik ebenfalls fast 1500 m erreichen.

Bei der Besprechung des Hochgebirgsklimas und seiner heilklimatischen Wirkungen werden besonders die Hochgebirgstallagen infolge ihrer besonderen klimatischen Vorzüge als Behandlungszentren und Erholungszentren herausgestellt. Nachdem aber heute Bergbahnen in den Alpen bis auf fast 4000 m Höhe fahren, müssen auch die Auswirkungen des speziellen Klimas dieser Gebirgslagen auf den Menschen beachtet werden.

Vergleichende Untersuchungen bei gleichem O_2-Partialdruck im Hochgebirge, im Flugzeug und in der Unterdruckkammer haben gezeigt, daß deutliche Unterschiede zwischen der biologischen Wirkung des Hochgebirgsklimas und der des isolierten Luftdruckabfalls vorhanden sind. So gelang es z. B. in der Versuchsreihe „Operation Everest“ (HOUSTON 1946), bei der Freiwillige sich über viele Tage in Unterdruckkammern mit Nennhöhen bis 8000 m aufhielten, nicht, vergleichbare Symptome wie bei Himalaja-Expeditionen zu erzeugen. Auch trat kein einziger Fall von Bergkrankheit auf, die selbst bei Gesunden in Höhen ab 4000 m relativ häufig ist und z. B. den Touristen den Besuch der Inkastätten Machu Picchu in Peru vergällt. Das Hochgebirgsklima wirkt nicht nur durch den mit der Höhe zunehmenden Sauerstoffmangel, sondern auch durch zahlreiche andere Faktoren, die im einzelnen noch nicht bekannt sind und die man deshalb als „Akkordwirkung“ bezeichnet. Die Erfahrungen der Flugmedizin können deshalb nicht unbedingt zur Beurteilung eines Hochgebirgsaufenthaltes herangezogen werden. Der Aufenthalt in großen Höhen während des Fluges dauert auch immer nur verhältnismäßig kurze Zeit, so daß trotz akuter Störung eine Adaptation kaum eintreten kann.

Folgende Klimafaktoren ändern sich mit zunehmender Gebirgshöhe:
Luftdruck (etwa – 12%/1000 Meter)
Sauerstoffpartialdruck (etwa – 12%/1000 m)
Wasserdampfdruck (etwa – 25%/1000 m)
Temperatur (– 6 °C/1000 m)
Globalstrahlung (+ 10-20%/1000 m)
UV-Strahlung (+ 20-30%/1000 m).

Globalstrahlung und Ultraviolettstrahlung werden noch durch die länger andauernde Schneedecke intensiviert, die bis 80% des UV reflektiert. Hinzu kommen eine Abnahme der Zahl der Kondensationskerne, insbesondere des von Industrie, Verkehr und Hausbrand erzeugten Aerosols, mit zunehmender Höhe und eine Abnahme des elektrischen Potentialgefälles, das in Meereshöhe etwa 120 Volt/Meter beträgt. Dafür nimmt der vertikale Leitungsstrom, gebunden an die von der kosmischen Ultrastrahlung erzeugten Ionen, zu.

2) Physiologische Höhenwirkungen

Nach heutigen Kenntnissen ist der weitaus wichtigste dieser veränderten Klimafaktoren der erniedrigte O_2-Partialdruck. Neben der gesetzmäßigen Abnahme mit der Höhe unterliegt dieser in mittleren Breiten auch wetterbedingten Schwankungen, die in 3000 m Höhe bis zu 9 mm Quecksilber betragen können. Das würde in diesen Höhen einem Höhenunterschied von 600–700 m entsprechen. Die Unterschiede in der arteriellen Sauerstoffsättigung können dann bis zu 6% betragen (vgl. *Abb. 25*). Diese wetterbedingten Druckschwankungen fehlen in äquatorialen Hochgebirgen, z. B. den Anden und dem Himalaja (JUNGMANN 1971).

Das menschliche Blut besitzt ein starkes O_2-Bindungsvermögen und kann sich etwa bis 2000 m Höhe noch fast vollständig mit Sauerstoff aus der Luft über die Lunge sättigen. Aber schon in Höhen unterhalb 1000 m treten Schutzmaßnahmen gegen Sauerstoffmangel auf, so eine vermehrte Eisenresorption (GABL 1961), eine Zunahme der Reticulozyten als Symptom der gesteigerten Erythropoese. Heute gilt als sicher, daß die Zunahme der Erythrozyten und des Hämoglobins nicht der einzige Schutzmechanismus gegen den Sauerstoffmangel ist. Höhenakklimatisierte Menschen können bei Verletzungen mit starken Blutverlusten den Überschuß an Hämoglobin verlieren, ohne ihre Höhenanpassung einzubüßen. Höhenbewohner haben meist niedrigere Erythrozyten-Werte als Touristen in den ersten Monaten

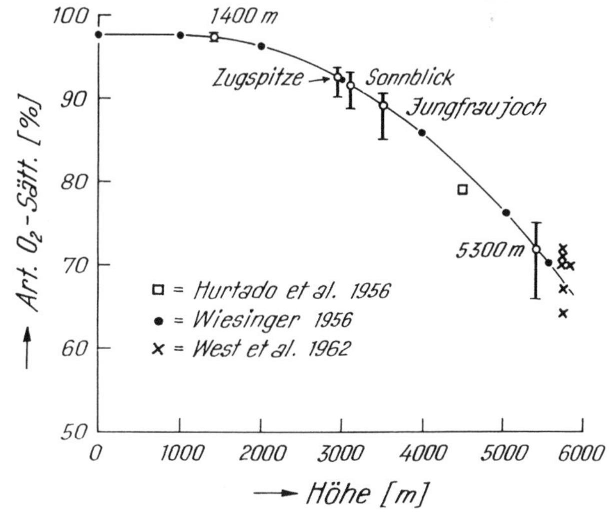

Abb. 25. Höhenbedingte Abnahme der arteriellen Sauerstoffsättigung. Die senkrechten Striche markieren die Streuung, die durch wetterbedingte Luftdruckschwankungen möglich ist. (Nach JUNGMANN 1971)

(HURTADO u. JUNGMANN 1961). Einwohner von St. Moritz (1800 m) weisen im Durchschnitt gleiche Blutwerte auf wie die Einwohner von Basel (VERZAR 1967). Offensichtlich treten mit der Adaptation auch Veränderungen im intermediären Stoffwechsel ein, die den Höhenbewohner befähigen, die gleiche körperliche Leistung (z. B. bei der Ergometrie) mit geringerem O_2-Verbrauch zu erbringen als der Tieflandbewohner in Meereshöhe (HURTADO u. Mitarb. 1954). Klare Kenntnisse über diese Form der Höhenakklimatisation auf Zellebene liegen aber bis heute noch nicht vor.

Neben dem Sauerstoffpartialdruck spielt auch der mit der Höhe schnell abnehmende absolute Wassergehalt der Luft, also der Wasserdampfdruck eine wichtige Rolle. Er beträgt schon in 2000 m Höhe nur noch die Hälfte des Wertes in Meereshöhe. Da jeder Atemzug bis zu den Alveolen auf 37 °C erwärmt und 100% mit Feuchtigkeit gesättigt werden muß, entzieht die Atemluft schon in 2000 m Höhe den Schleimhäuten der Atemwege wesentlich mehr Wasser als in Meereshöhe. Diese Austrocknung kann nur kompensiert werden durch eine vermehrte Durchblutung der Schleimhäute. Hierdurch erklärt sich die Abnahme der Ventilationsleistung der Lunge (Vitalkapazität und Sekundenkapazität) in den ersten Tagen in größeren Höhen (HILDEBRANDT u. JUNGMANN 1962). Dieses Phänomen wurde bereits in 800 m nachgewiesen (MENGER 1969). Erst nach Tagen bzw. Wochen wird die Ventilationsleistung der Lunge anhaltend verbessert.

Der Luftdruck selbst spielt wahrscheinlich nur eine untergeordnete Rolle. Der Luftwiderstand nimmt ab, deshalb wurden bei der Olympiade in Mexico-City (2300 m) manche Bestleistungen nicht als Rekorde anerkannt. Bei Bestehen eines Tubenkatarrhs führt die Luftdruckänderung zu Mißempfindungen im Mittelohr, weil die Druckänderungen nicht ausgeglichen werden können. Die Sauberkeit (Kernarmut) der Höhenluft wirkt sich in jedem Fall günstig aus, besonders bei Patienten mit chronischen Atemwegserkrankungen. Die vermehrte Ultraviolettstrahlung, noch verstärkt durch die Reflexion vom Schnee, begünstigt die Heliotherapie, zumal eine Wärmebelastung mit zunehmender Höhe seltener auftritt. Ob bei der Höhenwirkung auch die Veränderungen der Luftelektrizität eine Rolle spielen, ist unbekannt.

Das Prinzip der Klimatherapie im Hochgebirge beruht darauf, den Organismus zu zwingen, sich an die Höhe zu akklimatisieren, ohne die Gefahr eines starken Sauerstoffmangels dabei in Kauf zu nehmen. Das ist möglich, weil der Organismus schon ab etwa 800 m gegen einen Sauerstoffmangel Kompensationsmechanismen in Gang setzt, obwohl das arterielle Blut noch vollständig mit Sauerstoff gesättigt ist, also noch gleich viele Sauerstoffmoleküle zu den Geweben transportiert werden wie in der Ebene.

Bei raschem Übergang in die Höhe, z. B. mit einer Bergbahn, reagiert der Organismus zuerst mit Pulsverlangsamung, Verringerung des Herzzeitvolumens, evtl. auch leichter Blutdrucksenkung und Zunahme des Drucks in der A. pulmonalis. Nach etwa 1 Stunde setzt die 2. Phase ein mit Pulsbeschleunigung, leichtem Anstieg des systolischen Blutdrucks, Zunahme der Pulswellengeschwindigkeit und Zunahme des Herzzeitvolumens. Die Atmung ist vertieft. Diese zweiphasische Sofortreaktion wurde sowohl in 1800 m und in 2500 m als auch in 3000 m Höhe nachgewiesen. Die körperliche Leistungsfähigkeit ist in dieser Zeit herabgesetzt, das sog. Druckfrequenzprodukt (ROBINSON 1967) ist bei gleicher Ergometerbelastung hochsignifikant größer als im Tal (GÜNTHER u. Mitarb. 1981). Weiterhin konnte in den ersten Stunden des Höhenaufenthalts in 1800 m Höhe ein signifikanter Anstieg des 2,3-Diphosphoglycerats nachgewiesen werden, wodurch die Sauerstoffabgabe im Gewebe erleichtert wird (HUMPELER u. JUNGMANN 1980). In dieser Phase ist auch die Empfindlichkeit der Sinnesorgane erhöht, und die Sehnenreflexe sind gesteigert (v. MURALT 1944). Eine gewisse Euphorie wird beobachtet, die unter Umständen zu riskanten Skiabfahrten verleitet. Typisch ist in dieser Phase auch eine Schlaflosigkeit und das Auftreten der *Cheyne-Stokes*'schen Atmung im Schlaf. Disponierte Patienten neigen zu vermehrten Herzrhythmusstörungen, besonders bei körperlicher Belastung (INAMA u. Mitarb. 1984).

Die Dauer der zweiten Phase ist höhenabhängig, aber individuell sehr unterschiedlich. In 1200 m betrug sie nur einige Stunden, in 2000 m Höhe 1-2 Tage und in 3450 m Höhe 4-6 Tage. Sie ist nicht Ausdruck der Höhenadaptation, sondern Symptom einer unspezifischen Alarmreaktion etwa im Sinne der Notfallreaktion nach CANNON. Diese regt offenbar die Akklimatisationsvorgänge an. Die ersten Adaptationserscheinungen beginnen in dieser Phase, z. B. die Entleerung der Blutdepots, Anregung der Erythropoese usw. (Vgl. dazu Bd. 1, S. 51).

Die Höhenakklimatisation, die erst nach 3-4 Wochen voll ausgeprägt ist, hat völlig andere Symptome. Diese sind in *Tabelle 9* zusammengefaßt und haben große Ähnlichkeit mit der sog. Trainingsvagotonie der Ausdauerleistungssportler, mit Ausnahme des erhöhten Druckes in der A. pulmonalis. Das ist vielleicht weniger verwunderlich, wenn man bedenkt, daß sowohl das Ausdauertraining als auch die Höhenadaptation eine Anpassung an Sauerstoffmangel beinhaltet. Der Pulmonalisdruck bleibt während des ganzen Höhenaufenthaltes erhöht und findet sich auch bei Einwohnern oberhalb von 2000 m Höhe (GROVER u. Mitarb. 1967). Als Folge zeigen Höhenbewohner mit zunehmendem Alter nicht die normale Linksdrehung der elektrischen Herzachse, sondern eher Zeichen einer Rechtshypertrophie (PENALOZA u. Mitarb. 1961). Der Pulmonalisdruck normalisiert sich schnell nach dem Abstieg. Die Folge der Pulmonalisdruck-Steigerung ist eine verbesserte Blutverteilung in der Lunge mit stärkerer Blutfülle der Obergeschosse und damit eine verbesserte O_2-Diffusion. Während der Höhenanpassung konnte schon in Höhen zwischen 1200-2000 m besonders in der 2. und 3. Woche eine signifikante Abnahme des Arte-

Tabelle 9. Symptome der Höhenakklimatisation

1. Langsame Ruhepulsfrequenz,
2. niedriger Ruheblutdruck,
3. kleines Herzzeitvolumen in Ruhe,
4. kräftige Dikrotie im Arterienpuls,
5. große Vitalkapazität,
6. die Fähigkeit, ohne Beschwerden zu hyperventilieren,
7. vermehrte Sauerstoffausschöpfung des Blutes,
8. vermehrte Erythrozytenzahl und vermehrtes Hämoglobin,
9. erhöhter Druck in der Arteria pulmonalis,
10. Rechtshypertrophie des Herzens und
11. Veränderungen im intermediären Stoffwechsel, besonders der Fermentsysteme, der Milchsäurebildung, des Redoxpotentials und des Myoglobins.

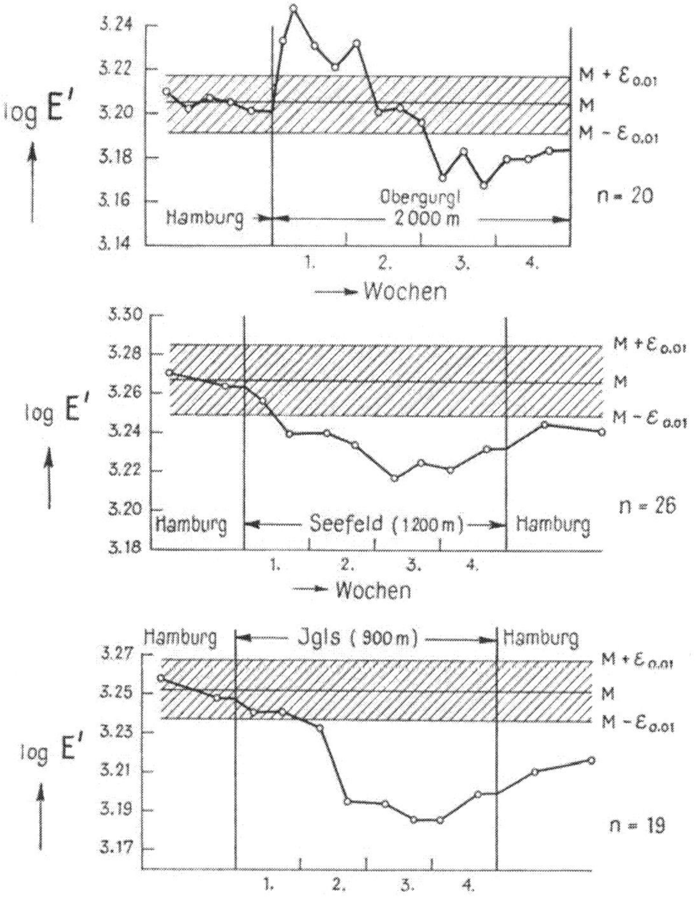

Abb. 26. Vorübergehende Abnahme des Arterientonus E' während des Hochgebirgsaufenthalts. In größerer Höhe geht ihr eine initiale Zunahme voraus. Messungen an 3 Gruppen von insgesamt 65 Personen. (Nach JUNGMANN 1961)

rientonus (berechnet aus Pulswellengeschwindigkeit und arterieller Grundschwingungsdauer nach WEZLER u. BÖGER 1939) *(Abb. 26)* nachgewiesen werden.

Auch die Ventilationsleistung der Lunge ist nach erfolgter Akklimatisation nicht mehr herabgesetzt, sondern gegenüber dem Ausgangswert verbessert. Bei jungen, gesunden Männern aus dem Flachland ließ sich die Zunahme der Sekundenkapazität in 2000 m Höhe erst nach 2 Wochen nachweisen (HILDEBRANDT u. JUNGMANN 1962).

Die vagusbetonte Kreislaufumstellung und verbesserte Ventilationsleistung der Lunge sind Ziel der Klimatherapie im Hochgebirge. Sie bleiben (mit Ausnahme des erhöhten Drucks in der A. pulmonalis) auch nach der Rückkehr über Monate bestehen. Bei Patienten mit unkomplizierter essentieller Hypertonie war eine Senkung des arteriellen Blutdrucks noch 7 Monate nach der Rückkehr aus 2000 m Höhe nachweisbar (HALHUBER u. Mitarb. 1968).

Auch die Nebennierenrindenfunktion wird während der Akklimatisation vorübergehend aktiviert. Interessant ist, daß die Nebennierenrinden noch Monate nach dem Höhenaufenthalt stärker auf ACTH reagieren als vor dem Höhenaufenthalt (BALAZ u. BALAZOVA 1966).

Man hat immer wieder diskutiert, ob tägliche Fahrten mit Bergbahnen auf 2000 m Höhe und höher die Umstellung von Kreislauf und Atmung intensivieren oder beschleunigen könnten. Bisher liegen aber keine objektiven Beweise vor. In Unterdruckkammerversuchen ließen sich bei 3 mal wöchentlicher Exposition für 2 Stunden in Nennhöhen von 2000 m signifikante Zunahmen der Cortisolausscheidung im Nachtharn nach 2-3 Wochen nachweisen (GUTENBRUNNER 1982). Sicher ist, daß die Höhenanpassung durch eine Übungstherapie verbessert werden kann.

3) Pathologische Höhenwirkungen

Unmittelbar nach der Ankunft in der Höhe kann es zu einem orthostatischen Kollaps kommen, unterhalb von 3000 m Höhe allerdings ein seltenes Ereignis. Junge Menschen neigen stärker zu diesem *Höhenkollaps* als ältere.

In der zweiten Phase, also den ersten Tagen in der Höhe, kann die echte *Bergkrankheit* auftreten. Die Symptome sind Übelkeit, Kopfschmerzen, Erbrechen, Schwindel, Atemnot. Objektiv wurden Blässe, Tachykardie, kleine Blutdruckamplitude, erhöhter Arterientonus und leicht erhöhte Körpertemperatur nachgewiesen. Sie verschwindet meist auch ohne Behandlung nach zwei bis drei Tagen. Auch wird sie erst ab 3000 m Höhe beobachtet. Eine ernste Komplikation der 2. Phase ist das Höhenlungenödem. Herzkatheteruntersuchungen von HULTGREN u. Mitarb. (1964) an 7 Fällen haben gezeigt, daß dieses Lungenödem nicht durch eine Linksherzinsuffizienz bedingt ist. Man nimmt heute neben dem physiologisch in der Höhe gesteigerten Pulmonalisdruck eine vermehrte Blutfülle imThorax und erhöhte Sekretion der Bronchialschleimhaut als Ursache an; letzteres vielleicht als Reaktion auf den sehr niedrigen Wassergehalt der Höhenluft. Unterhalb von 3000 m Höhe ist dieses Lungenödem offensichtlich noch nicht beschrieben worden. Kinder und Jugendliche sind mehr disponiert als Erwachsene, der älteste beschriebene Fall war 41 Jahre, das Durchschnittsalter von 41 Patienten betrug 16 Jahre (HULTGREN 1964).

Bei Einwohnern in Höhen über 3000 m hat MONGE (1943) in den Anden die sog. chronische Bergkrankheit beschrieben. Sie ist durch extreme Erythrozythämie mit Werten bis zu 8 Mill./mm^3 gekennzeichnet, wodurch die Blutviscosität zunimmt und damit die Herzbelastung. Sie wurde auch in den Rocky Mountains festgestellt, aber bisher nicht in den europäischen Hochgebirgen.

Heilklimatische Kurorte im Hochgebirge,
geordnet nach Klimareizstufen in Anlehnung an F. BECKER im Deutschen Bäderkalender, Ausgabe 1984, und das kleine Klimabuch der Schweiz, herausgegeben von der Vereinigung der Schweizer Klimakurorte, gültig für Kurgäste aus dem Flachland; Angaben für Österreich nach O. HARLFINGER.

Bundesrepublik:
Reizstufe 1: Bad Tölz
Reizstufe 2: Bayerischzell, Berchtesgaden, Garmisch-Partenkirchen, Oberstaufen, Rottach-Egern, Scheidegg, Tegernsee.
Reizstufe 3: Hindelang, Oberstdorf.

Schweiz:
Reizstufe 1: Engelberg, Flims, Gstaad, Lenk i. S., Oberiberg.
Reizstufe 2: Adelboden, Arosa, Churwalden, Davos, Klosters, Leukerbad, Leysin, Montana, Pontresina, Schuls-Tarasp-Vulpera, Wengen, Wiesen und Zermatt.
Reizstufe 3: Lenzerheide, Riffelalp, Rigi-Kaltbad, St. Moritz, Sils i. E., Silvaplana.

Österreich:
Reizstufe 1: Kötschach-Mauthen, Laßnitzhöhe, Millstatt, Reichenau an der Rax, St. Radegund.
Reizstufe 2: Bad Mitterndorf, Semmering, Weißensee.
Reizstufe 3: Aflenz-Kurort, Mallnitz, Mönichkirchen, Puchberg am Schneeberg.

b) Mittelgebirgsklima (Waldklima)

1) Charakteristik des Mittelgebirgsklimas

Das Mittelgebirgsklima in Mitteleuropa ist mehr als ein abgeschwächtes Hochgebirgsklima. Die Berge weisen keine schroffen Formen auf, sondern meist runde Gipfel. Sie sind bis zu den höchsten Erhebungen bewaldet. An den wenigen Stellen, an denen die Gipfel kahl sind (Brocken, Schneekoppe), ist dies weniger durch Erreichen der temperaturbedingten Baumgrenze als durch den dort oben meist starken Wind bedingt. Durch den Waldreichtum und die abgerundeten Formen der Berge erwecken diese Gebirge einen lieblichen Eindruck, der geopsychisch (HELLPACH 1965) einen beruhigenden Effekt hat.

Die klimatherapeutisch genutzten Höhen liegen zwischen 300 und 1000 m ü. NN.

Natürlich kommt im oberen Bereich von 800–1000 m schon eine gewisse Höhenwirkung zustande. So wurde in 700 m bereits eine Anregung der Erythropoese nachgewiesen (SCHMIDT-KESSEN u. PLEHN 1965). Die Retikulozyten nehmen vorübergehend zu mit einem Maximum in der 2. Aufenthaltswoche. Gleiche Ergebnisse fand HILLE (1967) im Schwarzwald. Als Kontrollgruppen dienten Personen, die sich zur selben Zeit in einem Kurort im Flachland aufhielten. Von AMELUNG (1941) wurde eine „Akklimatisationslymphozytose" beschrieben. Bei unverändert 6500 Leukozyten betrug der Anteil der Lymphozyten bei 110 Kurpatienten am Anfang 30,8%, nach 2 Wochen 36,6% und nach 4 Wochen noch 34,0%.

Der Dampfdruck ist in diesen Höhen um 20–25% herabgesetzt, wodurch schon milde Anforderungen an die Bronchialschleimhaut gestellt werden, die die Atemluft erwärmen und befeuchten muß.

Inversionen, unter denen sich Industrie-, Auto- und Heizungsabgase anreichern können, kommen oberhalb von 400 m kaum vor. Aus dem gleichen Grund ist besonders im Winter die Sonneneinstrahlung im Mittelgebirge stärker als in der Ebene. SCHULZ (1963) registrierte im Februar in Braunlage (600 m) eine Strahlungssumme von 5107 cal/cm^2, in Braunschweig nur 3359 cal/cm^2 im selben Zeitraum. Die Sonnenscheindauer betrug im selben Monat in Braunlage 159 Stunden, in Braunschweig 73 Stunden. Beide Meßstellen sind nur etwa 60 km (Luftlinie) voneinander entfernt, unterliegen also der gleichen Großwetterlage.

Da die Mittelgebirge von den Vogesen bis zur niederen Tatra - nach Osten hin abnehmend - von den atlantischen Tiefausläufern beeinflußt werden, also vorwiegend westlichen Winden ausgesetzt sind, kommen an ihren Westhängen Stauwirkungen zustande, die vermehrte Bewölkung und stärkeren Regen bringen. Die Süd- und Osthänge dagegen erhalten mehr Sonne, da sich in der absteigenden Luftströmung die Wolken auflösen (Föhnwirkung; vgl. S. 7). Nach Messungen von NEUWIRTH (1969) treten am Osthang des Schwarzwaldes 20-25% mehr wolkenlose (heitere) Tage im Jahr auf als an den Westhängen. Ähnliche Ergebnisse brachten Untersuchungen am Süd- und Nordabhang des Taunus (LINKE 1929) und des Harzes (SCHULZ 1961). Ein typisches Beispiel beschrieb NEUWIRTH (1969): 2 Orte im Schwarzwald, Menzenschwand und Hinterzarten, beide 865 m hoch gelegen, sind durch das Feldbergmassiv (1485 m) getrennt. Bei einem Regen mit Nord-West-Wind fielen in Hinterzarten 32,4 mm Regen, in Menzenschwand nur 13,3 mm in der selben Zeit. Bei Regen mit Süd-West-Wind war es umgekehrt: In Hinterzarten 6,5 mm, in Menzenschwand aber 13,4 mm.

Im Sommer sind die Mittelgebirge kühler als die Ebenen. Man kann schon in 500 m Höhe mit einem Temperaturunterschied von etwa 3 °C im Vergleich zur Tiefebene rechnen. Zusammen mit dem herabgesetzten Dampfdruck tritt „Schwüle" in Höhen oberhalb von 400 m nur sehr selten auf. Dabei besteht ein gewisses Nord-Süd-Gefälle. Die sommerlichen Temperaturen im Harz in einer Höhe von 500 m finden sich im Schwarzwald in 800 m Höhe.

Die Tagesschwankungen der Temperatur (nächtliche Abkühlung) sind in den Mittelgebirgen größer als in der Ebene. Besonders der nächtliche Bergwind, der Luft von den Gebirgskämmen in die Täler führt (s. S. 23), sorgt für Abkühlung und Reinigung.

Die großen Wälder der Mittelgebirge beeinflussen ebenfalls das Klima. Mittelgebirgsklima ist in Mitteleuropa fast immer auch *Waldklima*. Im Wald ist es am Tage kühler, nachts wärmer als im Freien. Auch der Jahresgang der Temperatur ist abgeflacht. In Mittelgebirgswäldern wurden im Winter bis zu 4 °C höhere Temperaturen gemessen als über den Wiesen. Die Lichtintensität ist wesentlich herabgesetzt. Im Wald, besonders im Nadelwald, ist die Helligkeit auf etwa 20% vermindert. Laub- und besonders Nadelwald haben bei Wind eine starke Filterwirkung für Luftverunreinigungen. Nicht nur gröbere Staubpartikel, sondern auch Kerne mit weniger als 5 μ Durchmesser und radioaktive Isotope ($Strontium_{90}$, Jod_{131}) bleiben an Blättern hängen (HERBST 1968; VDI-Nachrichten vom 22.8.1968). Untersuchungen von SCHMIDT-KESSEN u. NEUWIRTH (1963) ergaben am Waldrand 17000, im Wald dagegen nur noch 4400 Kerne pro cm^3.

Weiterhin bietet der Wald Windschutz. Durch die „rauhe" Oberfläche der Baumkronen zwingt er die Luftströmung zu Verwirbelungen, die den Wind bremsen. Dies ist schon in der Ebene der Fall, stärker noch im Gebirge, wo die Höhenzüge zusätzlich die Windstärke in den Tälern erheblich herabsetzen.

An windstillen Tagen bilden sich an den Rändern größerer Wälder eigene Windsysteme aus, ähnlich den Seewinden an den Küsten. Über dem von der Sonne erhitzten Freiland steigt die Luft auf, der Luftdruck fällt. Hierdurch wird kühle und saubere Luft aus den Wäldern angesaugt.

Die Luft in Nadelwäldern enthält besonders im Sommer geringe Mengen von ätherischen Ölen, Terpenen usw. Daß die Einatmung dieser Stoffe eine therapeutische Wirkung bei chronischen Entzündungen der Atemwege hat, ist möglich, bis heute aber für die Konzentrationen, die in der Waldluft vorkommen, nicht bewiesen. Immerhin dürfte quantitativ der stundenlange Aufenthalt im Wald mit einer nur Minuten dauernden Inhalation am Gerät gleichzusetzen sein. Schließlich hat der Wald noch eine Lärmschutzwirkung. Durch Streuung der Schallwellen bewirkt ein 100 m breiter Forst eine Herabsetzung des Schallpegels um 12–18 Phon. Dieser Lärmschutz entfällt bei Laubwald im Winter.

Daß Pflanzen und besonders die Wälder mit Hilfe des Lichts den lebenswichtigen Sauerstoff produzieren und dadurch den ständigen Verbrauch des O_2 durch Atmung, Verbrennung und Industrie kompensieren und andererseits die durch die gleichen Prozesse ständig in die Luft abgegebene Kohlensäure assimilieren, ist im Kapitel luftchemischer Wirkungskomplex besprochen (vgl. S. 42). Über die Größenordnung gibt folgende Annäherungsgleichung Auskunft:

6 mol CO_2 + 12 mol H_2O + 675 kcal = 1 mol Traubenzucker + 6 mol O_2 + 6 mol H_2O.

Man schätzt, daß ein 100-jähriger Baum im Laufe seines Lebens 6600 kg Sauerstoff produziert.

2) Mittelgebirgs-Klimawirkungen

Insgesamt hat das Mittelgebirgsklima besonders in den Tallagen eine ausgesprochene Schonwirkung. Auch schwerere Krankheiten lassen sich hier, wenn der Patient überhaupt reisefähig ist, optimal behandeln. Deshalb gibt es für die Mittelgebirge auch keine speziellen Indikationen, sondern nur allgemeine wie Herz-Kreislaufkrankheiten und Erkrankungen der Atemwege. Als Gegenindikationen wären nur das allergische Asthma und der Heuschnupfen zu nennen, da wegen des Waldreichtums Allergene, Pollen usw. fast immer vorhanden sind.

Daß dem Klima für die Therapie nicht nur eine reine Schonwirkung zukommt, zeigen Untersuchungen von SCHMIDT-KESSEN (1965) an Arbeitern aus dem Ruhrgebiet. Diese hielten sich 4 Wochen im Mittelgebirge auf (1000 m über NN), absolvierten aber außer Freiluftliegekuren keinerlei Behandlung, insbesondere keine Gymnastik oder Übungstherapie. Trotzdem war die körperliche Leistungsfähigkeit, gemessen an der maximalen Sauerstoffaufnahme bei der Ergometrie, am Ende der Kur eindeutig verbessert. Die maximale O_2-Aufnahme hatte im Mittel um 7 ml/kg/min entsprechend + 15,5% zugenommen.

Auch im Mittelgebirge werden in der 2. und 3. Woche sog. Kurreaktionen, vergleichbar den Badereaktionen, beobachtet mit Schlaflosigkeit, psychischer Labilität und Aktivierung chronischer Entzündungen. Ob aber dabei das Klima selbst der auslösende Faktor ist oder die veränderte Lebensweise und intensivere Klimaexposition, ist nicht bekannt.

Heilklimatische Kurorte im Mittelgebirge,
geordnet nach Klimareizstufen in Anlehnung an F. BECKER im Deutschen Bäderkalender, Ausgabe 1984, und das kleine Klimabuch der Schweiz, herausgegeben von der Vereinigung der Schweizer Klimakurorte, gültig für Kurgäste aus dem Flachland.

Bundesrepublik:

Reizstufe 1: Bergzabern, Herrenalb, Kassel-Wilhelmshöhe, Königstein, Lindenfels, Manderscheid, Neuhaus, Sachsa, Weiskirchen.

Reizstufe 2: Altenau, Dürrheim, Freudenstadt, Hinterzarten, Isny, Königsfeld, Lenzkirch, Schluchsee, Schömberg, Triberg, Willingen, Winterberg.

Reizstufe 3: Braunlage, Bühlerhöhe, Clausthal-Zellerfeld, Hahnenklee, Höchenschwand, Hohegeiss, St. Andreasberg, St. Blasien, Schönwald, Todtmoos.

Schweiz:

Reizstufe 1: Aegeri, Ragaz, Bürgenstock, Cademario, Chateau-d'Oex, Heiden, Interlaken, Sierre, Sonn-Matt, Vevey.

Reizstufe 2: Seewis i. P.

c) Meeresküstenklima (Atlantik-, Nordsee- und Ostseeküste)

1) Charakteristik des Küstenklimas

Die Einwirkungen des Meeresküstenklimas auf den Menschen werden ergänzt durch die des Meerwassers beim Baden im Meer selbst oder in Bädern mit erwärmtem Meerwasser. Kombinationen mit Schlickbehandlungen, Meerwassertrinkkuren usw. sind in vielen Küstenorten möglich. Das Seeklima im engeren Sinne erlebt der Mensch nur auf einer Seereise, wobei er sich wegen der Abgase des Schiffes auf dem Vorschiff oder der Luvseite aufhalten muß. Das Meeresküstenklima wird modifiziert von den benachbarten Landflächen und den über sie heranwehenden Winden. Es ist deshalb bereits an der deutschen Nordsee ein Unterschied, ob ein Ort auf einer Insel ganz den Seewinden ausgesetzt ist (z. B. Helgoland), oder ob er auf einer Insel gelegen ist, der eine andere meerwärts abschirmend vorgelagert ist (z. B. Wyk a. Föhr), oder ob es sich um einen Ort handelt, der auf dem Festland an der Meeresküste liegt (St. Peter-Ording). Auch landeinwärts gelegene Höhen mit ihren Wäldern formen das Klima besonders der Ostseeküste (bezüglich des Mittelmeerklimas s. S. 71 ff.).

An der Küste weist das Klima folgende Charakteristika auf: Da sich das Wasser der Meere langsamer erwärmt und abkühlt als das Land, sind die Tagesschwankungen der Lufttemperatur geringer als im Binnenland. Es ist relativ warm in der Nacht und kühl am Tage. Auch im Jahresgang sind die Winter mild, die Sommer kühl. So ist die durchschnittliche Lufttemperatur in Berlin im Sommer etwa 3 °C höher als auf der Insel Föhr, im Winter dagegen um 2 °C niedriger. Diese Ausgeglichenheit der Temperaturen ist an der Nordsee deutlicher ausgeprägt als an der mehr kontinental beeinflußten Ostsee. Hinzu kommt, daß durch den Golfstrom warmes Wasser bis weit nach Norden (Norwegen, sogar Spitzbergen) transportiert wird. So ist die deutsche Bucht mit ihren Inseln das winterwärmste Gebiet auf dem 54. Breitengrad rund um die Welt. Die mittleren Temperaturen sinken im Winter nicht unter 0 °C, selbst die mittleren Minima der Temperaturen bleiben im Winter noch positiv, während auf dem selben Breitengrad z. B. in der Hudson-Bay in Kanada mittlere Temperaturen von – 10 °C und mittlere Minima sogar von – 30 °C erreicht werden, ebenso in Nishne Udinsk (Sibirien), wo die Temperaturen im Winter im Durchschnitt – 8 °C und die mittleren Minima etwa – 25 °C betragen (Jessel u. Jungmann 1977).

Ein weiteres Charakteristikum des Meeresküstenklimas ist der stärkere Wind. Auf Helgoland beträgt die Windstärke im Jahresmittel 8 m/sec, auf den Nord- und Ostfriesischen Inseln 6 m/sec, in der Lüneburger Heide aber nur noch 3 m/sec. Auch bei windstillen Hochdruckwetterlagen entsteht am Tage ein Seewind durch die unterschiedliche Aufheizung von Land und Wasser (s. Kap. Wind, S. 21).

Der Wind beeinflußt maßgeblich einen weiteren typischen Klimafaktor: das Aerosol. Über dem Meer, besonders der Brandung, wird die Luft mit Meerwasserpartikeln beladen. Am Strand der Nordfriesischen Inseln wurden Werte von 10 mg/m^3 gemessen (Jessel 1967). So gleicht der Strand bei Seewind einem großen Inhalatorium. Bei Landwind enthält die Luft an der Küste kein Seewasseraerosol, es hängt also von der Windrichtung und der geographischen Lage der Küste ab, ob dieses Aerosol häufig oder selten vorhanden ist. Den meisten Seewind weisen die nordfriesische Küste, die belgische und französische Atlantikküste auf, dicht gefolgt von den ost- und westfriesischen Inseln. An der schleswig-holsteinischen Ostseeküste ist Seewind seltener, an der ostdeutschen, polnischen und baltischen Küste wieder etwas häufiger. Ursache sind unsere wetterbestimmenden Tiefdruckgebiete, deren Kerne meist in nördlichen Breiten (Island, Schottland, Norwegen) nach Osten ziehen und deren südliche Ausläufer mit westlichen Winden maritime Luftmassen gegen die Küste steuern. Auch sei erwähnt, daß die Wettervorgänge dieser Tiefdruckgebiete an der gesamten europäischen Nordsee- und Atlantikküste „unverfälscht" und ungebremst eintreffen, während sie im Binnenland durch Bodentemperatur, Wälder und Gebirge erhebliche Veränderungen erfahren (vgl. S. 21 ff.).

Im Jahresverlauf ist die Seewindhäufigkeit an der Nordsee im Zusammenhang mit dem sog. europäischen Monsun im Juli und August am größten, an der holsteinischen Ostseeküste dagegen im Mai und Juni *(Abb. 27)*.

Die Nähe großer Wasserflächen bedingt, daß Tage mit niedriger relativer Feuchte selten sind. Sie kommen nur unter Hochdruckeinfluß mit östlichen Winden vor und treten an der Ostsee häufiger auf als an der Nordsee. Trotzdem sind „schwüle Tage" selten, da der Wind und die kalte Meeresoberfläche für Abkühlung sorgen. Die sog. „Abkühlungsgröße" (vergl. S. 28 ff.) ist an der Küste fast immer höher als im flachen Binnenland.

Alle diese Charakteristika sind an der Nordsee- und Atlantik-Küste am deutlichsten ausgeprägt, wenn die Wetterlage von den Rückseiten großer Tiefdruckgebiete bestimmt wird, die maritime Polarluftmassen mit böigen West- und Nordwestwinden und einem Wechsel von Regenschauern und Sonnenschein bei sehr klarer Sicht nach Mitteleuropa bringen. Diese Luft enthält auch relativ viel aus der Stratosphäre stammendes Ozon. Dies galt früher als Zeichen der Luftreinheit, da Ozon

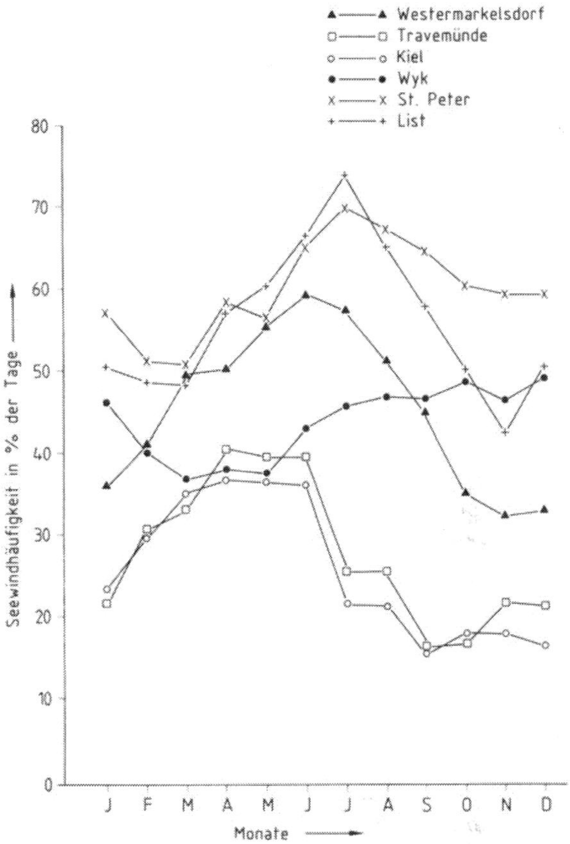

Abb. 27. Die Seewindhäufigkeit in Seebädern an den Schleswig-Holsteinischen Küsten. Maximum an der Ostsee April bis Juni, an der Nordsee Juni bis August. (Aus JESSEL u. JUNGMANN 1977)

durch Industrieabgase schnell zerstört wird (s. Kap. Luftchem. Wirkungskomplex, S. 42 ff.).

Der Genuß von ultravioletten Strahlen ist an der Küste, am Strand meist größer als im flachen Binnenland. Das hat mehrere Ursachen. Bei manchen Wetterlagen entstehen über dem Land durch Sonneneinstrahlung und Konvektion Wolken, während die Küste selbst sonnig bleibt. Weiterhin ist am Strand der Horizont frei (wenn er nicht durch den Strandkorb abgedeckt wird), so daß die Himmelsstrahlung den Menschen ungehindert treffen kann. Sie beträgt oft 50% der Gesamt-UV-Strahlung. Etwas UV wird vom weißen Sand reflektiert (etwa 25%). Das Meer und das Watt reflektieren entgegen einer weit verbreiteten Meinung praktisch keine ultravioletten Strahlen. Der Sonnenbrand und die Pigmentierung werden dort durch einen vollständig freien Horizont (Himmelsstrahlung) beschleunigt. Neuere Strahlungsmessungen auf Sylt machen es wahrscheinlich, daß der aufrechte Mensch mehr UV-Strahlung erhält als der liegende (WITZLEB 1982). Auch ist das Strahlungsmaximum für den stehenden oder gehenden Menschen nicht so kurz auf den Sonnenhöchststand beschränkt wie beim liegenden Menschen, sondern ist von 10–14 Uhr Ortszeit etwa gleich stark (vgl. S. 34).

Obwohl die Nordseeküsten der Bundesrepublik, Belgiens und z. T. auch Frankreichs flach sind und wenig Baumbestand aufweisen (nur an der dänischen Nordseeküste gibt es direkt hinter den Dünen größere Wälder), ist eine Dosierung der Klimafaktoren auch hier möglich. Wie PFLEIDERER (1961) gezeigt hat, bestehen besonders bei Sonne zwischen Dünenkuppen und windgeschützten Mulden extreme Unterschiede des Temperaturmilieus. Durch den Strandkorb lassen sich Windschutz und Schatten herstellen. Das Meerwasseraerosol nimmt auch bei Seewind landeinwärts schnell ab. Das Seeklima ist auf den Inseln an der dem Festland zugewandten Seite etwas milder als auf der Seeseite.

Nicht unterschätzen sollte man das Verhalten der Kurpatienten als Einflußgröße. Nirgends setzt sich der Mensch den Klimafaktoren so ungeschützt aus wie im Sommer am Strand. Hinzu kommt, daß das Bad im Meer eine der intensivsten Kältebelastungen ist, die man freiwillig und mit Vergnügen auf sich nimmt. An der Nordsee erreichen die Wassertemperaturen nur in Ausnahmefällen 20 °C, an der Ostsee 22 °C. Am wärmsten ist das Meerwasser über dem Watt, wenn dieses bei Ebbe von der Sonne beschienen wurde. Bei der Insel Föhr liegen die Wassertemperaturen im Durchschnitt um 4 °C höher als z. B. bei der Insel Helgoland.

2) Physiologische Wirkungen des Küstenklimas

Insgesamt bedeuten Meeresküstenklima und Lebensweise am Strand ein „Regimen refrigerans", wie es HAEBERLIN (1954), der Nestor der deutschen Meeresheilkunde, ausgedrückt hat.

Untersuchungen über die Wirkung des Meeresküstenklimas auf den Menschen wurden vorwiegend an der Nordsee- und Atlantik-Küste vorgenommen, von 1930-1939 und dann zunehmend in den letzten Jahrzehnten auch an der Ostseeküste. Schon in den ersten Tagen beginnt eine Zunahme des Tonus der Arterien, berechnet aus Pulswellengeschwindigkeit und der Dauer der arteriellen Grundschwingung, der in der 3. Woche ein Maximum erreicht und dann wieder abklingt *(Abb. 28)*. Beim Gesunden wird dadurch der Blutdruck kaum verändert, bei Patienten mit labiler oder essentieller Hypertonie wurden in Einzelfällen eindeutige Blutdruckanstiege gemessen. Parallel zu dieser Tonisierung des Arteriensystems nimmt die Nebennierenrindenaktivität zu, gemessen an der Ausscheidung der Abbauprodukte der Rindenhormone im Urin und der Abnahme der eosinophilen Zellen im Blut (MENGER 1969).

Dies dürfte einer der Gründe sein, warum erfahrungsgemäß bei Asthmatikern die Kortikoidtherapie schon in den ersten Tagen des Seeaufenthalts vermindert oder abgesetzt werden kann. Nach 4-6 Wochen hat sich die Nebennierenrindenaktivität wieder auf den Ausgangswert eingestellt.

Die Ventilationsleistung der Lunge (Vitalkapazität, Sekundenkapazität) verbessert sich ebenfalls schon in den ersten Tagen, und zwar um so mehr, je schlechter sie vorher war. Hierzu liegen umfangreiche Untersuchungen sowohl an Kindern (DEBSI 1973; MENGER 1969) als auch an Erwachsenen (FRITZ 1964) mit chronischen Erkrankungen der Atemwege vor. Diese Ventilationsverbesserung ließ sich noch Monate nach der Rückkehr ins Binnenland nachweisen *(Abb. 29)*.

Im akuten Versuch am Inhalationsgerät ruft die Einatmung von auf 1% Salzgehalt verdünntem Meerwasser für etwa 10 Minuten eine Verschlechterung der Venti-

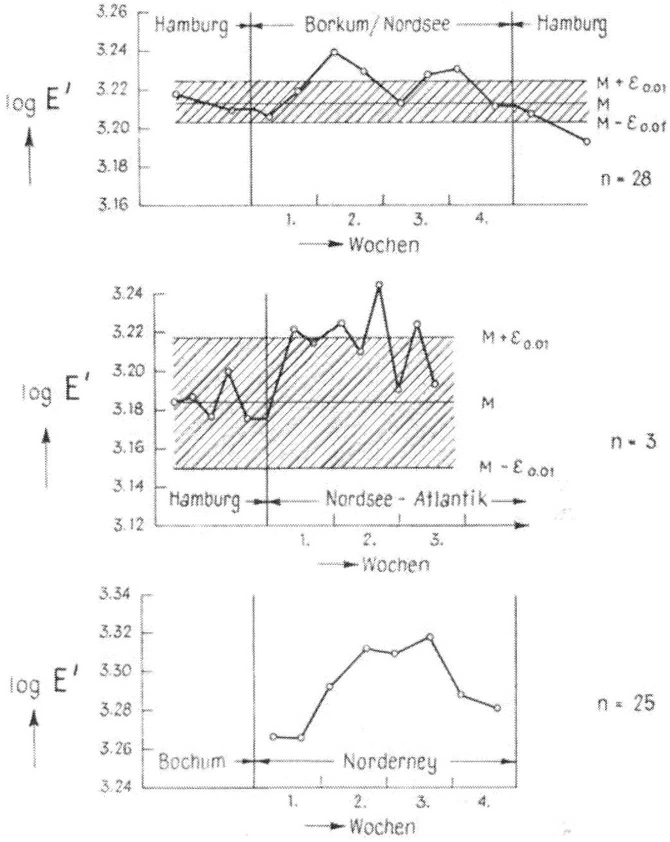

Abb. 28. Vorübergehende Zunahme des Arterientonus E' beim Nordseeaufenthalt. Messungen an 3 Gruppen von insgesamt 56 Personen. (Nach JUNGMANN 1961)

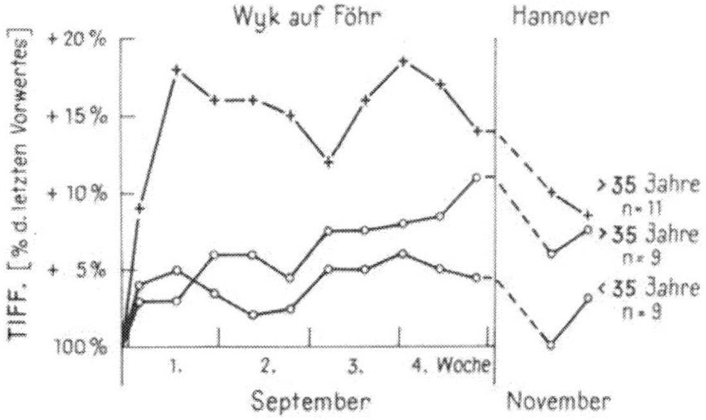

Abb. 29. Zunahme der Sekundenkapazität während des Nordseeaufenthalts bei 9 jungen Gesunden und 20 älteren Patienten mit chronischen Erkrankungen der Atemwege. (Nach FRITZ 1964)

lationsleistung hervor, bei Asthmatikern können Asthmaanfälle provoziert werden. Erst in den folgenden Stunden werden Vitalkapazität und Sekundenkapazität verbessert. Wahrscheinlich ist das NaCl des Meerwassers nicht die alleinige Ursache, denn die Inhalation einer gleichprozentigen reinen Kochsalzlösung hatte diesen Effekt nicht. Dafür ließ sich nach Meerwasserinhalationen ein signifikanter Anstieg des Calciums im Serum nachweisen (ROEDIGER 1967). Für das ebenfalls im Meerwasser vorkommende Magnesium gelang der Nachweis einer Resorption über die Lunge nicht.

Die Funktion der Hautkapillaren wird offenbar durch den Strandaufenthalt trainiert und normalisiert. Pathologisch verkürzte und verlängerte dermographische Latenzzeiten hatten sich in Untersuchungen an über 1500 Kindern auf Langeoog nach 4–6 Wochen auf den Normbereich zwischen 6 und 10 Sekunden eingestellt (FRÖHLICH 1959) *(Abb. 30)*.

Auch am Stoffwechsel werden Veränderungen ausgelöst. Ältere Untersuchungen der Stickstoffbilanz bei Kindern ergaben eine Zunahme mit Maximum ebenfalls in der 3. Woche. Der gesteigerte Appetit beim Seeaufenthalt ist eine alte Erfahrung.

Eingriffe in die Blutzuckerregulation müssen vorwiegend den Bädern im Meer zugeschrieben werden. Während sich beim Gesunden nur minimale Änderungen zeigten, führte das kalte Bad sowohl bei Insulin-pflichtigen als auch mit oralen Antidiabetika behandelten Patienten zu drastischen Blutzuckersenkungen, die im Durchschnitt 40 mg% betrugen. Es entspricht auch der Erfahrung, daß der Blutzuckerspiegel von Insulin-Pflichtigen und besonders jugendlichen Diabetikern an der Nordsee häufig entgleist. Weiterhin wurde in den ersten Stunden nach Bädern im

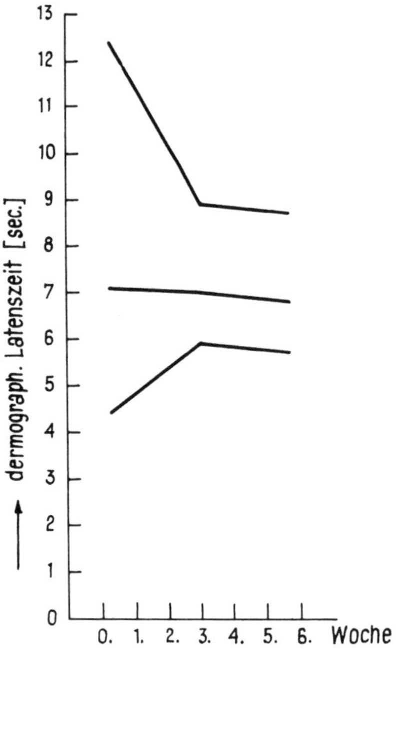

Abb. 30. Die Normalisierung der dermograph. Latenzzeit an der Nordsee. Mittelwerte von 360 Kindern mit langen, 635 Kindern mit normalen und 620 Kinder mit kurzen Ausgangswerten. (Nach FRÖHLICH 1959)

Meer eine hochsignifikante Abnahme der Thrombozyten und eine leichte Minderung des Quickwertes festgestellt, was für Patienten, die Antikoagulantien einnehmen, von Bedeutung sein dürfte (JUNGMANN u. KRÖGER 1983).

Früher hat man dem Jodgehalt der Meeresluft eine große Bedeutung beigemessen. Neuere Untersuchungen aber haben gezeigt, daß ein erhöhter Jodgehalt der Seeluft nur dann vorhanden ist, wenn Seetang verbrannt oder verschwelt wird. Das meiste Jod wird dem Menschen durch die Nahrung zugeführt. So enthält z. B. die Milch der Kühe, die auf den Halligen weiden, mehr Jod als die Milch der Kühe im Binnenland. Daß beim Wattwandern Jod aus dem Watt durch die Haut in den Körper eindringt, ist möglich, aber bisher nicht bewiesen. Der Jodgehalt der Luft kann jedenfalls den täglichen Bedarf des Menschen an Jod allein nicht decken.

Der Einfluß des *Ostseeklimas* auf den Menschen ist, soweit untersucht, prinzipiell ähnlich, jedoch wesentlich milder als der des Nordseeklimas. Unterschiede bestehen in dem durchschnittlich schwächeren Wind und im Aerosol insofern, als der Wind nur an den östlichen Küsten (Rügen, Polen, Baltikum) häufiger von See her weht, das Seewasser in der östlichen Ostsee aber nur noch sehr wenig Seesalz enthält. Schon in der Lübecker Bucht beträgt der Salzgehalt nur noch etwa 1%. Dafür ist die Luft selten frei von pflanzlichen Allergenen, da an vielen Stellen Felder und Wälder bis an den Strand reichen. Andererseits sind die Sommer wärmer und im Durchschnitt sonnenreicher als an der Nordsee.

Die wichtigsten Indikationsbereiche für das Meeresküstenklima sind chronische Erkrankungen der Atemwege, funktionelle Kreislaufstörungen und einige Hautkrankheiten. Von den Gegenindikationen seien Nierenkrankheiten, entzündlicher Rheumatismus und (für die Nordsee) die unbehandelte essentielle Hypertonie genannt.

Seeheilbäder

Nordsee: Baltrum, Borkum, Büsum, Cuxhaven, Helgoland, Juist, Langeoog, Norddorf/Amrum, Norderney, St. Peter-Ording, Spiekeroog, Wangerooge, Wenningstedt/Sylt, Westerland/Sylt, Wittdün/Amrum, Wyk auf Föhr.

Ostsee: Burg a. Fehmarn, Dahme, Damp 2000, Glücksburg, Grömitz, Heiligenhafen, Kellenhusen, Scharbeutz-Haffkrug, Timmendorfer Strand/Niendorf, Travemünde.

d) Das Klima in Mittel- und Südeuropa

Klima ist ein „Akkord" zahlreicher Einzelelemente, von denen viele eine lagebedingte orographische Abhängigkeit aufweisen. Selbst wenn man gemäß der Klimadefinition (gemitteltes Wetter) alle unperiodischen Schwankungen des „Akkordes" mittels einer langen Beobachtungsreihe eliminiert, ist es immer noch schwierig, mehr oder weniger große Räume der Erdoberfläche einem bestimmten Klimatyp zuzuordnen. Am leichtesten lassen sich noch diejenigen Zonen abgrenzen, wo das Wetter von Tag zu Tag und über das Jahr relativ gleichmäßig verläuft. Das sind hauptsächlich die Tropen zwischen den Wendekreisen der Sonne von 23 ½° nördlich bis 23 ½° südlich des Äquators und die Polargebiete von den Polen bis etwa 70°

Nord und Süd. Die Zwischenzonen, d.h. die Subtropen und die gemäßigte Zone zwischen etwa 30° und 65° nördlicher Breite sind wegen des häufigen Wechsels der meteorologischen Vorgänge und der komplizierten Einflüsse von Meer und Land nur in groben Zügen klimatisch zu typisieren und klassifizieren.

Mitteleuropa gehört weit überwiegend in den Einflußbereich des ganzjährig unperiodisch-wechselhaften Westwetters. Im Winterhalbjahr wird das Wetter etwa östlich der Linie Hamburg-Ulm aber doch schon so häufig vom trocken-kalten Kontinentalklima Osteuropas und Asiens beeinflußt, daß man diese östlichen Gebiete Mitteleuropas als Übergangsklima vom rein maritimen Klima Westeuropas zum rein kontinentalen Klima Osteuropas bezeichnen darf. Wetter und Klima Mitteleuropas werden hauptsächlich geprägt durch die Lage der sog. Aktionszentren, d.h. der steuernden Hoch- und Tiefdruckgebiete im nord-atlantisch-europäischen Raum. Diese Zentren sind Teile der globalen Zirkulation der irdischen Atmosphäre und als Azorenhoch und Islandtief bei uns bekannt. Das Wechselspiel polarer Kaltluftströme im Nordatlantik in südlicher Richtung und subtropischer Warmluftvorstöße nach Norden bedingt in Verbindung mit der jahreszeitlichen Verschiebung insbesondere des subtropischen Hochdruckgürtels die vielfältigen Variationen des west- und mitteleuropäischen Klimas. Es ist bereits (S. 25 ff.) auf die bioklimatische Bedeutung der Luftkörper hingewiesen worden, und es ist hier für das Verständnis der mitteleuropäischen Klimasituation anzumerken, daß Art, Häufigkeit und Dauer dieser wechselnden Luftkörperakkorde in hohem Maße von der Lage und Intensität der Aktionszentren, zu denen im Winterhalbjahr noch das asiatische Kältehoch hinzuzuzählen ist, abhängen.

Für den Arzt ist es wichtig, zu wissen, daß in Mitteleuropa tatsächlich der Übergang vom milden feuchtgemäßigten Klima Westeuropas zum reizkräftigeren und trockenkalten (Winter) und trockenwarmen (Sommer) Festlandsklima Osteuropas stattfindet.

Nicht nur von Ost nach West ist ein deutlicher Klimaunterschied in Mitteleuropa nachweisbar, sondern auch von Nord nach Süd. Auch hierbei spielt die variable Lage der Aktionszentren eine wichtige Rolle. Im Sommerhalbjahr greift der subtropische Hochdruckgürtel beherrschend auf den gesamten südeuropäischen Raum über, gleichzeitig wandern die in dieser Jahreszeit abgeschwächten Tiefdruckgebiete mit ihren Zentren auf nördlichen Bahnen vom Atlantik in den nordeuropäischen Raum. Dadurch überqueren die südlichen Ausläufer der Schlechtwetterfronten zwar noch relativ häufig den Nordteil Mitteleuropas, berühren aber nur selten dessen Mittel- und Südteil. Im Winterhalbjahr verwischt sich dieser Unterschied, weil die Tiefausläufer weit nach Süden ausholen können. Die Verhältnisse werden noch modifiziert und verstärkt durch die orographischen Bedingungen, die sich durch die Gliederung in Tiefland, Mittelgebirge und Hochgebirge ergeben.

Eine echte und imposante Klimascheide stellen die Alpen mit ihren westlichen und östlichen Ausläufern dar. Südlich dieser Gebirge beginnt auf Grund der globalen atmosphärischen Zirkulation die subtropische Klimazone mit ihrem überwiegenden Hochdruckeinfluß im Sommer und dem zeitweiligen Westwettereinfluß im Winterhalbjahr. Durch die mittlere Höhe von 3000 m bildet sich im alpinen Raum ein eigenständiges Klima aus, das auf der Nordseite mehr im Einflußbereich des Westwetterklimas liegt und auf der Südseite überwiegend vom subtropischen Klima beherrscht wird (vgl. Hochgebirgsklima, S. 56 ff.).

Der südeuropäische Raum ist aber klimatologisch außerordentlich differenziert. Grundsätzlich wird er durch die Pulsation des subtropischen Hochdruckgürtels mit einer nördlicheren Lage im Sommer und einer südlicheren im Winter in 2 Phasen geteilt: in den wolken- und niederschlagsarmen, sonnenscheinreichen und strahlungsintensiven Sommer und den feucht-milden und unperiodisch-unbeständigen Winter. Der Phasenwechsel findet im Oktober und April statt.

An den Küsten bilden sich in den Sommermonaten z.T. sehr intensive Land-Seewind-Systeme aus, die einen Strandaufenthalt auch bei reichem Sonnenschein und hoher Luftwärme erträglich machen. Fehlt ein solches Abkühlungssystem, können Strahlung und Wärme zu großer Belastung führen.

Ein wesentlicher bioklimatischer Faktor für Urlaubsreisende und Erholungssuchende scheinen die stark vermehrte Lichtfülle und die ungewöhnliche Intensität des kurzwelligen Lichtes zu sein, die am Strand noch durch die Reflexstrahlung vom Sand vermehrt ist.

Im Winter sind das Mittelmeer und seine Randgebiete im Zusammenhang mit dem nach Süden zurückweichenden Subtropenhoch anfällig für den Durchzug und die Neubildung von Tiefdruckgebieten. Besonders das westliche Mittelmeer ist durch den gefürchteten Rhônetalwind, den sog. Mistral, mit dem dazugehörigen Tief über Norditalien starken Wetterschwankungen ausgesetzt. Auf der Vorderseite dieser Tiefs werden dann mit südlichen Winden aus dem nordafrikanischen Raum ungewöhnlich heiße Luftmassen nach Italien und zur Adria geführt. Solche Warmwinde, die sich über dem Mittelmeer mit Feuchtigkeit beladen, werden als Schirokko bezeichnet und wirken sich auf den Menschen körperlich und psychisch erwiesenermaßen sehr nachteilig aus.

Eine weitere Besonderheit des Mittelmeerklimas sind die kalten Fallwinde an der Ostküste der Adria im Winterhalbjahr. Sie entstehen, wenn über dem Balkanraum bei hohem Luftdruck sich eine mächtige Kaltluftschicht bildet, die sich bis zur Küste ausdehnt und dann wie ein Wasserfall die mehrere hundert Meter hohe Küste herunterstürzt (s. Kap. Wind, S. 21 ff.).

Der südeuropäische Raum und die Anliegerländer des Mittelmeeres in Nord-Afrika und Vorderasien sind durch wolken- und niederschlagarmes, strahlungsintensives und warmes bis heißes Sommerklima (Mai bis September) und durch sehr wechselhaftes feucht-mildes Winterklima charakterisiert. Wenn man eine große bioklimatische Bekömmlichkeitsskala ableiten will, so kann der Sommer in die Kategorie reizmäßig bis reizstark, vielerorts auch belastend eingereiht werden. Der Winter kann als reizmild bis reizmäßig gelten, während die Übergangsmonate September/Oktober und April/Mai ein überwiegend reizmildes und vielfach auch schonendes Klima aufweisen.

e) Das Stadtklima

Die Entwicklung der Städte, insbesondere der Großstädte in allen Klimazonen unserer Erde, hat für den in ihrem Bereich lebenden und arbeitenden Menschen auch beachtenswerte klimatische und damit auch bioklimatische Probleme mit sich gebracht. Die Zusammenballung von Hunderttausenden, ja Millionen von Menschen auf relativ geringem Raum hat die natürlichen atmosphärischen Verhältnisse z.T. recht einschneidend verändert. Die enge Bebauung mit Häusern der verschiedensten Höhen und Formen, das Anlegen von Straßen und Kanalisationen über weite Flächen führte zwangsläufig zu Veränderungen des Klimas durch Änderung der Strahlungsbilanz, der Temperatur-, Feuchtigkeits- und Windverhältnisse. Zugleich verursachte die Industrialisierung in Verbindung mit der Verkehrsmotorisierung und Wärmeerzeugung in den Gebäuden nicht nur eine beachtliche Aufheizung des Stadtgebietes, sondern auch die Abgabe künstlicher Aerosole an die Luft, die bei höherer Konzentration toxische bioklimatische Faktoren werden können.

Nach systematischen Untersuchungen, die in den letzten Jahren besonders in den USA (LANDSBERG 1956–1973) über die Besonderheiten der Stadtklimate durchgeführt wurden, ist das wichtigste Kennzeichen die sog. *Wärmeinsel,* die sich in und über einer Stadt ausbildet. Ihre Intensität hängt eng mit der Wetterlage zusammen und ist besonders ausgeprägt an Abenden nach sonnigen und windschwachen Tagen. Hier können nach Sonnenuntergang bis zu 10 °C Temperaturunterschiede zwischen der Innenstadt und dem umgebenden Land auftreten. Ist die Sonneneinstrahlung durch Bewölkung reduziert und/oder ist eine lebhafte Luftbewegung vorhanden, so kann dieser Unterschied zwischen innen und außen kleiner sein oder sogar ganz verschwinden. Es ist hierbei von Bedeutung, in welcher Klimazone die Stadt liegt. Grundsätzlich wird der Unterschied in den gemäßigten oder subpolaren Zonen kleiner sein als in der subtropischen Hochdruckzone. Durch die zusätzliche Eigenwärme der Stadt wird im Durchschnitt bei Tage ein Temperaturüberschuß im Stadtgebiet um 1–2 °C erzeugt, so daß durch Störung der vertikalen Stabilität die Luft über der Stadt aufzusteigen beginnt. Die Bildung von Konvektionswolken (Cumuli oder Cumulonimbi) ist die Folge. Es wurde abgeschätzt, daß diese Stadtwolkenbildung die Niederschlagsmenge um etwa 10% gegenüber dem Umland erhöht.

Ein eigenbürtiges Stadtklima kann sich am besten bei schwachwindigem und wolkenarmem Wetter ausbilden: Tagsüber Aufheizung der Innenstadt durch kräftige Absorption der Strahlung und geringe Reflexion der Baumaterialien. Die warme Stadtluft steigt nach oben und wird von der allgemeinen Luftströmung in der Höhe weggeführt. Als Ersatz drängt von den Stadtrandgebieten die weniger erhitzte bodennahe Luft in die Stadt und mildert dadurch die Aufheizung der City. Am Abend und in der Nacht verändert sich die Lage etwas. Die Wärmeinsel wird im Vergleich zur stärker abgekühlten Luft der Landumgebung markanter als am Tage. Es kommt zu einer Eigenzirkulation durch aufsteigende City-Warmluft, dann zu deren Absinken in den Randgebieten und dem Zufluß der bodennahen Umgebungsluft in die City. Dieses System funktioniert besonders gut, wenn über dem gesamten Raum in wenigen hundert Metern Höhe eine Inversion durch die atmosphärische Wärmeausstrahlung nach Sonnenuntergang die Luftschichtung über der Stadt stabilisiert. Zur Veranschaulichung dieses wichtigsten Problems des Stadtklimas zeigt *Abb. 31* oben einen senkrechten Schnitt durch eine städtische Wärmeinsel von + 3 °C sowie die Kaltluftansammlung der freien Umgebung bis zu − 2 °C und die Inversionsschicht über dem gesamten Raum. Die Pfeile geben die Windrichtung, ihre Länge die Windstärke wieder. Der Aufstrom über der Stadt beträgt einige Zentimeter pro Sekunde. Man erkennt deutlich die oben beschriebene Eigenzirkulation zwischen dem Stadtinneren und der Freilandumgebung. Der untere Teil der Abbildung gibt die Temperatur- und Windverteilung im Horizontalschnitt der Bodenfläche wieder. Frische und kühle Luft dringt aus allen Richtungen als spürbarer Wind gegen das Stadtinnere vor, wird hier durch die Gebäuderauhigkeit erheblich abgebremst und durch Straßenzüge und Verwirbelung in seiner Richtung unkontrollierbar verändert. Hinsichtlich der bioklimatischen Beurteilung sind Vorteile und Nachteile abzuwägen. Als Vorteil läßt sich anmerken, daß bereits ein erhöhtes Jahresmittel der Temperatur von 1-2 °C die Zahl der Heiztage deutlich herabsetzt, was zu einem geringeren Brennstoffverbrauch führt. Dann wird die frostfreie Zeit verlängert, wodurch beispielsweise fremdbürtige Pflanzen in der Stadt besser gedeihen als in der freien Umgebung. Die Nachteile sind für den Menschen jedoch im allgemeinen viel größer. Die hohen City-Temperaturen, die bis tief in die Nacht andauern, bedingen in Verbindung mit der meist geringen Luftbewegung niedrige Abkühlungsgrößen

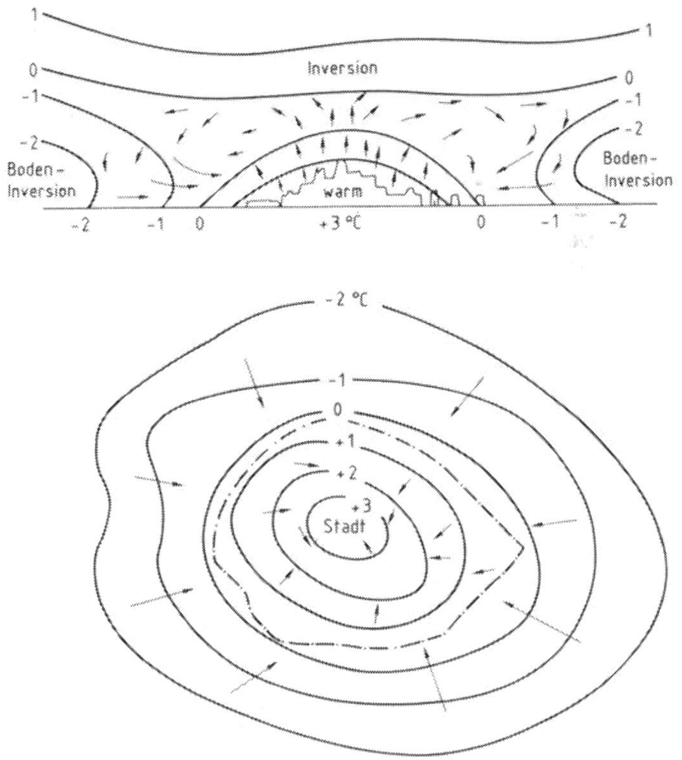

Abb. 31. Aufsicht und Seitenansicht der Temperatur- und Windverhältnisse über einer Großstadt. (Nach LANDSBERG 1970)

und damit verlängerte Zeiten thermischer Belastungen, insbesondere des unangenehmen Schwülegefühls und der kreislaufbedingten Unbehaglichkeitsempfindungen. Davon sind natürlich die Städte niederer Breiten stärker betroffen als diejenigen in kühleren Klimazonen.

Zu diesen thermophysiologischen Nachteilen gesellen sich aber noch die durch die menschlichen Tätigkeiten produzierten Verunreinigungen der Stadtluft. Insbesondere sind es SO_2 und H_2SO_4, die durch die vielen technischen Verbrennungsprozesse an die Stadtluft abgegeben werden und die Gesundheit der Menschen beeinträchtigen. So wird befürchtet, daß durch die bereits jetzt festgestellten Mengen an Schwefelverbindungen und Kohlenoxiden bei sensitiven Menschen chronische Kopfschmerzen, Herz-Kreislaufstörungen, Entzündungen im Bereich der Atmungsorgane ausgelöst werden. Zur Diskussion stehen außerdem noch die in der Stadt-Atmosphäre gefundenen kanzerogenen Stoffe wie 3,4-Benzpyrene und die sog. Aeroallergene, die mit Asthma-Anfällen in Verbindung zu bringen sind (Yokohama- bzw. New Orleans-Asthma) (s. luftchemischer Wirkungskomplex, S. 42 ff.).

Alle Untersuchungen über das Stadtklima haben gezeigt, daß mit dem Ausbau der Siedlungen zu Ballungsräumen ein z. T. irreparabler Eingriff in die natürlichen atmosphärischen Prozesse vorgenommen wurde, der meist mit nachteiligen Folgen für die menschliche Gesundheit verbunden ist. Es ist daher dringend erforderlich, daß künftig bei Stadtplanungen die aufgedeckten Zusammenhänge zwischen einer großflächigen Bebauung und den klimatischen Veränderungen berücksichtigt werden. In erster Linie muß für eine ausreichende Belüftung der Stadt zur Verhinderung einer ausgeprägten Wärmeinsel gesorgt werden. Außerdem muß eine Verminderung des Energieverbrauchs z. B. durch bessere Isolierung von Dächern und Wänden erreicht werden, um Wärmeverluste durch Abgabe an die Außenluft zu vermeiden. Überschüssige Wärme und Dämpfe können zum Heizen, evtl. von Straßen in den Wintermonaten verwandt werden. Ferner müssen größere Flächen mit Büschen und höheren Bäumen angelegt werden, die einerseits Überschüsse von Niederschlag aufnehmen und andererseits durch Verdunstung zu einer Abkühlung des Stadtgebietes beitragen. Um die Luftverunreinigung in Grenzen zu halten, sorgen Grünflächen für Lufterneuerung durch Sauerstoffproduktion und Aufnahme von Kohlendioxid. Bäume und Sträucher wirken als gute Filter für feste atmosphärische Beimengungen. Ein wesentliches Ziel muß es sein, den Stadtverkehr soweit wie möglich zu elektrifizieren und von Kraftwagen, die Treibstoff verbrauchen, frei zu halten. Dadurch wiederum können die Parkplätze als Grünflächen verwendet werden, was zum Abbau der Wärmeinsel beitragen würde.

Es kann mit Genugtuung festgestellt werden, daß all diese Erkenntnisse über die Auswirkungen des Stadtklimas inzwischen bei Planern und Gesetzgebern bekannt wurden und auch ernst genommen werden. In den USA werden neue Städte weitgehend unter Berücksichtigung der obigen Hinweise angelegt, und in Europa werden bei Stadt- und Industrieplanungen jetzt meistens bereits mit der Planung klimatische Gutachten angefordert, in denen auf die hier beschriebenen Gesichtspunkte im Zusammenhang mit einer klimatischen Gebietsanalyse hingewiesen wird.

6. Klimabehandlung

a) Allgemeine Voraussetzungen

Die Klimabehandlung erfolgt an Orten, die durch besondere klimatische Eigenschaften bevorzugt sind. Dabei muß grundsätzlich betont werden, daß auch in einem Großraum- oder Regionalklima immer nur einzelne Gegenden die notwendigen Voraussetzungen bieten. Weiter müssen die klimatischen Einflüsse, individuell dosiert, dem einzelnen Krankheitsfall und der Konstitution des Patienten angepaßt werden. Ebenso sind Jahreszeiten und Wetterlagen sowie der Tagesrhythmus zu beachten. Klimabehandlung stellt immer eine Allgemeinbehandlung dar.

Das Heilklima soll einerseits weniger schädliche Faktoren als das Heimatklima aufweisen (klimatische Schonung) und andererseits umstimmende, anregende Einflüsse im Sinne der Auslösung adaptativer Prozesse besitzen. Die Allgemeinwirkungen des Klimas können durch gezielte Expositionen gegenüber bestimmten spezifischen Klimafaktoren verstärkt werden.

Die Schonung wird im Vergleich zum Klima in den Städten und Industriegegenden bedingt durch:
1. Wesentlich geringere Luftverunreinigung,
2. Geringe oder fehlende Schwüle,
3. Seltene Inversionswetterlagen,
4. Abschwächung sog. biotroper, den menschlichen Organismus belastender Wetterlagen (s. Abschn. Meteoropathologie, S. 51 ff.).

Der Klimawechsel stellt einen adaptogenen Reiz dar, der langwirkende Umwandlungsprozesse im Organismus anregt, die während des Aufenthalts im neuen Klima ablaufen (s. Kap. die Kur, Bd. 1, S. 109 ff.). Die Begriffe Reiz- und Schonklima können nur mit Vorbehalt in der Klimabehandlung angewandt werden (vgl. Kap. Wirkungskomplexe, S. 27 ff.). So ist z. B. der Wind in einer windexponierten Lage im Gebirge mit hoher Abkühlungsgröße ein starker Reiz. Aber an heißen Tagen wirkt der Wind abkühlend und ermöglicht einen längeren Aufenthalt im Freien ohne zu starke Belastung der Wärmeregulation. Er hat hier also eine schonende Wirkung. Dieser an heißen Tagen erquickende Wind tritt nicht nur an der Meeresküste auf, er ist auch manchen Gebirgslagen eigen (vgl. *Tabelle 10*).

b) Kurort

Auf die Behandlung in den Kurorten, die über ortsgebundene Heilwässer verfügen, wird im Band 2 (Balneologie) eingegangen. Die Klimabehandlung wird im folgenden Abschnitt eingehender dargestellt. Die Bedeutung der Kurortbehandlung ist besonders groß bei chronischen Krankheiten, bei denen die moderne Pharmakotherapie im allgemeinen nicht die durchschlagenden Erfolge hat wie im akuten Krankheitsfall. Aber auch Prophylaxe, Rehabilitation und Weiterbehandlung (die „Nachsorge") sind eine Domäne der Kurorte.

Tabelle 10. Klimabeurteilung

Schonfaktoren. Geringe Abkühlungsgröße mit geringem Tagesgang, vermehrte, aber nicht zu intensive Globalstrahlung, überdurchschnittliche Luftreinheit, Windschutz.

Reizfaktoren. Erhöhte Abkühlungsgröße mit ausgeprägten Intensitätsschwankungen (Wind), erhöhte Intensität der Global- und UV-Strahlung, verringerter Sauerstoffpartialdruck, verstärkte Tages- und Jahresschwankungen des bodennahen Temperatur-Feuchte-Milieus.

Belastungsfaktoren. Schwüle (s. auch Kap. Thermischer Wirkungskomplex, S. 28 ff.), verringerte Intensität der Global- und UV-Strahlung, verunreinigte Luft, Naßkälte und Nebel.

Der Aufenthalt in einem Kurort ist an sich noch keine Behandlung. Neben den klimatischen Einflüssen, der individuellen medikamentösen und physikalischen Behandlung und der psychotherapeutischen Führung des Patienten sollte der Kurort auch ausgezeichnet sein durch die Vorzüge seiner orographischen Lage, durch eine „schöne Landschaft", das „Landschaftserlebnis" (HELLPACH 1965). Das Kurgelände muß einigermaßen leicht, d. h. ohne zu langen Anmarschweg zu erreichen sein. Damit ist eine gewisse maximale Ortsgröße festgelegt. Zu den Kureinrichtungen gehören Park- und Waldanlagen sowie Sport-, Spiel- und Liegewiesen. Ausgedehnte benachbarte Wälder, insbesondere Naturparkanlagen erhöhen über den Nutzen der Verbesserung des Klimas (Luftreinheit) hinaus den Wert des Landschaftserlebnisses.

Auch im Kurort muß eine planmäßige Landschaftsgestaltung angestrebt werden. Die Landschaft soll eine belebte sein, und Flora und Fauna sollen gepflegt werden. Durch künstliche Nisthöhlen, die in Augenhöhe angebracht werden, können neue Vogelarten angesiedelt und die Siedlungsdichte der Vögel um das 10- bis 20-fache gesteigert werden. Die Lebensfreude der Kurortbesucher wird durch die Beschäftigung mit der lebendigen Natur gefördert.

Der Anblick einer abwechslungsreichen Landschaft mit ihrer vielfachen Farbschattierung zwischen Wiesen, Baumgruppen und dem Hintergrund des Waldes übt eine lustbetonte anregende Wirkung aus (HELLPACH 1965). Wanderwege sollten so angelegt werden, daß von ihnen aus von Zeit zu Zeit Ausblicke in die Landschaft möglich sind.

Von einem Kurort ist zu verlangen, daß sein Orts- und Umgebungsklima keine nachteiligen gesundheitlichen Folgen bei den Kurgästen auslöst oder hinterläßt. Kurorte sollten daher nicht in den Belastungszonen liegen. Dagegen sind Schon- und Reizklimate verschiedener Stufen für viele Indikationen interessant. In der Bundesrepublik Deutschland verlangt der Deutsche Bäderverband vor der Anerkennung eines Kurortes ein *Kurortklimagutachten*, dessen Bearbeitung dem Deutschen Wetterdienst obliegt.

Es wurde folgendes Verfahren eingeführt, das in den Begriffsbestimmungen für „Kurorte, Erholungsorte und Heilbrunnen" niedergelegt ist:

Jeder Kurort hat ein Klimagutachten vorzulegen, und zwar

- der Heilklimatische Kurort auf Grund einer „Großen Klima-Analyse",
- das Heilbad, das Seeheilbad, das Kneippheilbad, der Kneippkurort und der
- Luftkurort auf Grund einer „Kleinen Klima-Analyse",
- der Erholungsort und das Seebad auf Grund einer „Orientierenden Klimabeurteilung".

Für die Erstellung einer Großen und Kleinen Klima-Analyse wird im Ort an 3 repräsentativen Stellen eine Klimastation für 2 Jahre in Betrieb genommen, wo folgende Klimawerte gemessen werden: Lufttemperatur, Luftfeuchte, Wind, Niederschlag und Sonnenscheindauer. Augenbeobachtungen zur Erfassung von Bewölkung, Sicht, Nebel, Gewitter und Niederschlagsart werden an den 3 Klimabeobachtungsterminen um 7, 14 und 21 Uhr OZ durchgeführt. Außerdem muß das Staub-Aerosol während mindestens eines Jahres überwacht werden.

In dem Gutachten, das auf Grund der Beobachtungen und Messungen der Kurortstationen ausgearbeitet wird, müssen Aussagen über einige Grenzwerte gemacht werden, von denen die Anerkennung abhängig ist. Die *Staubbelastung* darf im Kurgebiet nicht mehr als 2,5 g/m^2 in 30 Tagen, im Wohngebiet der Kurgäste nicht mehr als 4 g/m^2 in 30 Tagen, im Verkehrszentrum nicht mehr als 10 g/m^2 in 30 Tagen betragen. Ausnahmen bilden Seesand und Seesalz.

Die Konzentration an *Schwefeldioxid, Kohlenmonoxid* und *Stickoxiden* darf im Kurgebiet und im Wohngebiet der Gäste 20% der im Bundesemissionsschutzgesetz zugelassenen Werte nicht überschreiten.*) Die *Sonnenscheindauer* soll im Kurzentrum wenigstens 1500 Stunden pro Jahr betragen, bei Horizontbeschränkung durch Berge nicht unter 1350 Stunden. Damit ist sichergestellt, daß der Kurgast sich genügend oft bei schönem Wetter im Freien aufhalten kann.

Nebel einschließlich der Frühnebel bis 10 Uhr sollen im Kurort an nicht mehr als an 50 Tagen von Oktober bis März und weniger als an 15 Tagen in den übrigen Monaten auftreten.

Die *Schwülebelastung,* die ausreichend durch die Untergrenze von 49° Äquivalenttemperatur charakterisiert ist, soll nicht mehr als an 25 Tagen im Jahr erreicht werden.

Die für Erholungsorte und Seebäder zu bearbeitende *„Orientierende Klimabeurteilung“* beruht auf einer Beschreibung des regionalen Klimas nach dem amtlichen Klimaatlas, ferner auf der beschreibenden Analyse des lokalen Klimas nach einer Orts- und Geländebesichtigung eines erfahrenen Klimatologen und den daraus resultierenden Hinweisen auf das orographisch bedingte Bioklima auf Grund langjähriger praktischer Erfahrungen.

Klimagutachten auf Grund einer „Großen“ oder „Kleinen Klima-Analyse“ müssen so informativ für den klimatherapeutisch erfahrenen Arzt sein, daß er eine *medizin-klimatologische Begutachtung* erstellen kann. Darin müssen Aussagen enthalten sein, ob die klimatischen Eigenschaften des Ortes zumindest für die Hauptheilanzeigen Erkrankungen der Atemwege und Kreislauferkrankungen therapeutisch verwendbar sind. Diese Begutachtung hat für den Kurort die Heil- und Gegenanzeigen festzulegen. Das Gutachten in dieser umfangreichen Form wird für Heilklimatische Kurorte, Luftkurorte, Seeheilbäder und Kneippheilbäder verlangt.

Bei Erholungsorten und Seebädern wird keine ärztliche Beurteilung der orientierenden Klimabegutachtung verlangt.

Durch die Bioklimaforschung und die Anwendung ihrer Ergebnisse in der kurörtlichen Praxis wurde zumindest für den Bereich der deutschen Kurorte sichergestellt, daß deren Klima sachgemäß überprüft und begutachtet wurde. Da diese Be-

---

* Z. Zt. wird an einer strengeren Neufassung für die gasförmigen Luftverunreinigungen gearbeitet

gutachtung ein Bestandteil des Anerkennungsverfahrens ist, d.h. die endgültige Vergabe des Prädikats von diesem Gutachten abhängig ist, wird praktisch ausgeschlossen, daß ein in ungünstigem Klima liegender Ort zum Kurort avancieren kann. Für den Arzt bietet diese Klimaanalyse und das Gutachten den Vorteil, daß er auf gesicherter Basis seine Wahl bei der Patienteneinweisung vornehmen kann.

c) Spezielle Durchführung der klimatischen Behandlung

Auch im Heimatmilieu kann sich niemand dem Einfluß der klimatischen Wirkungskomplexe entziehen. Das gilt nicht nur für das Luftaerosol und den Luftdruck, sondern auch für den thermischen und den aktinischen Wirkungskomplex. Auch im Heimatort kann eine klimatische Behandlung durchgeführt werden: Schlafen bei offenem Fenster, Spazierengehen und Wandern, Luft- und Sonnenbäder usw. Entscheidend sind das Fehlen schädlicher Faktoren (z.B. Luftverunreinigung) und die Dosierung der „entrinnbaren Klimafaktoren", z.B. Wind, Strahlung. Das gilt besonders in Klimalagen mit stärkeren Reizwirkungen wie im Hochgebirgsklima, höheren Lagen der Mittelgebirge, Nordseeküstenklima. Es ist die Aufgabe des Kurarztes, durch richtige Verteilung und Auswahl von Ort und Zeit eine Abstufung der entrinnbaren Einwirkungen zu erzielen. Zusammen mit der richtigen Verteilung von Ruhe und Bewegung werden sehr unterschiedliche Reizdosen bei der Behandlung im Heilklima erreicht. Wichtig ist der Wechsel der klimatischen Reize, wodurch Kontrastwirkungen genutzt werden können. Z.B. stellen schnelle Änderungen der Abkühlungsgröße einen beachtenswerten Klimafaktor dar, der abhärtet.

1) Freiluftliegekuren

Die Freiluftliegekur, die konsequente „Luftruhekur" wurde Ende der 70er Jahre des vergangenen Jahrhunderts in Falkenstein/Taunus eingeführt. Man begann die Freiluftliegekur mit einigen Schwerkranken, deren fortgesetzter Zimmer- und Bettaufenthalt immer mehr schädlich erschien, in der Hoffnung, daß auch das Fieber durch die kalte Luft günstig beeinflußt werden könnte. Als sich das neue Verfahren als nutzbringend erwies, baute man zur Durchführung der Luftruhekur geeignete Hallen und ließ besondere Liegestühle konstruieren. Etwa 8 Jahrzehnte hatte der Liegestuhl in der Behandlung der Lungentuberkulose eine bevorzugte Stellung, bis zum Beginn der chemotherapeutischen Ära.

Die Freiluftkur kann bereits bei vollkommener Bettruhe und geöffneten Fenstern oder auf einem geschützten Balkon begonnen werden. Sie wird später in geheizten Hausliegehallen, offenen Balkons, in Liegehallen im Freien und durch Liegen in Luftbädern im Schatten von Bäumen, auf freier Wiese, im Wald oder am Strand in den Dünen fortgesetzt. Die Freiluftliegekur gilt auch heute noch bei Herz- und Kreislauferkrankungen, bei nervösen Erschöpfungszuständen, bei gynäkologischen Störungen usw. als eine wichtige klimatische Verordnung. Die Liegestühle müssen bequem geflochten, mit Matratzen und Armstützen versehen sein und ein ausgestrecktes Liegen des ganzen Körpers mit erhöhtem Oberkörper gestatten. Im Winter werden die Patienten in Decken eingepackt (evtl. Liegesack und Wärmflaschen). Gerade die Winterfreiluftliegekur hat ihren besonderen Wert. Bei richtiger Durchführung besteht keine Erkältungsgefahr. Durch die bauliche Gestaltung der Liegehalle und gute Luftzirkulation kann das Außenklima in seiner Luftgüte weitgehend erhalten werden. Bei der Errichtung der Liegehallen sind außer den lokalklimatischen Gesichtspunkten auch lokale Anpflanzungen, benachbarte Hekken, Wälder usw., die das Klima in der Liegehalle modifizieren können, zu beachten.

Abbildung 32 und *33* zeigen beispielhaft die verschiedenen klimatischen Verhältnisse je nach dem Ort der Therapie. Abbildung 32 gibt den herbstlichen UV-Intensitäts-Ablauf an den verschiedenen Stellen eines Kurortes im Mittelgebirge wieder und belegt die Möglichkeiten, selbst im Zimmer bei geöffnetem Fenster und im Schatten eines Freibalkons variable Strahlungsreize zuzuführen. Abbildung 33 enthält die Frigorigraphen-Werte desselben Tages wie in Abbildung 32 (vergl. auch S. 30). Die Frigorigraphen-Werte, die etwa der Temperatur der Haut des nicht schwitzenden Menschen entsprechen, unterscheiden sich bis zu 15 °C zwischen

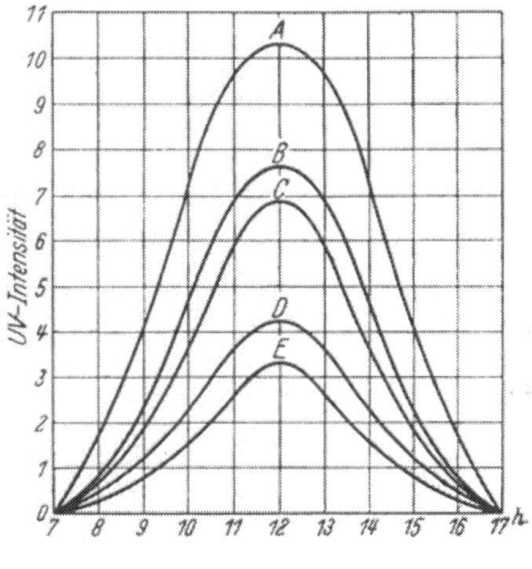

Abb. 32. Herbstlicher UV-Ablauf an unterschiedlichen Stellen eines Kurortes im Mittelgebirge. **A** = im Freien. **B** = Gartenliegehalle. **C** = Beschatteter Freibalkon. **D** = Hausliegehalle. **E** = Zimmer. (Nach AMELUNG 1941)

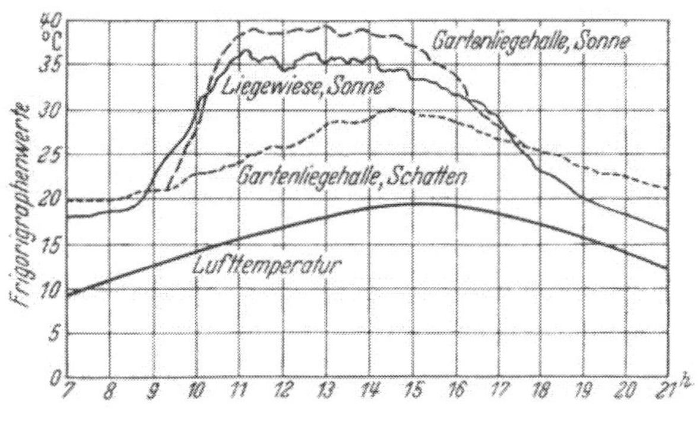

Abb. 33. Frigorigraphenwerte desselben Tages wie in Abb. 32. (Nach AMELUNG 1941)

Sonne und Schatten in der Gartenliegehalle. Die Gestaltung der Freiluftliegekur ermöglicht demnach eine exakte Dosierung der klimatischen Reize ohne körperliche Belastung des Patienten.

2) Heliotherapie

Seit Beginn dieses Jahrhunderts war die Heliotherapie, bei der der nackte oder wenig bekleidete Körper dem direkten Sonnenlicht oft stundenlang ausgesetzt wurde, das wichtigste Heilmittel in der Behandlung der extrapulmonalen Tuberkulose. Diese Behandlung ist heute im wesentlichen durch chemotherapeutische Möglichkeiten überholt. Dafür hat die Heliotherapie bei einigen Hautkrankheiten, z. B. der Psoriasis vulgaris, aber auch der Mycosis fungoides an Bedeutung gewonnen. Da bei der Sonnenbestrahlung durch das UV-Licht und die allgemeine Überwärmung auch Schäden eintreten können, ist bei einer sachgemäßen Heliotherapie das Dosierungsproblem von besonderer Bedeutung (s. Kap. aktin. Wirkungskomplex, S. 33).

Obwohl heutzutage sehr viele Menschen an das Sonnenbad gewöhnt sind, ist zu empfehlen, in Gebirgslagen und an der Meeresküste sich nur allmählich ansteigend der Sonnenbestrahlung auszusetzen. Eine individuelle Dosierung ist erforderlich, wobei nicht nur die Reaktion der Haut beachtet werden muß, sondern auch das Allgemeinbefinden (allgemeine Reizbarkeit, Kopfschmerzen usw.). Den Kopf sollte man durch einen Hut o. a. schützen und die Augen durch dunkelgefärbte Gläser.

Ein leichtes Erythem braucht nicht vermieden zu werden, ein stärkeres ist nur dann anzustreben, wenn Effekte im Sinne einer unspezifischen Reiztherapie erwünscht sind. Dann aber muß bedacht werden, daß es bei einem Sonnenbrand größerer Hautareale fast stets zu einer Exazerbation chronischer Entzündungen kommt, sog. Sonnenbronchitis, Sonnen-Gastritis usw. Bei der Lungentuberkulose hat man damit besonders schlechte Erfahrungen gemacht. Allein durch die Himmelsstrahlung ist eine Pigmentierung mit unterschwelligem Erythemreiz möglich und die Gefahr des Sonnenbrandes nur gering. Auch hat die Himmelsstrahlung keine wesentliche thermische Wirkung.

Seit langem schon besteht das Bestreben, dem Kurgast oder dem Kranken eine der Jahreszeit, der Tageszeit und dem Ortsklima angepaßte Dosierungstabelle in die Hand zu geben. Jede derartige Vorschrift muß die individuelle Hautresistenz, die sehr unterschiedlich sein kann, beachten. Das Isochronendiagramm von PFLEIDERER (1961) und von SCHULZE (1970), für die Nordsee berechnet, ist die bewährteste Dosierungsvorschrift (s. Abb. 17, S. 39). Dieses Diagramm dürfte, reine Luft vorausgesetzt, auch für das deutsche Binnenland in der Ebene gelten (s. Kap. aktinischer Wirkungskomplex, S. 33). Durch den Reinheitsgrad der Luft wird die Strahlungsintensität bzw. das Verhältnis von Sonnen- und Himmelsstrahlung beeinflußt. Je stärker die Trübung der Luft, desto schwächer die direkte Sonnenstrahlung, desto stärker die Himmelsstrahlung. Von LOTMAR (1971) sind mit dem Resist-Verfahren neue Dosierungsschemata unter Benutzung der Arbeiten von PFLEIDERER, SCHULZE und anderen ausgearbeitet worden, die vor allem höhere Gebirgslagen erfassen *(Tabelle 11)*.

Tabelle 11 Mittlere Erythemschwellenzeiten (EZ) in Minuten für Höhen von 0-2500 m über dem Meer. Gültig für Mitteleuropa, helle Tage, 11.00-14.00 Uhr MEZ (mitteleuropäische Zeit), mittelempfindliche Personen bei schneefreiem (Zahl links) und schneebedecktem Untergrund (Zahl rechts). Zahlen in Klammern: praktisch nicht verwirklicht, da normalerweise Schnee liegt. (Nach LOTMAR 1971)

Monate	Höhe über Meer (m)				
	0	500	1000	1500	2500
März	*90/-*	*88/-*	(82)/63	(74)/57	(68)/53
April	*52/-*	*51/-*	45/-	*41/31*	(36)/28
Mai	*38/-*	*37/-*	33/-	*29/-*	(26)/21
Juni	*33/-*	*31/-*	*26/-*	*23/-*	*21/-*
Juli	*35/-*	*31/-*	*24/-*	*19/-*	*17/-*
August	*42/-*	*35/-*	*27/-*	*21/-*	19/-
September	*62/-*	*48/-*	38/-	*30/-*	26/-
Oktober	*88/-*	*76/-*	70/-	*62*	(57)/46

Kursive Zahlen: EZ experimentell festgestellt oder auf Grund von Meßwerten berechnet.

Die Erythemschwellenzeit ist z. B. im April nach einer Fahrt aus dem schneefreien Tal auf 2500 m Höhe auf fast die Hälfte verkürzt. Die nach Untersuchungen im ostafrikanischen Hochland äquatornahe in einer Höhe über 1600-1800 m ü. NN gemessene UV-B-Globalstrahlung war um 14-18% intensiver als die in gleicher Höhenlage in mittleren Breiten (LOTMAR 1971). Ursache ist der dort höhere Sonnenstand um die Mittagszeit.

Selbstverständlich hängt die auf den Körper wirkende Sonnenstrahlung auch ab von der Körperstellung. Man erhält in aufrechter Stellung zwischen 10 und 16 Uhr pro Körperoberfläche eine praktisch gleichhohe Strahlungsintensität (WITZLEB 1981). Bei schneebedecktem Untergrund wird die Strahlung durch die Reflexion vom Schnee erheblich verstärkt. Beim liegenden Menschen dagegen steigt die UV-Intensität gleichmäßig mit zunehmender Sonnenhöhe an, am Mittag wird der höchstmöglichste UV-Strahlungsgenuß erreicht. Eine Verstärkung kann man durch leichtes Aufrichten des Körpers um 30° erreichen. Jedenfalls beginne man bei strahlungsungewöhnten Menschen das Sonnenbad mit 10-20 Minuten pro Exposition und steigere langsam. Erst nach etwa 7-14 Tagen ist der natürliche Sonnenschutz (Lichtschwiele) soweit ausgebildet, daß ein Mensch mit normalen Hautverhältnissen sich in unseren Breiten ohne zeitliche Begrenzung der Sonne aussetzen kann. Bei hellhäutigen, rotblonden Menschen muß die Sonnenbaddauer verkürzt werden, bei dunkelhäutigen kann sie unter Umständen verdoppelt werden. In besonderen Fällen muß die Erythemschwellendosis mit einer sog. Strahlungstreppe festgestellt werden (s. S. 39).

Am meisten zu empfehlen ist das thermoindifferente Sonnenbad, bei dem nach JESSEL (1971) die integrale Hauttemperatur vor Sonne etwa im Bereich von 30-35 °C liegt. Sonnenbäder unter heißen Bedingungen bedeuten eine starke Belastung des Organismus. Jede Überhitzung des Körpers muß unbedingt vermieden werden. Ein Schweißausbruch beweist ein thermisch falsch durchgeführtes Sonnenbad. Er muß besonders bei der Behandlung von Hautkrankheiten vermieden werden. Durch die kühlende Wirkung des Windes ist es im Gebirge und am Strand durchaus möglich, den Körper länger der Sonnenstrahlung auszusetzen, ohne daß eine Überwärmung eintritt.

Weiterhin kann es durch übertriebene jahrzehntelange Expositionen sogar trotz sorgfältiger Behandlung der Haut mit Sonnenschutzmitteln zu chronischen Hautschäden mit Hyperkeratose bis zum Hautkarzinom kommen. Lichtschutzmittel sind aber in der Heliotherapie fehl am Platz. Je höher der Lichtschutzfaktor, um so länger muß bestrahlt werden, um die gleiche Wirkung zu erzielen. Auch ist oft die kranke Haut gegen Lichtschutzmittel besonders empfindlich.

3) Das Luftbad

Es entstand mit der Naturheilbewegung des 19. Jahrhunderts. In ihm wird der unbekleidete Körper bald bei direkter Sonne, bald im Schattenlicht den jeweiligen örtlichen Klimabedingungen ausgesetzt. Im Luftbad soll je nach Außentemperatur die Bewegung abwechseln mit der Liegekur. Das Luftbad bewirkt ein ausgesprochenes, aber dosiertes Training der Hautgefäße. Die Haut wird dadurch besser durchblutet, pigmentiert und gewinnt an Turgor. Gesunde können es den ganzen Sommer hindurch unbedenklich nehmen nach sorgfältiger Akklimatisation, die auch für das Luftbad am Meeresstrand erforderlich ist. Bei entsprechender Gewöhnung kann der Mensch niedere Hauttemperaturen längere Zeit ohne allgemeine Reaktion und subjektive Beschwerden ertragen, so daß unter Umständen ein Luftbad, wenn auch nur für Minuten, ganzjährig durchgeführt werden kann. Menger (1978) konnte sogar bei Kindern mit Asthma bronchiale und Bronchitis durch streng dosierte Luftbäder im Winter am Nordseestrand sehr gute Behandlungserfolge erzielen.

Das Luftbad ist ein wertvolles Abhärtungsmittel und wirkt zugleich auf nervöse Menschen beruhigend. Sein Wert wird erhöht durch die Möglichkeit, gleichzeitig Gymnastik und Sport zu treiben. Auch in der allgemeinen Erholungsfürsorge sollte neben dem Schwimmen auch das Luftbad immer mehr gepflegt werden. Man kann in den öffentlichen Schwimmbädern auch dann Luftbäder nehmen, wenn das Wasser zum Baden zu kalt ist, oder wenn keine direkte Sonne scheint.

4) Klimatische Terrain-Kuren (Bewegungstherapie im Rahmen der Klimabehandlung)

Die Bewegungstherapie in mannigfacher Form, vom Spaziergang bis zum intensiven Lauftraining, sollte man als einen Teil ärztlicher Behandlung ansehen. Es ist wenig bekannt, daß schon seit mehr als 100 Jahren in vielen Kurorten, Sanatorien, die nicht selten den „Wasserheilanstalten“ des vorigen Jahrhunderts entstammen, und „Kurkliniken“ eine Verbindung der Anwendung des Klimas, von Luft- und Sonnenbädern, mit Gymnastik, Hydrotherapie und Terrainkuren geübt wurde. Die moderne Bewegungstherapie hat diese alten wohlerprobten Methoden wieder aufgenommen und besser physiologisch untermauert durch die großen Fortschritte der Sportmedizin und der Krankengymnastik (Beckmann 1958). Kontraindiziert sind für Kranke, besonders Herz- und Kreislaufkranke, alle Kraft- und Sprintübungen, wozu auch das Tenniswettspiel zählt. Körperliche Übung und Belastung, wie Spazierengehen und Wandern, verstärken die günstigen Einflüsse des Klimas auf den menschlichen Organismus. Durch körperliche Arbeit (Bergwandern) läßt sich z. B. die Höhenakklimatisation beschleunigen.

In der Nachbehandlung zahlreicher krankhafter Störungen, insbesondere Herzleiden, nervöser Erschöpfungszustände, vegetativer Regulationsstörungen und bei älteren Menschen steht im Vordergrund die Terrainkur. Diese soll bei ernsthaft Erkrankten erst nach einer mehrtägigen Anpassungszeit mit strenger Bettruhe beginnen. Der Münchner Arzt OERTEL (1835-1897) hatte für die verschiedenen Herzerkrankungen zur Stärkung des Herzmuskels sog. Terrainkuren empfohlen (1886). OERTEL begann mit Gehen auf ebenen Wegen, steigerte systematisch zu immer steileren Wegen und schließlich zu dauerndem Aufsteigen. Eine strenge Indikation ist jedoch erforderlich, denn das geopsychische Erlebnis und die von den Patienten als „leicht" empfundene Luft können zu stärkeren Anstrengungen verleiten und zu Schädigungen führen. Deshalb soll nach heutiger Auffassung die Terrainkur bei Herzkranken nur unter genauer ärztlicher Kontrolle durchgeführt werden. Nach telemetrischen EKG-Aufzeichnungen von HASTEDT u. Mitarb. (1975) wurden sowohl von Leistungssportlern als auch von Patienten mit koronarer Herzkrankheit im Freien beim Sport signifikant höhere Herzfrequenzen entwickelt als bei maximaler Belastung auf dem Fahrradergometer, ohne daß diese stärkere Belastung empfunden wurde. Selbst dann, wenn die Ergometrie unter freiem Himmel durchgeführt wird, sind sowohl im Sommer als auch im Winter bei gleicher Wattstufe Pulsfrequenz und systolischer Blutdruck höher als im Zimmer und würden einer um 15-25 Watt höheren Belastung entsprechen. Die Ursache dieser Unterschiede ist unbekannt (JUNGMANN u. Mitarb. 1984). Jedenfalls muß jede Übungsbehandlung, nicht nur bei Herzkranken, sondern auch bei muskelschwachen Fettleibigen, bei Menschen mit untrainiertem Herzen, dem Stubenhocker- oder Faulenzerherz, unter sorgfältiger Herzkontrolle durchgeführt werden. Stehen in einem Kurort Kurübungswege zur Verfügung, so ist es möglich, auch den Spaziergang, das planlose Hinschlendern durch die freie Natur bis zum sportlichen Wandern genau zu dosieren. Kurübungswege sind so angeordnet, daß kürzere oder längere Wegstrecken zunächst eine geringe, später eine größere Steigung haben. Dabei müssen die klimatischen Gegebenheiten ausgenutzt werden: Wege im Windschutz und im Freien, Wege im Schatten und solche in der Sonne. Zahlreiche Bänke sollen aufgestellt sein. Wechsel der Steigung, auch mit Abwärtsstrecken, sind günstiger und werden auch vom Patienten angenehmer empfunden.

Bei der Nachbehandlung des Herzinfarktes (GOTTHEINER 1971) kann man zwei verschiedene anginöse Beschwerden unterscheiden. Einmal gibt es den Anpassungsschmerz, der als toter Punkt nach etwa 500-1000 Meter Gehen auf ebener Erde oder 50-100 Meter Steigung auftritt. Er verschwindet beim Weitergehen (sog. „going through-Phänomen"). Nur die echten anginösen Beschwerden, die im allgemeinen auf Nitropräparate ansprechen und sich unter Belastung weiter verstärken, zwingen zu einer Einschränkung der Bewegungstherapie. Die jeweilige Wetterlage ist bei der Dosierung zu beachten, z. B. durch Einholung der medizin-meteorologischen Wettervorhersage Bioprog (s. Kap. Meteoropathologie, S. 51). Vor Beginn der Übungsbehandlung ist die Herzleistungsfähigkeit sorgfältig zu prüfen, durch klinische Untersuchung mit Elektrokardiogramm, fahrradergometrische Belastung, evtl. spirographische Untersuchung. Der Grad der Koronarinsuffizienz wird durch den Ergometertest gut wiedergegeben, die Neigung zu Herzrhythmusstörungen dagegen weniger gut. Letztere lassen sich besser durch telemetrische Überwachung der Patienten und durch Bandspeicher-EKG erkennen. Auch zu Hause sollte das körperliche Training fortgesetzt werden (s. Kap. Herz- und Kreislaufkrankheiten, S. 91).

7. Literatur

AMELUNG W (1941) Klimatische Behandlung innerer Krankheiten. Springer, Berlin

AMELUNG W, LANDSBERG HE (1934) Kernzählungen in Freiluft und Zimmerluft. Bioklimatische Beiblätter 1: 49-53

BALAZ V, BALAZOVA E (1966) Beobachtungen über die Nebennierenrindenfunktion im Mittel- und Hochgebirge. Z ges Inn Med 21: 164-169

BECKER F (1962) Meteorologische Grundlagen der Klimaheilkunde. In: AMELUNG W, EVERS A (Hrsg) Handbuch der Bäder- und Klimaheilkunde. Schattauer, Stuttgart, S 501-517

BECKER F u a (1969) Zusammenhänge zwischen einer Virusmeningitis-Epidemie und Wettervorgängen im Sommer 1967. Mon Schr für Kinderheilkunde 117: 500-504, Springer Berlin New York Heidelberg Tokio

BECKER F (1972) Bioklimatische Reizstufen für eine Raumbeurteilung zur Erholung. In: Akademie für Raumforschung und Landesplanung, Forschungs- und Sitzungsberichte (Hrsg) Raum und Fremdenverkehr III Bd 76. Jänecke, Hannover, S 45-61

BECKER F, STRÖDER U (1962) Wirkungen kurzfristiger Änderungen der Biosphäre. In: AMELUNG W, EVERS A. (Hrsg) Handbuch der Bäder- und Klimaheilkunde. Schattauer, Stuttgart, S 603-655

BECKER F (1985) Macht Wetter krank. Med Mo Pharm 8: 8-14

BECKMANN P (1958) Rehabilitation und Frühheilverfahren des Kreislaufgeschädigten. Münch Med Wochenschr 100: 426-428

BERNATZKY A (1972) Großstadtklima und Schutzpflanzungen. Natur und Museum 102: 425

CREMER RJ, PERRYMAN PW, RICHARDS HD (1958) Influence of light on the hyperbilirubinaemia of infants. Lancet I: 1094-1098

DAUBERT K (1970) Neue Aspekte in der Methodik medizin-meteorologischer Forschung und ihre Ergebnisse. Hippokrates 41, S 515-517

DAUBERT K, AICHINGER F (1962) Wetter, Klima, Haut. In: GOTTRON HA, SCHÖNFELD W (Hrsg) Dermatologie und Venerologie Bd I Teil 2. Thieme, Stuttgart, S 905-954

DEBSI S (1973) Spirographische Untersuchungen über die Wirkung der Klimabehandlung an der Nordsee bei Kindern. Z physik Med 4: 29-46

DE RUDDER B (1952) Grundriß einer Meteorobiologie des Menschen, 3 Aufl. Springer, Berlin Göttingen Heidelberg

DIRNAGL K (1957) Physik und Technik der Aerosoltherapie. In: NÜCKEL H (1957) Aerosoltherapie. Schattauer, Stuttgart, S 9-84

EVERS G, JUNGMANN H (1962) Über den Einfluß von Meerwasserinhalationen auf die Lungenfunktion. Z angew Bäder- u Klimakunde 9: 402-417

FABSITZ R, FEINLEIB M (1980) Geographic patterns in county mortality rates from cardiovascular diseases. Am J Epidemiol 9: 315-320

FANGER PO (1973) Thermal Comfort. McGrow-Hill, New York

FLACH E (1967) Zur klimatologischen Charakteristik des Hochgebirges. Arch phys Ther (Leipzig) 19: 278-290

FRITZ U (1964) Untersuchungen über den Einfluß von Seeklimakuren auf die Lungenfunktion. Z angew Bäder- u Klimaheilk 11: 433-451

FROEHLICH D (1959) Veränderungen der dermographischen Latenzzeit im Nordseeklima. Arch physik Therapie 11: 161-167

GEORGII H-W (1963) Belastbarkeit der Großstadtluft mit gasförmigen Verunreinigungen. Umschau 20: 757

GOTTHEINER V (1971) Intensives Körpertraining als Nachbehandlung und Vorbeugung des Herzinfarktes. Internist 12: 236-239

GROVER RF, VOGEL JAK, BLOUNT SG (1967) Pulmonary hypertension in normal men residing at 10000 feet. Biometeorology 2. Pergamon, Oxford, S 199
GÜNTHER M, JUNGMANN H, KLASEN B (1981) Einfluß des akuten Höhenwechsels bis 3000 m auf Kreislauf und Atmung. In: DEETJEN, HUMPELER (Hrsg) Med. Aspekte der Höhe. Thieme, Stuttgart New York, S 103-109
GUTENBRUNNER CHR (1982) Längsschnittuntersuchungen über den Einfluß intermittierender Unterdruckexpositionen auf vegetative Funktionen während des Nachtschlafes. Med Inaug-Diss Marburg/Lahn 1982
HAEBERLIN C, GOETERS W (1954) Grundlagen der Meeresheilkunde. Thieme, Stuttgart
HALHUBER M, INAMA K, JUNGMANN H (1968) Der Einfluß mittlerer Höhen (2000 m) auf den Kreislauf des Hypertonikers. Z angew Bäder- u Klimaheilk 15: 266-278
HASTEDT C-H, JUNGMANN H, SEEVERS H, ZIMMERMANN J (1975) Vergleichende Untersuchungen über maximale Pulsfrequenzen bei der Ergometrie und beim Sport. Sportarzt und Sportmed 6: 109-111
HELLPACH W (1965) Geopsyche, die Menschenseele unter dem Einfluß von Wetter und Klima, Boden und Landschaft, 7 Aufl. Enke, Stuttgart
HENSCHKE, SCHULZE (1938) cit. nach SCHULZE R (1970)
HILDEBRANDT G, ENGELBERTZ P, HILDEBRANDT-EVERS G (1954) Physiologische Grundlagen für eine tageszeitliche Ordnung der Schwitzprozeduren. Z Klin Med 152: 446-468
HILDEBRANDT G, JUNGMANN H (1962) Weitere Untersuchungen zur Höhenanpassung in Obergurgl (2000 m). Wien. Z inn Med 43: 298-308
HILLE H (1967) Verlaufsbeobachtungen während eines 6-wöchigen Kuraufenthalts im gewohnten Klima und bei geringer Höhenexposition. Arch phys Ther 19: 425-428
HILLE H (1967) Vergleichende Gruppenuntersuchungen über die physiologischen Wirkungen des Mittelgebirgsklimas. Arch phys Ther 19: 305-309
HOLLWICH F, DIECKHUES B (1972) Die Wirkungen von Tages- und Kunstlicht auf den tierischen und menschlichen Organismus. Fortschr d Medizin 90: 25-28
HOUSTON CS (1946) Operation Everest. US Naval Med Bull 46: 1783-1792
HULTGREN HN, LOPEZ CE, LUNDBERG E, MILLER H (1964) Physiologic studies of pulmonary edema at high altitude. Circulation 29: 393-408
HUMPELER E, INAMA K, JUNGMANN H (1980) Die Sauerstoffaffinität des Hämoglobins 3 Stunden nach passivem Höhenwechsels. Wien Klin Wschr 92: 326-329
HURTADO A, JUNGMANN H (1961) Erkrankungen in Bergeshöhen. Handbuch d ges Arbeitsmedizin. BAADER EW (Hrsg). Urban u Schwarzenberg, Berlin München Wien, S 642-654
INAMA K, JUNGMANN H, v UEXKÜLL M (1984) Sind alte Menschen durch Bergbahnfahrten in größere Höhen gefährdet? Med Klinik 79: 356-360
JENDRITZKY G, SÖNNING W, SWANTES HJ (1977) Ein objektives Bewertungsverfahren zur Beschreibung des thermischen Milieus. (Klima-Michel-Modell). Ann Met, S 205-210
JESSEL U (1967) Über den heutigen Stand der Beurteilungsmöglichkeiten der Luftqualität in Kurorten. Schriftenreihe d dtsch Bäderverbandes 24: 44
JESSEL U (1971) Thermoindifferente Sonnenbäder. Z Phys Med 2: 61-65
JESSEL U, JUNGMANN H (1977) Kurgastbezogene Klimadaten. Z phys Med 6: 197-207
JUNGMANN H (1967) Ultraviolette Strahlen und ihre therapeutische Nutzung. Ther d Gegenwart 106: 1150-1161 u 1302-1312
JUNGMANN H (1961) Das Klima in der Therapie innerer Krankheiten. Barth, München
JUNGMANN H (1971) Zur Bioklimatologie des Hochgebirges. Z phys Med 2: 40-47
JUNGMANN H, BERGMEYER K (1986) Bedeutung der ultravioletten Streustrahlung und der Reflexion für Heliotherapie und Sonnenbäder. Med Welt 37: 862-864
JUNGMANN H, MENZEL H, TROJAN A, VOLKMER J (1975) Hyperämie der Füße durch ansteigende Armbäder. Herz Kreisl 7: 638
JUNGMANN H, STEIN G, STEINHÄUSER E, SZUBA J. Untersuchungen zur sog „Kälte-Angina-pectoris".Herz /Kreislauf 16: 359-363
KNOCH K (1932) Allg. Klimalehre. In: HANN JV (Hrsg) Handbuch der Klimatologie Bd I. Engelhorns Nachf, Stuttgart, S 1-436
KÖNIG H (1958) Die atmosphärische Impulsstrahlung. Med-Met 13: 157-160
KÜHNAU J (1966) Jodgehalt der Luft. Med Klinik 61: 1167-1169
KUHNKE W, SCHULZE R (1961) Arbeit und Wetter. In: BAADER EW (Hrsg) Handbuch der ges Arbeitsmedizin. Urban und Schwarzenberg, Berlin München Wien, S 633-653

LANDSBERG HE (1933) Zählungen von Kondensationskernen auf dem Taunusobservatorium und auf dem Nordatlantischen Ozean. Zeitschr f d ges phys Ther 45: 125-128
LANDSBERG HE (1970) Climates and urban planning. In: Urban climates. WMO Techn. Note No 108, Geneva 364, S 129-136
LINKE F (1929) Die Luftkörperanschauung. Z Phys Therapie 37: 217-223
LOTMAR R (1971) UV-Strahlenmessung mit dem Resist-Verfahren. Strahlentherapie 142: 116-123
LOTMAR R (1972) Die Ultraviolettstrahlung und ihre biologische Bedeutung. Naturwiss Rundschau 25: 89-99
LUGER A (1971) Aktinische Karzinomgenese. Öster Z f Erforsch u Bekämpf d Krebskrankheit 26: 405-417
MADSEN TL (1974) Direkte Messung der thermischen Behaglichkeit. Arb Med Soz Med Präventivmed 9: 269-272
MENGER W (1969) Untersuchungen der Reaktion auf das Reizklima des Gebirges und der Nordsee bei denselben Personen. Arch Physik Therapie 21: 509-513
MENGER W (1978) Kalte Luftbäder bei Kindern mit Asthma bronchiale. Z phys Med 7: 195-205
MONGE C (1943) Chronic Mountain Sickness. Physiol Reviews 23: 166-184
MONGE C (1945) Aclimatacion en los Andes. Ann de la Facultad de Medicina (Lima) 28: 307-385
v. MURALT A (1944, 1948) Klimaphysiologische Untersuchungen in der Schweiz. Schwabe, Basel
NEUWIRTH R (1969) Ergebnisse bioklimatischer Untersuchungen im Mittelgebirge. Heilb u Kurort 8: 4-7
OBLÄNDER W, SIEGEL D (1977) Ergebnisse der Außenluftmessungen von Ozon und Kohlenwasserstoffen in Baden-Württemberg. VDI-Berichte 270: 57
OERTEL MJ (1986) Über Terrainkurorte. F C W Vogel, Leipzig
PENALOZA D, CAMBOA R, MARTICORENA E, ECHEVARRIA M, DYER J, GUTIERREZ (1961) The influence of high altitudes on the electrical activity of the heart. Am Heart J 61: 101-115
PFLEIDERER H, BÜTTNER K (1940) Bioklimatologie. In: VOGT H (Hrsg) Lehrbuch der Bäder- und Klimaheilkunde. Springer, Berlin, S 609-939
PFLEIDERER H (1961) Die Dosierung der klimatischen Reize an der See. Z angew Bäder- und Klimaheilk 8: 38-49
PIRLET K (1958) Klimatische und physikalische Einflüsse auf die Atemwege. Arch physik Therapie 10: 301-321
RADNOT M, STROBL G (1964) Einfluß der Ausschaltung des Lichts auf die Gonaden junger Kaninchen. Klin Monatsbl f Augenheilk 145: 676-680
REIFFERSCHEID H (1962) Das atmosphärische Aerosol: Luftchemischer Wirkungskomplex. In: AMELUNG W, EVERS A (Hrsg) Handbuch der Bäder- und Klimaheilkunde. Schattauer, Stuttgart S 549-577
REVELLE R (1982) Wärmer und feuchter durch Kohlendioxid. Spektr d Wissensch S 15-18
ROBINSON BF (1967 Relation of heart rate and systolic blood pressure to the onset of pain in angina pectoris. Circulation 33: 1073
ROEDIGER W (1967) Untersuchungen über die Resorption von Calzium und Magnesium bei Meerwasserinhalationen. Inaug Diss Hamburg
SCHÄFER SG, FORTH W (1982) Cadmium-Bewertung eines Schadstoffes. Dtsch Ärzteblatt 79: 35
SCHALLER K, VALENTIN H, (1980) BAT-Werte für Blei. Arbeits-Sozial- u Präventivmedizin 15: 277-287
SCHLIPKÖTER H-W (1973) Schadstoffe der Luft unter besonderer Berücksichtigung der Autoabgase. Dtsch Ärzteblatt 33: 2527-2531
SCHMIDT D u Mitarb (1972) Die Bleibelastung der Verkehrspolizei. Münch Med Wochenschr 114: 1761-1764
SCHMIDT-KESSEN W (1962) Die Rolle der Höhenwirkung bei der Klimatherapie. Arch phys Ther 14: 155-163
SCHMIDT-KESSEN W (1965) Klimatherapie des bekleideten Menschen. Z angew Bäder- u Klimaheilk 12: 225-263
SCHMIDT-KESSEN W, NEUWIRTH R (1963) Bioklimatische Gesichtspunkte bei der Planung in Bade- und Klimakurorten. Z angew Bäder- u Klimaheilk 10: 651-660
SCHMIDT-KESSEN W, PLEHN J (1965) Erythropoese beim Aufenthalt im Mittelgebirge. Med Welt 16: 102-105
SCHULZ L (1961) Zur Klimatologie der Gebirge. Therap d Gegenwart 100: 458-465

SCHULZ L (1963) Die winterliche Hochdrucklage und ihre Auswirkung auf den Menschen. Ber Dtsch Wetterdienst 12: 3-28
SCHULZE R (1970) Strahlenklima der Erde. Steinkopff, Darmstadt
SCRAGG R (1981) Seasonality of cardiovascular disease mortality and the possible protective effect of ultra-violet radiation. Int J Epidemiology 10: 337-341
SISSON THRC (1973) Phototherapie der Neugeborenen-Hyperbilirubinämie. Fortschr d Med 91: 563-566
SKOBEL P (1971) Die Klinik der vorwiegend in Europa vorkommenden Lungenmykosen. Tuberkulose-Bücherei, Thieme, Stuttgart
TRONNIER H, MAYERUS MF (1972) Vorkommen wasserlöslicher erythem-auslösender Stoffe in UV-bestrahlter Hornschicht. Ärztl Forschg 26: 108-114
UNGEHEUER H (1957) Das menschliche Befinden bei verschiedenen Wettertypen. Therapiewoche 7: 310-315
VOORS AW, JOHNSTON WD (1979) Altitude and arteriosclerotic heart disease mortality in white residents of 99 of the 100 largest cities in the United States. J Chron Dis 32: 157-164
WELS P (1952) Pharmakologische Probleme der Heliotherapie. Strahlentherapie 86: 8-13
WENZEL HG, PIEKARSKI C (1982) Klima und Arbeit. Bayr Staatsministerium f Arbeit u Sozialordnung. München
WEVER R (1971) Die circadiane Periodik des Menschen als Indikator für die biologische Wirkung elektromagnetischer Felder. Z Phys Med 2: 439-471
WEZLER K, BÖGER A (1939) Die Dynamik des arteriellen Systems. Erg Physiol 41: 292-606
WISKEMANN A (1978) Sonnenlicht und Hautkrebs. Diagnostik 11: 311-314
WISKEMANN A (1981) Gesundheitsprophylaxe mit optischer Strahlung. STH-Berichte 1, S 59-60
WITZLEB E (1982) Kurgastbezogene Strahlenmessungen an der See. Z phys Med 11: 163-171
WOLTERECK H (1938) Klima, Wetter, Mensch. Leipzig
ZIMMERMANN W (1969) Luft, Wetter und Klima. In: GÄRTNER H, REPLOH H (Hrsg) Lehrbuch der Hygiene 2 Aufl. Fischer, Stuttgart, S 67-86

II. Praxis der Balneo- und Klimatherapie

1. Herz- und Kreislaufkrankheiten

W. AMELUNG, H. JUNGMANN

Grundsätzlich erlaubt die Bäder- und Klimabehandlung bei Erkrankungen des Herzens und des Gefäßsystems zwei Einwirkungsmöglichkeiten:
1. Schutz vor Belastungen, besonders klimatischer Art,
2. Übung der Herz- und Gefäßfunktionen.

Letzteres setzt eine gewisse Reaktionsfähigkeit des Systems und Belastbarkeit des Herzens voraus (LÜHR 1977).

Herzklappenfehler: Heute steht die chirurgische Korrektur an erster Stelle der Behandlung. Lediglich zur Nachbehandlung und Rehabilitation kommen Kuren in Frage, die aber in entsprechend eingerichteten Kurkliniken durchgeführt werden sollten. Das durch den Klappenfehler meist viele Jahre überanstrengte und dadurch hypertrophierte Herz soll nicht durch intensive Übungstherapie belastet werden. Vordringlich werden Einwirkungen auf das Gefäßsystem, Arterien, Arteriolen und Venen, benötigt, um durch eine verbesserte Regulation der Blutverteilung das Herz zu entlasten. Hierzu dienen Kohlensäurebäder, Kneipp-Anwendungen, Bürstenmassagen, kombiniert mit einer evtl. erforderlichen Diät und Einführung eines geordneten Tagesrhythmus. Da diese Patienten durch die oft jahrelang bestehenden Beschwerden, besonders die Atemnot, meist auch psychisch alteriert sind, außerdem von den lauteren Tönen der Kunstklappe beeindruckt sind, sollte während der Rehabilitation auch eine psychologisch geschickte Aufklärung erfolgen. Eventuell bestehende Herzrhythmusstörungen lassen sich nicht durch physikalische Therapie beeinflussen, sie müssen medikamentös behandelt werden. Auch eine notwendige Digitalisierung läßt sich nicht durch Bäder- und Klimabehandlung ersetzen.

Das Klima spielt in der Nachbehandlung eine wichtige Rolle. Die Sauberkeit der Luft, das Fehlen von Schwüle und starkem Wind bei noch relativ hohem Sauerstoff-Partialdruck ist in den Mittelgebirgen am besten verwirklicht. Ein gepflegtes, im Winter schneefrei gehaltenes Wegenetz mit nur geringen Steigungen wird von den Kurorten im Mittelgebirge fast überall bereitgehalten. Höhenlagen zwischen 400 und 800 m ü. NN. erscheinen optimal, da sie die Inversionen, die die Luftverunreinigung fördern, meist überragen.

In diesem Zusammenhang sind Erfahrungen der Innsbrucker Universitäts-Klinik interessant. Während des Krieges wurden wegen der Gefahr von Luftangriffen die bettlägerigen Herzkranken aus dem Innsbrucker Föhntal (600 m ü. NN) nach Seefeld in Tirol verlegt (1200 m ü. NN). Allein dieser Klimawechsel wurde auch von

Schwerkranken als sehr wohltuend empfunden (Hittmair, Halhuber, pers. Mitteilung).

Höhen über 1500 m sind für Kranke mit erhöhtem Druck in der A. pulmonalis (Mitralstenose, Septumdefekt) auch für einen kurzzeitigen Aufenthalt (Bergbahnfahrt) kontraindiziert.

Angeborene Vitien: Für angeborene Herzfehler gilt das gleiche wie für die erworbenen Klappenfehler. Septumdefekte, offener Ductus Botalli usw. sollten möglichst frühzeitig operiert werden. Die Nachbehandlung erfolgt nach den gleichen Richtlinien wie die der Herzklappenfehler.

Entzündliche Herzerkrankungen: Endo-, Myo- und Pericarditis sind in jedem Falle Gegenindikationen einer Bäderbehandlung. Wenn die Entzündungen weitgehend abgeklungen sind und z. B. nach einer Myokarditis keine malignen Rhythmusstörungen bestehen, ist eine vorsichtige Rehabilitation in einem Heilklimatischen Kurort oder Kneippkurort sinnvoll, um die durch das meist lange Krankenlager gestörten Funktionen wieder zu üben.

Koronarinsuffizienz: Bei den ischämischen Herzkrankheiten hat sich seit dem mutigen Vorgehen von Gottheiner (1968) die Übungstherapie im geeigneten Klima weltweit durchgesetzt. Das gilt auch für Patienten mit überstandenem *Herzinfarkt,* wenn kein *Herzwandaneurysma* und keine *Herzmuskelinsuffizienz* vorliegen. Die Übungstherapie kann mit gutem Erfolg mit Kneippanwendungen, bei erhöhtem Blutdruck mit Kohlensäure-Bädern kombiniert werden, bei Übergewicht und Hyperlipidaemie auch mit entsprechender Diät. Eine gute Aufklärung und psychologische Führung während der Kurbehandlung ist besonders bei Infarktpatienten (die meist sehr kooperativ sind) wichtig.

Die Übungstherapie besteht aus submaximalen Ausdauerleistungen wie Gehen, Laufen, Schwimmen (ohne Tauchen!), Radfahren, auch Skilanglauf. Alle Kraftübungen und alle Sportarten, die mit Pressen einhergehen (Tennis!) sind kontraindiziert, da sie bei diesen Patienten in hohem Maße Rhythmusstörungen provozieren. Die bei Koronarinsuffizienz häufigen Extrasystolen sind durch Bäder- und Klimabehandlung oder physikalische Therapie nicht zu beeinflussen, sondern nur durch Medikamente.

Wird die Rehabilitation als Anschlußheilbehandlung nach Entlassung aus dem Akutkrankenhaus durchgeführt, sollte sie in speziellen Rehabilitationskliniken stattfinden. Sonst gilt als Vorbedingung die Leistung von 75 Watt über 3 Minuten im Sitzen auf dem Fahrradergometer ohne Auftreten eines Abbruchkriteriums. Die früher empfohlene Karenzzeit von 6 Monaten bis zur Kur ist überholt. Indikation und Zeitpunkt der Kurbehandlung müssen individuell festgesetzt werden.

Klimatisch erscheinen das Mittelgebirge und die Ostseeküste günstig, doch hat man in Österreich auch im Hochgebirge bis 2000 m ü. NN gute Erfahrungen gemacht, wenn keine Insuffizienzzeichen oder Rhythmusstörungen vorlagen (Inama u. Halhuber 1975). Von einem Nordseeaufenthalt muß abgeraten werden.

Gelingt es nicht, im Anschlußheilverfahren oder durch eine Kur die Angina pectoris zu beeinflussen, und bleiben im EKG unter Belastung ischämische (nicht digitalisbedingte) ST-Strecken-Senkungen bestehen, sollte eine Bypass-Operation erwogen werden. Im Anschluß an eine erfolgreiche Operation ist die Kurbehandlung zur Besserung der Gefäßregulation ebenso indiziert wie nach einem unkomplizierten Herzinfarkt.

Herzrhythmusstörungen: Extrasystolie, besonders mit Couplets, Salven oder R auf T-Phänomen, absolute Arrhythmie, AV-Block und Sinusknotensyndrom („sick sinus") sowie supraventrikuläre paroxysmale Tachykardien (WPW-Syndrom) sind durch Maßnahmen der Bäder- und Klimaheilkunde nicht zu bessern. In Höhen über 1000 m sind solche Patienten vermehrt gefährdet. Erst nach erfolgreicher antiarrhythmischer Medikation sind Kuren in Heilklimatischen Kurorten und Kneippkurorten zur Besserung des Allgemeinbefindens vertretbar. Eine Ausnahme bilden vereinzelte Extrasystolen in Ruhe, die unter Belastung verschwinden.

Bluthochdruck: Die unkomplizierte *essentielle Hypertonie* läßt sich durch Kuren sehr gut und nachhaltig beeinflussen. Eine Nierenbeteiligung, eine Herzmuskelschädigung und eine Aortenisthmusstenose müssen vorher ausgeschlossen werden. Klimatisch kommen das Mittelgebirge und das Hochgebirge in Frage in Höhen bis 2000 m ü. NN (Halhuber et al. 1968). Die ersten 3 Tage im Hochgebirge sollte der Patient Ruhe einhalten. An aktiven Maßnahmen haben sich Kohlensäurebäder und eine vorsichtig gesteigerte Übungstherapie in Kombination mit salzarmer und gegebenenfalls kalorienarmer Kost bewährt. Auch Fastenkuren sind fast immer erfolgreich.

Da die indifferente Temperatur des CO_2-Bades mit 32 °C niedriger liegt als die des Süßwassers, entfällt eine Wärmebelastung. Etwa 20–80 ml CO_2 werden pro Minute durch die Haut aufgenommen. Die Kohlensäure führt zu einer maximalen Erweiterung von Arteriolen und Kapillaren und wird im Venenblut zum rechten Ventrikel befördert und über die Lunge abgeatmet. Sie darf nicht in den arteriellen Kreislauf gelangen. Deshalb soll sie auch im Bad nicht eingeatmet werden. Der Kopf des Patienten soll sich deutlich oberhalb des Wannenrandes befinden. Die Bäder anfangs können 6–8 min dauern, 3mal pro Woche genommen werden und im Verlauf der Kur auf 20 min ausgedehnt werden.

CO_2-Gasbäder werden bei Hypertonien mit Schädigung der Arbeitsmuskulatur des linken Ventrikels verordnet. Hier entfällt zwar der hydrostatische Druck, doch muß, um eine wirksame Menge CO_2 zur Resorption zu bringen, das Gas auf 40 °C erhitzt und auf 90% relative Feuchte angefeuchtet werden. Dies bedeutet aber eine Wärmebelastung. Bei Zimmertemperatur werden nur etwa 4 ml/min aufgenommen.

Wurden vor der Kur Antihypertensiva z. B. Beta-Blocker eingenommen, so dürfen diese nicht abrupt abgesetzt, sondern müssen je nach Blutdruckverhalten langsam reduziert werden. Meist sind sie nach 3 Wochen nicht mehr nötig.

Die nephrogene Hypertonie läßt sich weder durch balneologische noch durch klimatherapeutische Anwendungen beeinflussen.

Niedriger Blutdruck: Die essentielle Hypotonie, besonders mit *orthostatischen Regulationsstörungen,* ist ebenfalls durch Kuren besser zu beeinflussen als durch Medikamente. Hierbei steht die Besserung der Regulation der Blutverteilung durch ein Gefäßtraining ganz im Vordergrund. Besonders wirksam sind kurze Kaltreize und der Aufenthalt in einem kühlen Klima mit Wind. Speziell bewährt haben sich das Nordseeklima mit häufigem Wassertreten im Meer sowie Kneippkuren. Auch mit

Solebädern wurden Erfolge erzielt. Die Ernährung darf nicht salzarm sein. Eine reichliche Flüssigkeitszufuhr ist wichtig. Auch Trinkkuren mit natriumhaltigen Heilwässern haben günstigen Einfluß (GUTENBRUNNER u. WINTER 1984).

Entzündliche Arterienerkrankungen: Endangiitis obliterans, Periarteriitis nodosa usw. sind für eine Bäder- und Klimabehandlung weniger geeignet. Erst nach Abklingen der entzündlichen Prozesse kann mit Erfolg eine Therapie wie bei der sklerosebedingten arteriellen Verschlußkrankheit angewandt werden. Eine Ausnahme sind Bäder in radonhaltigen Wässern oder besser noch die Einatmung radonhaltiger Luft, z. B. im Böcksteiner Stollen bei Badgastein. Dem Wirkungsmechanismus liegt offenbar die mehrfach nachgewiesene Steigerung der Nebennierenrinden-Aktivität durch Radon mit ihrem antiphlogistischen Effekt zugrunde. Die Bäderbe-

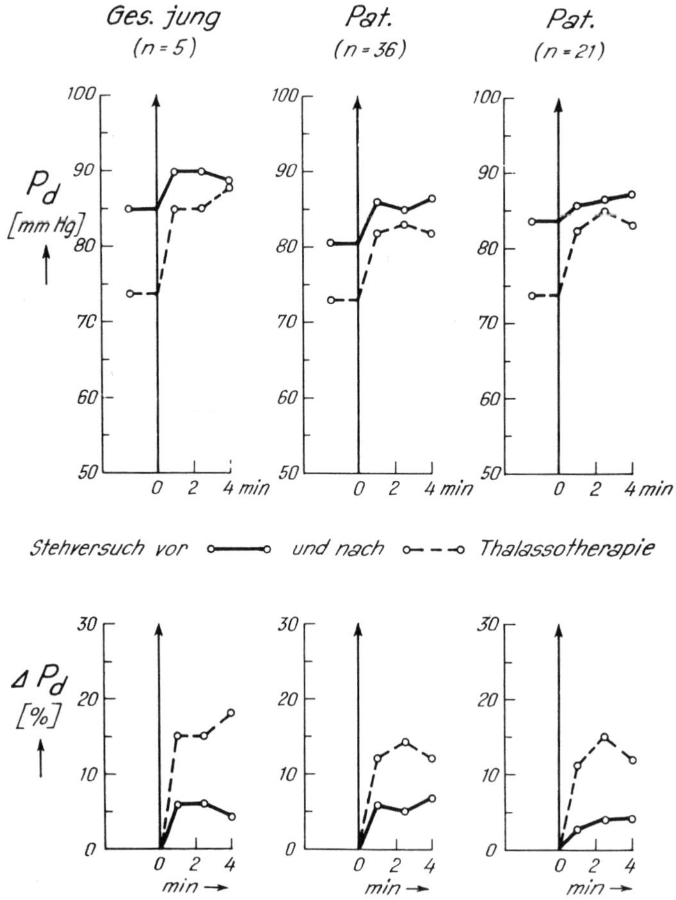

Abb. 34. Verhalten des diastolischen Blutdrucks im Stehversuch vor und nach Thalassotherapie. Am Ende der Kur deutlich stärkerer Anstieg im Stehen von niedrigeren Ausgangswerten aus als Hinweis auf eine verbesserte periphere Vasokonstriktion. (Oben: Absolutwerte, unten prozentuale Änderung). (Nach JUNGMANN, unveröff.)

handlung sollte bei der Endangiitis möglichst früh eingesetzt werden, weil eine stärkere Einschränkung der Durchblutung der Extremitäten jede Wärmeanwendung verbietet, da im erwärmten Gewebe der Sauerstoffverbrauch erhöht ist. Auch von Kohlensäuregasbädern können Erfolge erwartet werden.

Arteriosklerose: Die Frühstadien der generalisierten Arteriosklerose ohne manifeste Durchblutungsstörungen sind eine hervorragende Indikation für die Bäder- und Klimabehandlung. Diese Frühstadien sind ausgezeichnet durch eine arterielle Regulationsstarre, also durch die weitgehende Einbuße der situationsgerechten Weit- und Engstellung der Arterien. Sie ist oft, aber nicht immer, mit einem erhöhten systolischen Blutdruck kombiniert. Typische Symptome sind der Verlust der Dikrotie im peripheren Puls und eine erhöhte Pulswellengeschwindigkeit. An älteren Infarktpatienten ließ sich eine deutliche Verstärkung der Dikrotie im peripheren Puls nach 4-wöchiger Kurbehandlung nachweisen (JUNGMANN u. Mitarb. 1974). Klimatisch haben sich sowohl das Seeklima als auch das Hochgebirgsklima bewährt. Alle Formen thermischer Reize lassen sich nutzen: Thalassotherapie *(Abb. 34)*, Kneippanwendungen, Kohlensäurebäder, Jodsolebäder, Schwimmen in Thermalbädern, Sauna, Wechselbäder, möglichst in Kombination mit dosierter Gymnastik und Bewegungstherapie sowie fettarmer Diät. Bei den Jodbädern und Jodsole-Trinkkuren

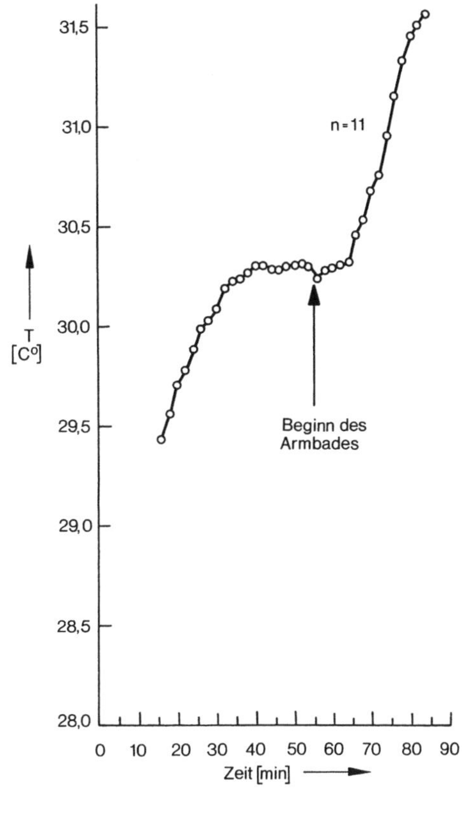

Abb. 35. Die Fußhauttemperatur als Maß für die Fußdurchblutung stellt sich bei arteriellen Verschlußkrankheiten erst nach 40 Minuten auf ein konstantes Niveau ein, steigt aber wenige Minuten nach Beginn des ansteigenden Armbades hochsignifikant an. (Aus JUNGMANN u. Mitarb. 1975)

wird nach den umfangreichen Studien in Bad Hall/Österreich sogar ein spezifisch antisklerotischer Einfluß vermutet (HELLAUER 1984).

Sind erst Arterien weitgehend stenosiert oder ganz verschlossen (am häufigsten im Adduktorenkanal), besteht also eine *arterielle Verschlußkrankheit* im Stadium I und II nach Fontaine, dann sind Temperaturreize an der betroffenen Extremität kaum noch wirksam, im Stadium III sogar schädlich, da sie nicht nur die Durchblutung, sondern auch den Sauerstoffverbrauch der Gewebe beeinflussen. Bewährt haben sich ansteigende Armbäder, die auf konsensuellem Wege die Fußdurchblutung, soweit überhaupt noch möglich, maximal steigern *(Abb. 35).* Sie bewähren sich auch gegen den Ruheschmerz (JUNGMANN u. Mitarb. 1975).

Ziel der Behandlung ist die Ausbildung und Erweiterung von Kollateralgefäßen. Indifferente CO_2-Gasbäder sind nützlich. Die wichtigste Therapieform aber ist das Gehtraining, das jeweils bis zur Schmerzgrenze gesteigert werden kann. Die Kombination mit Bindegewebsmassagen am Rücken hat sich sehr gut bewährt. Dagegen sind Massagen der erkrankten Extremität kontraindiziert. Bei Adipositas muß eine Gewichtsreduktion angestrebt werden. Besteht gleichzeitig eine Hypertonie, darf die antihypertensive Therapie nur sehr vorsichtig angewandt werden. Der Blutdruck darf nicht schnell gesenkt werden. Er soll sich durch das Gehtraining und eine salzarme Diät selbst einregulieren.

Prinzipiell kann die Behandlung der arteriellen Verschlußkrankheit auch ambulant am Heimatort durchgeführt werden, zumal das Klima hierbei eine untergeordnete Rolle spielt. Im Kurort ist aber die Führung des Patienten, seine Überwachung und Motivierung wesentlich einfacher. Kurübungswege verschiedener Steigung stehen in fast allen Kurorten zur Verfügung.

Beim apoplektischen Insult steht die Krankengymnastik und Bewegungstherapie, auch im Bewegungsbad, an erster Stelle (s. Kap. Neurologische Erkrankungen, S. 129). Eine Kombination mit Jodsole-Bädern hat sich bewährt. Besteht eine Hypertonie, darf der Blutdruck nicht abrupt medikamentös gesenkt werden, wenn es sich um zerebrale Durchblutungsstörungen handelt. Diese können bei zu niedrigem Druck verstärkt werden. Besser wirken Kohlensäure-Bäder, durch die sich der Blutdruck im Verlauf von Tagen und Wochen auf ein niedrigeres Niveau einstellt. Die Behandlung sollte möglichst im Mittel- oder Hochgebirgsklima in Höhen zwischen 400 und 1200 m stattfinden.

Venenerkrankungen: Varicosis und Thrombophlebitis sind primär keine Indikationen für die Bäder- und Klimabehandlung, wohl aber für physikalische Therapie am Heimatort (kalte Umschläge, Stützstrümpfe, elastische Binden usw.). Erst nach Abklingen der Entzündung, beim postthrombotischen Syndrom, sind Kohlensäure-Teilbäder sinnvoll, weil hier die vermehrte Hautdurchblutung und das damit verbesserte O_2-Angebot mit der Venenkompression durch den hydrostatischen Druck synergistisch wirken. Auch das Gehtraining mit Stützstrümpfen ist dann erfolgreich.

Funktionelle Kreislaufstörungen: Unter diesem Sammelbegriff sollen die sog. vegetative Dystonie, neurozirkulatorische Dystonie, Vasomotorismus usw. einschließlich des hyperkinetischen Herzsyndroms zusammengefaßt werden. Bei diesen sehr häufigen Funktionsstörungen ist die Kurbehandlung fast immer erfolgreich.

Schon die Einführung eines geordneten Tagesrhythmus mit zeitgerechtem Wechsel von Ruhe und Belastung bessert die Beschwerden. Warm- und Kaltreize, z.B. in Form von Kneipp-Anwendungen, trainieren die Gefäßfunktionen, besonders in Kombination mit einer gut dosierten Bewegungstherapie. Wegen der meist bestehenden neurotischen Fehlhaltungen soll während der Kur eine psychologische Betreuung mit Gruppengesprächen stattfinden.

Klimatisch kommt besonders beim hyperkinetischen Herzsyndrom dem Hochgebirge ein positiver Einfluß zu. Stehen vagusbetonte Symptome im Vordergrund, dann ist das Nordsee-Klima zu bevorzugen, sonst auch das Mittelgebirgsklima. Solebäder und Schwimmen in Thermalbädern sind sinnvoll. Gerade bei diesen Patienten muß auf ein strenges Kurregime geachtet werden, da weder Schmerzen wie beim Rheumatiker noch die Gefahr von bedrohlichen Komplikationen wie beim Koronarkranken die Patienten motivieren.

Kurerfolge: OHLSEN (1972) überprüfte bei 645 Patienten der Betriebskrankenkasse des Volkswagenwerkes, die wegen funktioneller Kreislaufstörungen zur Kneipp-Kur nach Bad Lauterberg/Harz verschickt worden waren, die Arbeitsfähigkeit 2 Jahre vor und 2 Jahre nach dem Heilverfahren. Nach der Kur hatten die Arbeitsunfähigkeitstage um 60% abgenommen, wobei im zweiten Nachkurjahr noch weniger Arbeitsunfähigkeitstage registriert wurden als im ersten. Ein Einfluß der Jahreszeit, in der die Kur durchgeführt wurde, zeigte sich nicht. Ergometrische Nachuntersuchungen führten BAIER u. ROMPEL-PÜRCKHAUER (1980) bei 45 Kurpatienten und 59 unbehandelten Vergleichspersonen durch. Ein Maximum der körperlichen Leistungsfähigkeit wurde in der 4.-8. Woche nach der Kur festgestellt, eine verbesserte Kondition aber auch noch 2 Jahre nach der Kur, besonders bei denjenigen, die vor der Kur wenig belastbar waren. WANNENWETSCH (1969) gibt einen Rückgang der Fehltage wegen Herz-Kreislauferkrankungen von 22,4% in den 3 auf ein Heilverfahren folgenden Jahren an, im Vergleich zu 3 Jahren vor der Kur.

Durch eine kurmäßige und gut organisierte Rehabilitationsbehandlung nach Herzinfarkt ließ sich der Termin der Wiederaufnahme der Arbeit mehrere Monate vorverlegen, ohne daß dadurch vermehrte Zwischenfälle oder Komplikationen provoziert wurden (STEIN u. KRASEMANN 1981).

Literatur

AMELUNG W (1970) Klimatotherapie. In: GROBER J (Hrsg) Klinisches Lehrbuch der physikalischen Therapie, 5 Aufl. Fischer G, Jena, S 463-508

BAIER H, ROMPEL-PÜRCKHAUER CHR (1980) Die langzeitige physiologische Adaptation durch aktivierende Kurbehandlung. Z f Bäder- u Klimaheilk 27: 43-50

GOTTHEINER V (1968) Long-range strenuous sports training for cardiac reconditioning and rehabilitation. Amer J Cardiology 22: 426-435

GUTENBRUNNER CHR, WINTER H (1984): Untersuchungen über den Einfluß von Trinkkuren auf orthostatische Blutdruckregulationsstörungen. Ärztezeitschr f Naturheilverf 25: 463-468

HALHUBER MJ, INAMA K, JUNGMANN H (1968) Der Einfluß mittlerer Höhen auf den Kreislauf des Hypertonikers. Z angew Bäder Klimaheilk 15: 266-278

HELLAUER A (1984) Jod als Balneotherapeutikum. In: Kurorttherapie. Schriftenreihe des norddeutschen Instituts für Fremdenverkehrs- und Heilbäderforschung, Braunschweig, S 140-154

INAMA K, HALHUBER MJ (1975) Der Herz-Kreislaufkranke im Hochgebirgsklima. Schriftenreihe Dtsch Zentrale Volksgesundheit, Frankfurt/Main
JUNGMANN H, GREESE G, SCHEIBE R (1974) Auswirkung der Frührehabilitation nach Herzinfarkt auf das kardiopulmonale System. Herz/Kreislauf 6: 61-63
JUNGMANN H, MENZEL H, TROJAN A, VOLKMER J (1975) Hyperämie der Füße durch ansteigende Armbäder. Herz/Kreislauf 7: 638-641
LÜHR K (1977) Die Kurortbehandlung der Herz-Kreislaufkrankheiten. Urban u Schwarzenberg, München Wien Baltimore
OHLSEN J (1972) Untersuchungen über den Erfolg von Kneippkuren. Z angew Bäder-Klimaheilk 19: 396-417
STEIN G, KRASEMANN EO (1981) Prospektive Untersuchungen zur Dauer der Arbeitsunfähigkeit nach Herzinfarkt. Herz/Kreislauf 13: 526-532
WANNENWETSCH E (1969) Zur Problematik des Kurerfolgs. Der med Sachverständige 65: 9-13

2. Rheumatische Erkrankungen - Erkrankungen des Bewegungsapparates

W. AMELUNG, H. JUNGMANN

In der Therapie einer so ausgesprochen chronischen Krankheitsgruppe wie den rheumatischen Erkrankungen mit ihren vielgestaltigen Krankheitsbildern spielen Badekuren seit altersher eine große Rolle. Auch ist der Einfluß von Wetter und Klima auf die Beschwerden der Rheumatiker allgemein bekannt.

Nach Angaben der Deutschen Rheumaliga (1982) schätzt man, daß allein in der Bundesrepublik ständig etwa 3 Millionen Patienten wegen rheumatischer Erkrankungen einer ärztlichen Behandlung oder Überwachung bedürfen. Die Etats der Sozialversicherungsträger werden dadurch mit 7 Milliarden DM belastet (Dtsch. Ärzteblatt 1983).

Rheumatische Erkrankungen sind definiert als Erkrankungen des mesenchymalen Systems. Hierzu gehören eine Vielzahl ganz unterschiedlicher Krankheiten einschließlich der Kollagenkrankheiten. Hier soll nur die Therapie der wichtigsten Rheumaformen behandelt werden. Kollagenkrankheiten (Lupus erythematodes disseminatus, progressive systematisierte Sklerodermie, Dermatomyositis und Periarteriitis nodosa) sind zwar keine einheitliche Krankheitsgruppe, keine ist aber mit Bäder- oder Klimatherapie behandelbar.

Die häufigsten rheumatischen Krankheiten lassen sich grob unterteilen in:
a) entzündlicher Rheumatismus,
b) degenerativer Rheumatismus,
c) extraartikulärer (Weichteil-) Rheumatismus.

a) Entzündlicher Rheumatismus

Das meist bei Jugendlichen auftretende *rheumatische Fieber* ist keine Indikation für die Bäder- und Klimabehandlung. Allenfalls Restzustände mit Arthralgien lassen sich durch Thermalbäder mit schwachem Mineralgehalt günstig beeinflussen.

Die *rheumatoide Arthritis* (primär chronische Polyarthritis) ist im akuten Stadium ebenfalls eine Gegenindikation gegen eine Bäderbehandlung. Neuerdings wird versucht, durch Kälteanwendungen (Kryotherapie) einen antiphlogistischen Effekt zu erzielen. Das Klima spielt insofern eine Rolle, als in trocken-warmen Gegenden die Beschwerden wesentlich geringer sind und akute Schübe seltener auftreten. Andererseits sind diese Patienten in heißen Ländern durch die meist zu kalt gefahrenen Klimaanlagen gefährdet. Der häufige Wechsel zwischen den kalten Räumen und dem heißen Außenklima kann starke Schübe der Arthritis provozieren.

Günstig erweisen sich milde Klimate südlich der Alpen, z. B. Tessin, Südtirol, Norditalien.

Die entzündlichen Prozesse nehmen bei den Warmluftvorstößen auf der Vorderseite von Tiefdruckgebieten zu, die Muskelverspannungen bei Kaltlufteinbrüchen auf der Rückseite der Zyklonen.

Ist der akute Schub abgeflaut (mindestens 2 Monate kein Fieber, Normalisierungstendenz der Blutsenkungsgeschwindigkeit), kommen Badekuren mit Sole, Moor, Schwefelwässern und auch Radonbädern in Frage *(Tabelle 12)*, kombiniert mit vorsichtiger Bewegungstherapie im warmen Wasser. Zweck ist nicht nur die Erhaltung der Gelenkbeweglichkeit und Entspannung der oft verkrampften Muskulatur, sondern auch eine Umstimmung der Reaktionsweise des Organismus (s. Kap. Die Kur, Bd. 1, S. 109). Da gerade die rheumatoide Arthritis zu starken Kurreaktionen neigt, ist eine ständige ärztliche Überwachung der Patienten und eine den Reaktionen angepaßte Dosierung der Kurmittel wichtig. Stets müssen jedoch alle befallenen Gelenke einmal am Tag aktiv oder passiv bewegt werden (Ott 1972). Hyperergische Reaktionen können mit Kortisonpräparaten abgefangen werden. Wahrscheinlich handelt es sich bei diesen Kurreaktionen um eine Störung zahlreicher Partialfunktionen, die als zentralnervöse und periphere (humorale, hormonale

Tabelle 12. Physikalische Medizin in der Behandlung der rheumatoiden Arthritis. (Nach Ott 1972)

Prinzip	Behandlungsform	Bemerkungen
Präventive und korrektive Lagerung	Flachbett, Schienen, Sandsack	
Bewegungstherapie	passive Bewegung	im vollen Bewegungsbereich
	aktive Übungen, isometrische Spannungs- und Widerstandsübungen, Bewegungsübungen im Teilbad, Unterwasser-Bewegungsübungen im Therapiebad, krankengymnastisch geleitet	auch mit Geräten besonders Hände
Massage	vorwiegend klassisch	Auslassung der Gelenke
Hydrotherapie	kühle Teilpackungen, wechselwarme Waschungen	
Wärmetherapie	Packungen (Schlamm, Parafango), Fangokneten, Dezimeterwellen, UKW,	milde Dosierung, schwache Hyperthermie
	Überwärmungsbad, Sauna	kurze Dauer, nicht bei Herzinsuffizienz
Kurörtliche Therapie	Solebäder, NaCl-Thermen, Radon- und Schwefelbäder, Akratothermen, Peloide	kombiniert mit physikalischer Therapie, besonders Übungstherapie

und vegetativ-nervale) Dysregulationen meßbar werden, verbunden mit mehr oder weniger starken Reaktionen an den erkrankten Gelenken. Diese Neigung zur erschwerten Anpassung besteht bei Kurpatienten besonders in den ersten 2 Kurwochen. Deshalb sind auch im allgemeinen zwischen der Verabreichung des jeweiligen Bades Intervalle von 1-2 Tagen einzuschieben, so daß die Gesamtzahl der Bäder in 4 Kurwochen nicht mehr als 12-16 beträgt. Eine 1- bis 2stündige Bettruhe ist nach jedem Bad erforderlich. Die Kissenrolle in der Kniekehle darf bei der rheumatoiden Arthritis der Kniegelenke nicht angewandt werden. Sie fördert die Beugekontraktur (Ott 1972). Die Bäder müssen mit Krankengymnastik kombiniert werden.

Eine Behandlung mit Goldpräparaten sollte nicht mit einer Badekur verbunden werden, sondern 4-6 Wochen vor der Kur abgeschlossen sein (Evers u. Schoger 1966). Andere Antirheumatica können je nach dem Zustand des Patienten auch während der Kur gegeben werden.

Für die entzündlichen Gelenkerscheinungen bei anderen Krankheiten (Psoriasis, Scharlach, Enteritis, Lues usw.) gelten die gleichen Richtlinien wie für die rheumatoide Arthritis. Die Arthritis urica (Gicht) läßt sich durch eine Kurortbehandlung nicht beeinflussen. Lediglich Restzustände an den Gelenken nach erfolgreicher medikamentöser und diätetischer Therapie können gebessert werden.

Die *Spondylitis ankylosans* (Morbus Bechterew-Strümpell-Marie) ist einer balneotherapeutischen Behandlung gut zugänglich. Nur bei akuten Schüben und bei Bestehen einer Iridocyclitis sind Kuren kontraindiziert.

Bewährt haben sich besonders Peloidanwendungen und Radonbäder, auch Radoninhalationen z. B. im Böcksteiner Stollen bei Badgastein mit Lufttemperaturen bis 42 °C und 90% relativer Feuchte (Scheminzky 1965). Der Radongehalt der Luft beträgt 2,2-6,2 Nanocurie/Liter. Da dieses Edelgas in wenigen Stunden bis Tagen wieder vollständig aus dem Körper ausgeschieden wird, besteht bei richtiger Dosierung keine Gefahr von Strahlenschäden. Die Bäder müssen kombiniert werden mit Krankengymnastik und Atemübungen. Der japanische Badeort Misuna hat wesentlich stärker radonhaltiges Trink- und Badewasser als Badgastein und ist als Heilbad seit 800 Jahren bekannt. Bei der dortigen Bevölkerung konnten ebenso wie in Badgastein weder vermehrte Mißbildungen bei Neugeborenen noch eine Häufung von Karzinomen festgestellt werden.

Obwohl es sich um eine unheilbare und progrediente Erkrankung handelt, gelingt es durch regelmäßige Kuren (alle 2 Jahre), nicht nur die Beschwerden wesentlich zu mindern, sondern auch die meist sehr arbeitswilligen Patienten bis ins hohe Alter in 80% der Fälle arbeitsfähig zu erhalten (Evers 1962). Entscheidend ist, daß die Versteifung der Wirbelsäule in gerader Stellung erfolgt und die früher häufige starke Kyphose der Brustwirbelsäule verhindert wird. Deshalb muß der Kranke auch in einem harten Bett mit Brett unter der Matratze schlafen und darf nur ein flaches Kopfkissen benutzen (Ott 1972). Die Erfolge sind gut, wenn die Behandlung schon frühzeitig im Stadium der Entzündung der Ileosakralgelenke beginnt. Leider wird die Diagnose meist erst viele Jahre nach Beginn der Erkrankung gestellt.

Die Kurdurchführung kann - im Gegensatz zur rheumatoiden Arthritis - sehr intensiv sein. Auch die Sauna hat sich einmal in der Woche bewährt. Als Maßstab für die Dosierung gelten weniger Laborbefunde als vielmehr das subjektive Empfinden des Kranken. Die Krankengymnastik soll auch zu Hause fortgesetzt werden.

Der entzündliche Weichteilrheumatismus (Polymyositis, Polymyalgia rheumatica) läßt sich balneologisch nicht behandeln (OTT 1973).

Kurerfolg: Da mit Ausnahme des rheumatischen Fiebers alle entzündlichen Rheumaformen chronische, kausal nicht therapierbare und fast nie heilbare Krankheiten sind, läßt sich der Erfolg einer Kur schwer objektiv beurteilen. Außerdem weisen diese Krankheiten manchmal spontane Remissionen auf. Vergleichskollektive von Patienten mit gleicher Diagnose und vergleichbarem Krankheitsstadium, die im selben Zeitraum keine Kur durchführen, lassen sich praktisch nicht aufstellen.

HEIDLOSS (1952) führte eine Befragung 2-4 Jahre nach der Kur bei 2447 im Berufsleben stehenden Kranken mit entzündlichem Rheumatismus durch, die bei Abschluß der Kur noch als arbeitsfähig beurteilt worden waren. Über 71% gingen in den folgenden 2-4 Jahren ohne Unterbrechung zur Arbeit, 20% waren vorübergehend arbeitsunfähig und nur 9% mußten berentet werden. In den umfassenden Untersuchungen von WANNENWETSCH (1969) und KULPE (1975) wurde nicht zwischen entzündlichen und degenerativen Rheumaformen unterschieden. Die Zahl der Arbeitsunfähigkeitstage ging in den Jahren nach der Kur um 35 bzw. 25% zurück. Einen relativ guten Hinweis auf den Kurerfolg geben die Abnahme der Hyaluronidase-Aktivität und die Normalisierung der Elektrophorese-Werte (EVERS 1962).

b) Degenerative Rheumaformen

Die degenerativen rheumatischen Krankheiten stellen weitaus die größte Zahl der Rheumatiker. Man schätzt, daß etwa 2 Mill. Bürger der Bundesrepublik ständig deswegen in ärztlicher Behandlung stehen.

Da es sich meist um ältere Menschen handelt, ist die Wahrscheinlichkeit groß, daß weitere chronische Krankheiten vorliegen. FRANKE (1970) fand z. B. bei 54% der Patienten mit Coxarthrose zusätzlich behandlungsbedürftige kardiovaskuläre Krankheiten. Ihre Beachtung ist wichtig, weil sie oft die Dosierung der balneologischen Maßnahmen einschränken.

Arthrosen: Bis heute ist nicht entschieden, ob die Arthrosen eine reine Verschleißkrankheit der Gelenke sind oder Folgen von unspezifischen Entzündungen oder beides. Auf jeden Fall sind die Rheumafaktoren negativ. Bei etwa 30% der Kranken lassen sich aber auch entzündliche Prozesse feststellen (KLAPPER 1958). Diese Entzündungen bestimmen die Dosierung der balneologischen Therapie. Mechanische Ursachen wie Übergewicht, Fehlstellungen der Gliedmaßen usw. sollten vor der Kur möglichst ausgeschaltet werden. Eine Heilung der Gelenke kann auch von der Bäderbehandlung nicht erwartet werden, aber eine Schmerzlinderung, Erhaltung der Funktion der Gelenke und eine Kräftigung der Muskulatur. Letzteres ist wichtig, damit eine gut tonisierte, aber nicht verspannte Muskulatur die Gelenke führt und in optimaler Stellung hält. Erfahrene Rheumatologen wie EVERS (1952) sind aufgrund jahrzehntelanger Beobachtung der Meinung, daß in vielen Fällen ein Fortschreiten der Gelenkveränderungen durch regelmäßige Badekuren, etwa alle 2 Jahre, und entsprechende Behandlung am Heimatort verhindert werden kann.

Für die Behandlung haben sich folgende Bäder bewährt: Akratothermen, Sole-, Schwefel- und Radonbäder. Lokale Wärmeanwendungen mit Peloiden (Moor, Fango, Schlick, auch Dezimeterwellen-Diathermie) fördern die Durchblutung und damit die Ernährung der bradytrophen Gewebe und entspannen die Muskulatur; die Temperatur kann bis 50 °C betragen. Diese Anwendungen müssen kombiniert werden mit einer Übungsbehandlung in Bewegungsbädern bei Wassertemperaturen von mindestens 30, besser 33 °C. Ein entscheidender Faktor für die Gymnastik im Bewegungsbad ist der Auftrieb. Die Gelenke sind von der Last des Körpergewichts befreit und können deshalb fast schmerzlos bewegt werden. In vielen Rheumabädern befinden sich Fahrstühle am Beckenrand, mit denen die Schwerkranken sitzend oder liegend ins Wasser gefahren werden. Es gelingt so, die Zwangsfolge: Schmerz-Bewegungslosigkeit-Muskelatrophie-Versteifung zu unterbrechen.

Wie weit für die Therapie der Arthrosen eine Steigerung der Nebennierenrinden-Aktivität, wie sie besonders für Radonbäder nachgewiesen ist (SCHEMINZKY 1965), Bedeutung hat, ist nicht bekannt. Für die Pathogenese spielt die Nebennierenrinde offenbar keine Rolle. Wichtig erscheint dagegen die Abnahme der Hyaluronidase-Aktivität durch die Bäder, da die Hyaluronsäure den Knorpel im Gefüge hält. Diese Wirkung kann durch perkutane Schwefelresorption noch verbessert werden (EVERS 1962).

Bei schweren Coxarthrosen hat sich heute der Einsatz einer Hüftgelenkprothese gut bewährt. Aber auch nach einer erfolgreichen Operation ist es wichtig, durch intensive physikalische Therapie und Gymnastik im Bewegungsbad die Becken- und Oberschenkelmuskulatur wieder zu kräftigen, da diese für einen optimalen Gebrauch des künstlichen Gelenks verantwortlich ist.

Die sog. „Blutergelenke" bei Hämophilie dürfen nicht balneologisch behandelt werden.

Spondylosen: Prinzipiell gilt für die Behandlung der degenerativen Rheumaformen der Wirbelsäule das gleiche Prinzip wie für die der Arthrosen. Das Gewicht liegt jedoch einmal auf der richtigen Lagerung im Bett: harte, nicht federnde Unterlage, bei Spondylose der Halswirbelsäule auch ein entsprechend festes, hufeisenförmiges Kopfkissen. Außerdem müssen die krankengymnastischen Übungen mehr noch als bei der Arthrose unter „Schwerelosigkeit", also im Wasser durchgeführt werden, dessen Temperatur 33-35 °C betragen soll. Schmerzhafte Muskelverspannungen durch Reizung der motorischen Nerven-Wurzeln an der Wirbelsäule bedürfen der lokalen Wärme mit Hilfe von Peloiden und der Massage. Bei diesem sog. „Hartspann" hat sich die Unterwassermassage besonders bewährt. An Heilquellen kommen Akratothermen, Sole-, Radon- und Schwefelbäder in Frage.

Auch Moorvollbäder mit ihrer starken Allgemeinwirkung haben sich gut bewährt. Die indifferente Temperatur bei Moorvollbädern beträgt 38 °C. Temperaturen bis 41 °C werden aber von kreislaufgesunden Patienten gut vertragen.

Auch die Beschwerden bei Spondylolisthesis und bei Blockwirbelbildung lassen sich balneologisch mit Erfolg behandeln. Bei der SCHEUERMANN'schen Krankheit können durch Badekuren mit entsprechender Gymnastik Deformierungen an den Wirbeln meist verhindert werden.

Häufig ist die Spondylose bei alten Menschen mit einer Osteoporose verbunden. In solchen Fällen ist die Krankengymnastik vorsichtig zu dosieren, dagegen tun Thermal-, Sole- und radioaktive Bäder, kombiniert mit Anabolica und Vitamin D, gute Dienste. Das gleiche gilt für die iatrogene Osteoporose, z.B. durch Cortisonderivate.

Kurerfolge: Neben älteren Untersuchungen liegt eine differenzierte Kurerfolgsstatistik bei degenerativen Rheumaformen, unterteilt nach Gelenk- und Wirbelsäulenerkrankungen, bei 461 Patienten von EVERS u. SCHMIDT (1978) vor. In *Abb. 36* ist zu erkennen, daß die Arbeitsunfähigkeitstage unabhängig von der Bewegungseinschränkung im Jahr nach der Kur bis auf weniger als die Hälfte abgenommen haben. Die Besserung war bei diesen Patienten auch unabhängig von der Dauer der Erkrankung zwischen 1 und mehr als 10 Jahren. Kuren im Winterhalbjahr waren etwas erfolgreicher als Kuren im Sommerhalbjahr.

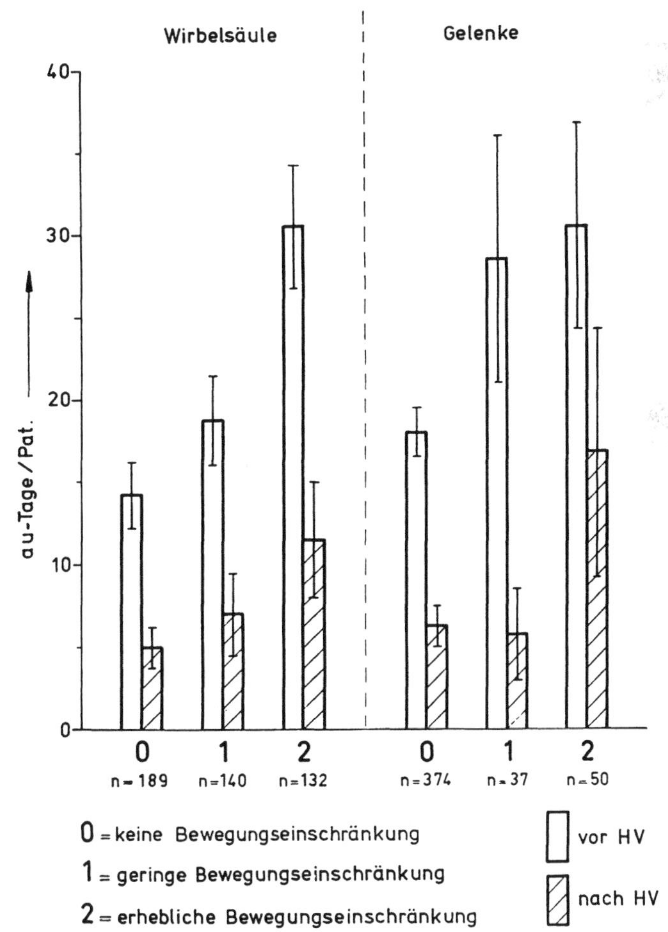

Abb. 36. Abnahme der Arbeitsunfähigkeitstage nach dem Heilverfahren (HV) bei degenerativen Erkrankungen der Wirbelsäule und der Gelenke in Abhängigkeit von der Bewegungseinschränkung bei Beginn der Kur). (Nach EVERS u. SCHMIDT 1978)

Nicht zum rheumatischen Formenkreis gehört die Knochentuberkulose. Da sie sich aber am Bewegungsapparat manifestiert, sei sie hier kurz erwähnt. Die Klimabehandlung in Kombination mit der Chemotherapie ist aus 2 Gründen lohnend:

1. Die von ROLLIER vor etwa 50 Jahren eingeführte Heliotherapie hat schon vor der Zeit der Chemotherapie in 80% der Fälle die Knochentuberkulose geheilt. Allerdings waren damals 14-25 Monate bis zur Wiederaufnahme der Arbeit erforderlich (SCHOGER 1962).
2. Bei in Gips fixierten Gliedmaßen lassen sich durch gut dosierte, aber intensive Abhärtung Muskelatrophien einschränken. Dies gelang z. B. in den Kurkliniken an der Nordsee, wenn die bettlägerigen Patienten tagsüber auch im Winter auf die Balkone und Terrassen vor der Klinik geschoben wurden (OPITZ u. ISBERT 1926). Ursache ist wahrscheinlich der für die Wärmeproduktion erhöhte Muskelstoffwechsel. Diese alten Erfahrungen sollten auch heute noch berücksichtigt werden.

Die in den Kurorten überall mögliche Bewegungstherapie in Thermalbädern nach Verletzungen und Operationen an den Extremitäten soll hier nur am Rande erwähnt werden (s. Kap. Neurologische Erkrankungen, S. 129). Besonders bewährt hat sich die Kombination mit Unterwasserstrahlmassagen.

Literatur

EVERS A (1962) Entzündliche und degenerative Gelenkerkrankungen. In: AMELUNG W, EVERS A (Hrsg) Handbuch der Bäder- und Klimaheilkunde. Schattauer, Stuttgart, S 888-904

EVERS A, SCHOGER GA (1966) Bäderbehandlung entzündlicher und nichtentzündlicher rheumatischer Gelenkerkrankungen. Schriftenreihe Deutscher Bäderverband

EVERS A, SCHMIDT M (1978) Erfolg von Heilverfahren bei degenerativen rheumatischen Erkrankungen. Z angew Bäder- u Klimaheilk 25: 355-368

FRANKE M (1970) Balneotherapie der degenerativen rheumatischen Erkrankungen. Z angew Bäder-Klimaheilk 17: 440-448

GÜNTHER R, JANTSCH H (1982) Physikalische Medizin. Springer, Berlin Heidelberg New York

HEICLOSS E (1952) Medizinische 1067 zit. n. EVERS 1962

KLAPPER G (1958) Z Rheumaforschung 17: 494. zit. n. EVERS 1962

KULPE W (1975) Kur und Kurerfolg. Dtsch Ärzteblatt 20: 1438-1443

OPITZ H, ISBERT H (1926) Muskelhärtemessungen bei Kindern. Jahrbuch der Kinderheilkunde 111: 165-177

OTT VR (1972) Möglichkeiten der physikalischen Medizin bei rheumatischen Erkrankungen. Therapiewoche 22: 498-510

SCHEMINZKY F (1965) Der Thermalstollen von Badgastein-Böckstein. Tyrolia-Verlag, Innsbruck

SCHOGER GA (1962) Nicht rheumatische Erkrankungen des Bewegungsapparates und Unfallfolgen. In: AMELUNG W, EVERS A (Hrsg) Handbuch der Bäder- und Klimaheilkunde. Schattauer, Stuttgart, S 905-911

WANNENWETSCH E (1969) Zur Problematik des Kurerfolgs. Der med Sachverständig 65: 9-13

3. Erkrankungen der Atemwege

W. Amelung, H. Jungmann

In der Behandlung der Erkrankungen der Atmungsorgane ergänzen die Einflüsse eines Heilklimas in hervorragender Weise medikamentöse und balneologische Verordnungen.

Die „Erkältungskrankheiten“ werden ausgelöst, unter mehr oder minder deutlich nachweisbarer Mitwirkung von thermischen Einflüssen, durch Infektionen, insbesondere Virusinfekte. Eine große Anzahl der chronischen Erkrankungen der Atemwege sind durch berufliche Noxen verursacht. Rezidivierende Katarrhe der oberen Luftwege kennt man bei Personen, die viel trockener, staubiger und überhitzter Luft ausgesetzt sind (Lehrer und Büroangestellte, Heizer, Hüttenarbeiter, Bergleute, Arbeiter der steinverarbeitenden Industrie usw.). Es wird angenommen, daß neben diesen äußeren Ursachen Krankheitskeime auf den Schleimhäuten der oberen Luftwege vorhanden sein müssen, damit eine Erkältung manifest wird. Menschenansammlungen vermehren die Infektionsmöglichkeiten. Deshalb kommen Erkältungskatarrhe im städtischen Bereich häufiger vor als auf dem Land oder in aufgelockerten Siedlungsgebieten.

Da also offenbar stets entsprechende Krankheitserreger vorhanden sind, sich aber niemals alle „erkälten“, spielt die unterschiedliche Resistenz des Menschen eine entscheidende Rolle. Diese kann geschwächt werden durch ungenügende Belüftung einzelner Lungenpartien (z. B. hypostatische Pneumonie), Schädigung des Flimmerepithels durch vorangegangene Atemwegserkrankungen, chronische Nebenhöhlenerkrankungen, aber auch durch Luftverunreinigungen wie Staub, Schwefeldioxid, Ozon, Rauch usw. Weiterhin ist auf eine bis heute nicht geklärte Weise die Kälte an einer Schwächung der Resistenz beteiligt (Erkältung, common cold). Nach Untersuchungen von Bethel u. Mitarb. (1984) wird kalte, mit Schwefeldioxid verunreinigte Luft (– 10 °C und 0,5 ppm SO_2) von Asthmatikern besonders schlecht vertragen.

Wirksam ist aber weniger die Einatmung kalter Luft als vielmehr eine Abkühlung der Haut, und zwar vorwiegend langanhaltende milde Abkühlung (Zugluft), weniger kurze starke Kaltreize wie kalte Bäder im Meer, kalter kräftiger Wind oder kalte Duschen. Iwanoff u. Mitarb. (1975) stellten an den Besatzungen von Schiffen bei Tropenreisen doppelt so viele Erkältungskrankheiten fest, wenn die Schiffe vollklimatisiert waren (meist 25 °C, 50% rel. Feuchte) im Vergleich zu nichtklimatisierten Schiffen auf gleichen Fahrtrouten.

Sicher ist jedenfalls, daß man die Resistenz gegen Erkältungskrankheiten durch planmäßige Abhärtung, also ein Training der Wärmeregulation, steigern kann. Die Behandlung chronischer unspezifischer Erkrankungen der Atemwege setzt deshalb neben sauberer Luft auch abhärtende Maßnahmen voraus, z. B. Schlafen bei offenem Fenster. Hinzu kommt die Inhalation von Aerosolen, die eine schleimlösende und das Flimmerepithel anregende Wirkung aufweisen.

Besonders wirksam sind die Freiluftliegekur und das Luftbad. Letzteres muß gut dosiert werden, kann aber im Verlauf von Wochen bis zu minutenlangem Aufenthalt im Wind am winterlichen Nordseestrand gesteigert werden (Menger 1978). Durch das Training der Hautgefäße im Luftbad erfolgt die Abhärtung, nicht durch

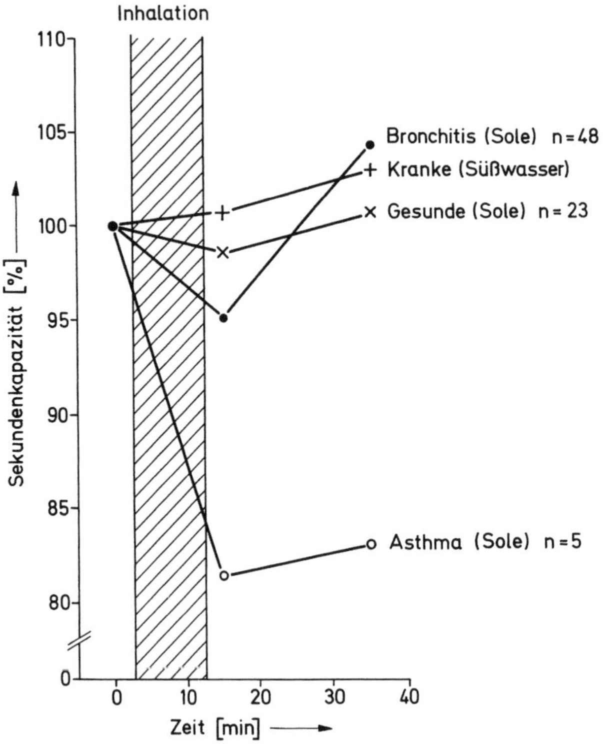

Abb. 37. Die initiale Abnahme der Ventilationsleistung der Lunge nach Jod-Sole-Inhalationen ist bei Asthma-Kranken besonders stark. Ähnliche Befunde wurden bei Meerwasser-Inhalationen erhoben. (Nach GARBERS 1972)

das Schwitzen im Sonnenbad. An der Nordsee ist die Kombination von Abhärtung und Einatmung des Meerwasseraerosols von ausgezeichneter Wirkung. Im Binnenland kann man bei chronischer Bronchitis und Tracheitis die Klimatherapie mit Soleinhalationen verbinden, auch bei Kindern (GRÜNINGER 1958). Jod- und schwefelhaltige Wässer haben sich ebenfalls bewährt. Zu beachten ist aber, daß die intensive Soleinhalation bei spastischer Bronchitis vorübergehend den Atemwiderstand erhöhen und bei Asthmatikern Anfälle auslösen kann *(Abb. 37)*. Bei diesen Patienten ist der stundenlange Aufenthalt am Strand bei Leewind günstiger als die nur minutenlange Einatmung eines hochdosierten Soleinhalats.

Auch Gradierwerke, die ursprünglich der Salzgewinnung dienten, können als mildes Inhalatorium genutzt werden. In der Nähe eines Gradierwerkes ist die Luft relativ feucht und enthält versprühte Soletröpfchen.

Das Gebirgsklima in Höhen über 1000 m hat sich bei der Behandlung der chronischen Bronchitis ebenfalls gut bewährt. Hier sind neben der Luftreinheit der leicht erniedrigte Sauerstoffpartialdruck und besonders der stärker herabgesetzte Wasserdampfdruck wirksam. Der Organismus reagiert auf diese Klimareize mit einer verstärkten Lungendurchblutung, die offensichtlich auch die Schleimhaut der Bronchien betrifft. Diese Veränderung der Blutverteilung braucht Zeit. Nach Untersuchungen von HILDEBRANDT u. JUNGMANN (1962) sowie von MENGER (1969) nimmt die Ventilationsleistung der Lunge in den ersten 2 Wochen ab, ehe die eindeutige Besserung einsetzt.

Bis in 2000 m Höhe ist die arterielle Sauerstoffsättigung praktisch ebenso hoch wie im Tiefland, so daß beim Patienten, wenn er sich ruhig verhält, kein O_2-Mangel auftritt. Nur Kranke mit erhöhtem Druck in der A. pulmonalis (Herzinsuffizienz, Cor pulmonale) sollten diese Höhen nicht aufsuchen. Für sie hat sich das Klima Südtirols und des Tessins als günstiger erwiesen.

Als abhärtende Maßnahmen haben sich KNEIPP'sche Güsse und Wassertreten bewährt.

Allergische Atemwegserkrankungen, besonders das allergische Asthma, lassen sich durch den Aufenthalt in einem allergenfreien Klima nicht heilen. Aber man kann die symptomfreie Zeit nutzen für eine zusätzliche Behandlung mit Abhärtung, Atemgymnastik, Bindegewebsmassagen, Psychotherapie usw. An der Nordsee begünstigt wohl auch die über Wochen anhaltende Funktionssteigerung der Nebennierenrinde (MENGER 1969) das Absetzen oder wenigstens Verringern einer Kortikoidbehandlung (siehe S. 55 ff.). Besonders beim Asthma haben sich Hochseeklimakuren auf Schiffen bewährt (LINSER u. KLEINSORGE 1968). Sie haben gegenüber dem Aufenthalt an der Küste den Vorteil, daß je nach Jahreszeit und Wetterlage besonders günstige Seegebiete aufgesucht werden können.

Asthmatiker können besonders stark mit einem initialen Bronchospasmus auf eine Soleinhalation reagieren. Besser werden dosierte Aufenthalte am Strand bei Seewind oder in der Nähe von Gradierwerken vertragen.

Die Heilerfolge sind bei Kindern besser als bei Erwachsenen. Ursache ist offenbar der relativ frühe Einsatz der Klimatherapie, während Erwachsene oft jahrelang medikamentös behandelt werden, ehe bei Erfolglosigkeit eine Kur beantragt wird. MENGER (1962) berichtet von einer viele Monate anhaltenden Erscheinungsfreiheit bei 55% der Kinder nach Nordseeklimakuren, SCHÜPPENHAUER (1970) nur von 15% bei Erwachsenen. Die Kurdauer muß beim Asthma mindestens 6 Wochen betragen, besser 2–3 Monate. Die Ostseeküste ist nur zur Behandlung eines vorwiegend psychogenen Asthmas geeignet.

Im Hochgebirge sollten, wenn keine Herzinsuffizienz oder pulmonale Hypertonie vorliegt, Höhen von mindestens 1500 m aufgesucht werden. Nach VOORHORST (1972) kommt in diesen Höhen auch die Hausmilbe nicht mehr vor.

Auch der Heuschnupfen läßt sich durch eine pollenfreie Luft nicht heilen, aber sie bedingt eine symptomfreie Zeitspanne. Bekannt für pollenfreie Luft sind die Nordseeinseln, besonders Helgoland, und das Hochgebirgsklima oberhalb von 1500 m. Aber hier gibt es Ausnahmen: Im Engadin z. B. bringt der Talwind (Majolawind) Pollen aus dem Chiavenna-Bergell-Gebiet bis auf 1800 m Höhe.

Beim Emphysem kann keine Kurbehandlung den Verlust an Alveolen ersetzen. Aber die fast stets vorhandene Emphysembronchitis läßt sich gut behandeln und gleichzeitig durch Atemgymnastik, Bewegungstherapie und Terrainkuren die verbliebene Vitalkapazität vergrößern. Das gleiche gilt für Zustände nach schweren Pneumonien und Pleuritiden mit Schwartenbildung. Bei der Ozaena sind Schwefelwasser-Inhalationen zu empfehlen, ebenso warme Sole-Inhalationen ohne und mit Zusätzen von ätherischen Ölen.

Die Lungentuberkulose ist in den letzten Jahrzehnten relativ selten geworden; die Chemotherapie hat bei dieser Krankheit erhebliche Fortschritte erzielt. Der Klimatherapie kommt trotzdem eine unterstützende Funktion zu. Nach HOFF (1968) kann „die Chemotherapie nur Erfolg haben, wenn die natürlichen Abwehrfunktionen des Organismus intakt sind". Dies kann gerade durch die Freiluftliegekur in sauberer Luft erreicht werden. Die heilklimatischen Kurorte im Mittelgebirge bieten hierfür die besten Voraussetzungen. Das Nordseeklima ist, besonders bei exsudativen Prozessen, kontraindiziert. Sonnenbäder, besonders das Sonnenerythem, sind jedoch strikt zu vermeiden.

Ungeeignet für eine Kurbehandlung sind Patienten mit Cor pulmonale, weiterhin alle sekundären Lungenveränderungen wie Stauungsbronchitis bei Insuffizienz des linken Ventrikels sowie Bronchiektasen. Auch bei der Staublunge gelingt es durch Kurmaßnahmen nicht, die Lunge zu reinigen. Aber die bei diesen Patienten fast stets vorhandene chronische Bronchitis läßt sich im Kurort gut behandeln. Dadurch werden die Beschwerden gemildert.

Im Status asthmaticus darf eine Verschickung nicht erfolgen. Reisefähigkeit ist eine zwingende Voraussetzung für eine Kurbehandlung. Auch andere chronische entzündliche Begleitkrankheiten können eine Gegenindikation sein, z. B. die chronische Nephritis, da mit einer Aktivierung der Entzündungsprozesse im Rahmen der sog. „Kurreaktion" gerechnet werden muß (s. Kap. Kur, Bd. 1, S. 109). Chronisch vereiterte Tonsillen und Nasennebenhöhlen müssen vor der Kur medikamentös oder chirurgisch behandelt werden.

Kurerfolge: Messungen von FRITZ (1964) bei Patienten, die eine Kur an der Nordsee wegen chronischer Atemwegserkrankungen durchführten, zeigten nicht nur während der Kur eine signifikante Verbesserung der Sekundenkapazität und der Vitalkapazität, sondern auch noch 2 Monate nach Rückkehr an den Arbeitsplatz in Hannover. Die Arbeitsunfähigkeitstage nahmen nach SCHÜPPENHAUER (1970) im Jahr nach der Kur an der Nordsee bei 288 Kranken um 36% ab, obwohl die Patienten im Durchschnitt schon 6 Jahre ärztlich behandelt wurden. Nach WANNENWETSCH (1969) waren von Patienten mit Atemwegserkrankungen im Jahr vor der Kur im süddeutschen Raum 62,5% ein- oder mehrfach arbeitsunfähig, im Jahr nach der Kur aber nur noch 25%. KULPE (1975) gibt für Asthma einen Rückgang der Arbeitsunfähigkeitstage um 14%, für die chronische Bronchitis aber nur um 5% an. Die Kurdurchführung und die Schwere der Erkrankung wurden dabei im Gegensatz zu den Untersuchungen von SCHÜPPENHAUER (1970) nicht berücksichtigt. Nach LÜBCKE u. Mitarb. (1975) sind die Kuren an der See im Frühjahr und Herbst besonders erfolgreich.

Literatur

AMELUNG W (1960) Die klimatische Behandlung des Bronchialasthmas. Z angew Bäder- u Klimaheilk 7: 669-675

BETHEL RA, SHEPPARD D, EPSTEIN J, TAM E, NADEL JA, BOUSHEY HA (1984) Interaction of sulfur dioxide and dry cold air causing bronchoconstriction in asthmatic subjects. J Appl Physiol 57: 419-423

FRITZ U (1964) Untersuchungen über den Einfluß von Seeklimakuren auf die Lungenfunktion. Z angew Bäder- u Klimaheilk 11: 433-451

GARBERS D (1972) Untersuchungen über den Einfluß von Jod-Sole-Inhalationen auf die Ventilationsleistung der Lunge. Inaug Diss Hamburg
GRÜNINGER U (1958) Die Behandlung der Kinderkrankheiten in Solebädern. Z angew Bäder- u Klimaheilk 5: 259-271
HILDEBRANDT G, JUNGMANN H (1962) Weitere Untersuchungen zur Höhenanpassung in Obergurgl (2000 m). Wien Z Inn Med 43: 298-308
HOFF F (1969) Wirkprinzipien der Therapie. Arch physik Therapie 21: 205-215
IWANOFF I, JUNGMANN H, PROBST P (1975) Klimaanlagen und Erkältungskrankheiten. Arbeitsmed Sozialmed Präventivmed 10: 78-81
KLEINSCHMIDT H (1965) Über die Wirkung von Sole- und Klimakuren im Kindesalter. Z angew Bäder- u Klimaheilk 12: 318-336
LINSER K, KLEINSORGE H (1968) Zit nach KLEINSORGE H, LAZARUS P. Therapie der Gegenwart 107: 637-647 u 748-759
LÜBCKE I, SCHEFFSKY C, KLINKER L, SEROWY C (1975) Die Effektivität von Klimakuren an der Ostseeküste bei unspezifischen Erkrankungen der Atemwege. Z Physiother 27: 137-143
MENGER W (1962) Indikationen und Erfolgsaussichten der Thalassotherapie bei Kindern. Ärztl Mitteilg 24: 1351-1360
MENGER W (1969) Untersuchungen der Reaktionen auf das Reizklima des Gebirges und der Nordsee bei den gleichen Personen. Arch physik Therapie 21: 509-513
MENGER W (1978) Luftbäder bei Asthma bronchiale. Z Phys Med 7: 195-205
SCHÜPPENHAUER H (1970) Untersuchungen über den Kurerfolg von Nordsee-Klimakuren bei chronischer Bronchitis und Asthma. Z phys Med 1: 324-343
VOORHORST R (1972) Die klinische Bedeutung der Hausstaubmilben-Allergie für die Pathologie des Asthma-bronchiale. Med Klin 67: 646-651
WANNENWETSCH E (1969) Zur Problematik des Kurerfolgs. Der Med Sachverständige 65: 9-13

4. Verdauungs- und Stoffwechselkrankheiten

W. SCHMIDT-KESSEN

Die nichtakuten Krankheiten von Verdauungstrakt, Leber und Stoffwechsel werden um so erfolgreicher kurmäßig behandelt, je mehr sie durch Ernährung und Verhalten zu beeinflussen sind. Funktionelle Anteile gastrointestinaler Erkrankungen und durch Fehlernährung oder auch Disstress bedingte Verschlechterungen metabolischer Störungen haben in der Regel die besten Ergebnisse einer zeitbegrenzten Kur, wenn diese die jeweilige Pathophysiologie und die psychologische Situation gleichrangig und gleichzeitig beachtet und berücksichtigt.

Zentrale Kur- und Rehabilitationsmaßnahmen sind bei diesen Kranken Diätetik sowie die erforderlichen Verhaltenskorrekturen. Beide müssen dem Kranken durch den Arzt selbst individuell, vollständig und verständlich begründet werden. Die hierfür notwendigen Gespräche sind bei diesen Krankheiten Teil der Kur. Sie fanden zwischen dem „Brunnenarzt" und dem Kranken bis um 1890 immer „ambulatorisch", d. h. während der Trinkkur statt. Der Arzt übernimmt zugleich die Verantwortung für die Koordination mit den Diät- und den Physiotherapiefachkräften. Können und Zusammenarbeit dieses Teams sowie seine materiellen Möglichkeiten entscheiden nach alter Erfahrung über die Qualität von Rehabilitations- und Kureinrichtungen auf diesem Gebiet.

In der Gastroenterologie stehen bei kurmäßigen Behandlungen nicht die objektiven Untersuchungsergebnisse, sondern die jeweiligen Beschwerden und Beeinträchtigungen im Vordergrund, welche unter den geordneten Lebensbedingungen der Kur durch oft recht einfache zusätzliche Maßnahmen nachhaltig gebessert werden können. In einer individuell unterschiedlichen Weise sind dabei auch die örtlichen Kurmittel hilfreich (Boecker 1977): Milieu- und Klimawechsel begünstigen psychische und vegetativnervöse Stabilisierung, zweckmäßige Ernährung normalisiert gestörte Verdauungsfunktionen, die Trinkkur mit geeigneten Mineralwässern trägt zu einer geordneten Steuerung der Magen-Darm-Funktionen bei, gezielte physikalische Therapie beeinflußt Schmerzempfinden und glatte Muskulatur in therapieentsprechender Weise.

Bei den Stoffwechsel- und Leberkranken entscheidet der Befund über den Kurplan. Stoffwechselkranke kommen heute zu selten und zu spät in Kurorte (Křižek u. Stepanek 1975), da zwar ihre Lebensprognose aber nicht ihr Befinden nachhaltig beeinträchtigt ist. Gerade diesen Kranken könnten aber in frühen Stadien systematische Schulung und „produktive Fürsorge" nützen, wie sie zuerst G. Katsch 1930 im Diabetikerheim Graz auf Rügen eingeführt hat (Lublin u. Kroner 1932).

Bei den Magen-Darm-Lebererkrankungen drohen andauernde Funktionseinschränkungen mit schweren Behinderungen schon im Berufsalter durch einen chronisch-entzündlichen Hepatitisverlauf, nach großen Magen-Darmresektionen, bei chronischer Pankreatitis und granulomatösen oder ulzerierenden Darmentzündungen. Eher im höheren Alter bedingen Leberzirrhosen und Malignomfolgen Schwerbehinderung. Die erforderlichen Rehabilitationsmaßnahmen haben wegen der großen Adaptionsfähigkeit der Verdauungsorgane meist gute Ergebnisse (Floch 1981); entzündliche, maligne und obstruktive Prozesse müssen beherrscht sein, wenn die Erfolge der rehabilitativen Maßnahmen sicher sein sollen. Anschlußheilverfahren sind auch dann möglich, wenn das nicht der Fall ist. Sie sollten regelmäßig eingeleitet werden nach schweren Darminfekten sowie postoperativ, wenn Schwierigkeiten der Ernährung, in Beruf oder Familie bestehen. Die Behebung von Mangelzuständen und Entwicklungsstörungen infolge Malabsorption sowie Probleme der Mobilisation in deren Folge werden am wirksamsten durch Maßnahmen der medizinischen Rehabilitation überwunden. Bei chronisch-aggressiver Hepatitis bessert früh eingeleitete und genügend langdauernde fachklinische Behandlung die Prognose (Eberhardt 1977); vor Rückkehr in das Berufsleben sollte eine diesem angepaßte Belastungserprobung möglich sein. Alkoholabhängigen schadet das Kurmilieu; Entzugsbehandlung verlangt andauernde Betreuung sowie Psycho-, Sozio- und Ergotherapie.

Klimatherapie, die früher bei einigen chronischen Entzündungen sehr erfolgreich durchgeführt wurde, ist bei chronischer Hepatitis, Pankreatitis, Colitis oder Ileitis nicht systematisch eingesetzt worden. Nach eigenen Beobachtungen sind warme Klimate für chronische Hepatitiden ungünstig; aber die Behandlung im Hochgebirge scheint diesen auch keinen zusätzlichen Nutzen zu bringen, wie das nach Einzelbeobachtungen bei der Colitis ulcerosa möglich sein könnte.

Funktionsstörungen von Magen, Darm und Gallenblase werden in den traditionellen Brunnenkurorten mit regelmäßigem Trinken von Mineralwässern meist vor den Mahlzeiten behandelt. Diese Kurform ist unter Verringerung der vorher üblichen großen Trinkmengen und mit Einführung eines eigenen Frühstückes (Kakao, Honig, Magerschinken, Mandelbrötchen) von Karlsbad ausgegangen. Als sich später die langdauernde table d'hôte auf kurze Speisefolgen reduzierte, wurden für entsprechende Patienten unter ärztlichem Einfluß strengere Diätvorschriften und kleine Zwischenmahlzeiten eingeführt; auch in anderen Kurorten entstanden „Diättische". Diesem Zug zur Askese folgten die romanischen Brunnenkurorte nicht; der Brunnen blieb entscheidend, was durch neuerdings gefundene Allgemeinwirkungen (HILDEBRANDT et al. 1983) verständlicher geworden ist.

In den Brunnenkurorten werden bei den meisten dieser Patienten auch Wärmebehandlungen des Bauches durchgeführt (Peloidpackungen, Dampfkompresse, Vichydouche, heiße Güsse, Kurzwelle, auch Thermalbäder). Sie wirken spasmolytisch und sedativ.

Diese Behandlung nach traditionellen Prinzipien bringt meist Bauchschmerz, Völlegefühl, Übelkeit und Diarrhoe zum Verschwinden. Wenn Flatulenz, Aufstoßen oder Halithose bestehen bleiben, weist das auf eine unzureichende Diät hin, welche auch auf spezifische Mängel zu achten hat (z. B. Disaccharose-Defizite). Die Notwendigkeit faserreicher Kost (z. B. bei Obstipation oder Divertikulose) kann diätetische Kompromisse erzwingen.

„Brunnenkuren" bessern somit vor allem die verschiedenen, sehr häufigen primären oder sekundären Syndrome der irritablen Motorik des Verdauungstraktes. Viel leistet gerade bei der gastroenterologischen Kur, wie erwähnt, das Gespräch zwischen dem patho-physiologisch gut gebildeten Brunnenarzt und dem hierfür aufgeschlossenen Kranken. PALMER (1978) betont übereinstimmend mit eigenen Erfahrungen, daß der Gastroenterologe, der sich dafür Zeit nimmt, bei funktionellen Krankheiten besser als der Psychotherapeut helfen könne.

Indikationen, die für Brunnenkurorte angegeben werden, lassen sich nicht vollinhaltlich auf deren Mineralwässer übertragen. Für die Anwendung Magen-Darm-wirksamer Wässer gibt es jedoch recht gut bewährte Erfahrungen (MIELKE 1978). Sauerwässer sind aus hygienischen und geschmacklichen Gründen vorzuziehen, aber, da entzündete Mägen gegen Dehnung rebellieren, in diesem Falle abzuquirlen; „kurmäßig" ist langsam, schluckweise, vor dem Essen und ohne Temperaturextreme zu trinken, wobei reflektorische Effekte von der Magen-Duodenalschleimhaut wirksam sind. Bei allen Funktionsstörungen dieses Bereiches wirken mäßig hypotone $NaHCO_3$-Wässer, auch mit Cl- und Mg-Anteil, beschleunigend auf die Magenentleerung, normalisierend auf die Sekretion, aktivierend auf Pankreasfermente und protektiv auf die Schleimhaut (SCHMIDT-KESSEN u. WAGNER 1983). Bei peptischen Ulcera sind diese Wässer nur Zusatztherapie; kurmäßig ist dann Klimawechsel ins Gebirge eher wirksam als ein Brunnenkurort.

Schon mäßiger Ca-Gehalt eines Mineralwassers vermehrt die Gastrinsekretion, so daß entsprechende Wässer bei verminderter und subacider Magensekretion verwandt werden. Kurmäßig werden sie am besten in ansteigender Dosis von 150 bis 500 ml 2-3 mal täglich getrunken.

SO_4 stimuliert die Cholecystokininsekretion (HARVEY u. READ 1973) und erhöht die Gallensäurerückresorption aus dem Darm. Die serumcholesterinsenkende Wirkung, die vielfach, jedoch nie zweifelsfrei, unter Trinkkuren mit Sulfatwässern beschrieben wurde, hat vielleicht hier ihre Ursache. Die Kurergebnisse bei Gallenblasenerkrankungen scheinen mit SO_4-HCO_3-Wässern besonders günstig zu sein (BENDA 1966). Da SO_4 aus dem Darm langsamer resorbiert wird als andere Mineralwasseranionen, steigert es die Darmmotilität, wobei auch die Osmolarität wesentlich ist. In Abhängigkeit von der Dosis und der individuellen Darmerregbarkeit treten Flatulenz, die erwünschte Defäkation oder Diarrhoe auf (SCHMIDT-KESSEN u. WITTE 1975). Mit Na-Mg-SO_4-Wässern verlangt die kurmäßige Obstipationsbehandlung zu Beginn laxierende Nüchterndosen und dann Diätkorrektur durch ansteigende Kleie-Obst-Gemüsemengen bis zur andauernden Normalisierung mit oder ohne reduzierter Mineralwassergabe.

Chronisch-rezidivierende Diarrhoen durch erhöhte Darmirritabilität werden mit $CaSO_4$-Wässern behandelt, 100–200 ml warm, und zwar je nach gastrokolischer Reflexaktivität ½ h vor oder nach jeder Mahlzeit. Das Ca verbleibt dabei weitgehend im Darm; das resorbierte SO_4 trägt zur Diuresesicherung bei (SCHMIDT-KESSEN u. MEIER 1978). Für die Substitution protrahierter diarrhoischer Wasser-Elektrolytverluste durch Mineralwässer wird oft der Mg- und der Zn-Gehalt derselben hoch bewertet, was jedoch nicht klar begründet ist. Eine Leberindikation von Mineralwässern gibt es nicht, obwohl diese oft noch unsicherer Pharmakotherapie vorzuziehen sind.

Die Dämpfung der autonomen Magen-Darmregulation kann auch durch einen Klimawechsel begünstigt werden. Diät und Liegekuren im Klimakurort sind so eine Alternative zum Brunnenkurort. In Betracht kommen strahlungsreichere Gebirgslagen, aber bei den Magen-Darmfunktionsstörungen auch, wenn Hygiene und Diät voll gesichert sind, warme Klimate.

Die Krenotherapie der Gicht war vor der Pharmakotherapieära sehr verbreitet. Sie wird heute nur noch durchgeführt, wenn eine größere Diurese gesichert werden soll; verwandt werden dazu 2 l/d eines Brunnens mit mehr als 30 mval HCO_3/l. Wenn urologische Symptome auftreten, kann nach Marienbader Methode jeweils ein Mineralwasserstoß von 3 l in 3 h durchgeführt werden. Steinbildende Stoffwechselanomalien (vgl. S. 122) werden an urologischen Zentren in Brunnenkurorten mit entsprechender Erfahrung behandelt. Die bei einigen Darmkrankheiten, z. B. der Zöliakie, bestehende Neigung zur Oxalatsteinbildung ist ein Grund, diesen Kranken darmverträgliche Brunnen zu empfehlen.

Die Behandlung des Diabetes mellitus unter kurmäßigen Bedingungen ist, obwohl von ortsgebundenen Heilmitteln unabhängig, keineswegs überall durchzuführen. So wären stärkere Klimareize, etwa an exponierten Küsten oder in größeren Höhen, ungünstig; denn Adrenalinausschüttung oder Sauerstoffmangel erhöhen die Glykolyse. Zur Trinkkur des Diabetes gibt es Hinweise, daß einige Mineralwässer über entsprechende intestinale Hormone die Insulinsekretion stimulieren; aber diese Effekte sind zumindest therapeutisch unbedeutend.

Auch die Kur des Diabetikers beruht auf der Joslinschen Trias: Diät, Muskelarbeit und Insulin, ergänzt durch Schulung. Örtliche Voraussetzungen sind zumindest attraktive Möglichkeiten für Aktivitäten im Freien, gute diätetische Organisation und qualifizierte ärztliche Erfahrung. Die Kur wird auch als Anschlußheilverfahren durchgeführt zur Neueinstellung des Stoffwechsels und bei diabetischen Komplikationen. Genutzt wird dabei die Möglichkeit des systematischen Unterrichtens, der kontrollierten Gewichtsreduktion oder Realimentation sowie die der laufenden Stoffwechselbeobachtung unter den Belastungsbedingungen des Alltags. Daß die metabolische Situation unter Kurbedingungen günstiger ist, ergibt sich schon aus der Notwendigkeit, in den ersten Tagen bei vielen Insulinbedürftigen die Dosis zu senken. Ziel ist die stabile Kompensation des Kohlenhydrat- und Fettstoffwechsels sowie, wo notwendig und aussichtsreich, die Rehabilitation von Behinderungen infolge der diabetischen Angiopathie. Diese benötigt Ergo- und Physiotherapie. Dafür fehlen allerdings in den meisten Brunnenkurorten die Voraussetzungen.

Wenn keine Zeichen der akuten Stoffwechseldekompensation bestehen, ist Bewegungstherapie einzuleiten. Ihr täglicher Zeitpunkt hat die Mahlzeiten zu berücksichtigen; die Leistungsgröße orientiert sich an den jeweiligen Verhältnissen des täglichen Lebens, soweit nicht Ziele der Rehabilitation für den Bewegungsapparat oder den Kreislauf verfolgt werden.

Diabetikerkuren haben gute Effizienz bei gleichzeitiger Adipositas; medikamentöse Therapie ist danach oft nicht mehr notwendig. Sie sind außerdem angezeigt bei den vielgestaltigen Multimorbiditäten, welche zwar die Prognose verschlechtern, aber noch keine Krankenhausbehandlung rechtfertigen. Wenn Fehlverhalten und Vernachlässigung der Diät unter äußeren Zwängen des Alltags in die Kompensationsstörung geführt haben, dann sind Kurbehandlungen bei lernfähigen und motivierten Diabetikern jeder anderen Therapie überlegen.

Reduktion der Ernährung wird im Kurort anfangs meist besser toleriert als unter gewohnten Lebensbedingungen oder im Krankenhaus. Es handelt sich dabei offenbar um einen Milieueffekt. Da aber die Appetit-Sättigungs-Labilität des Adipösen das Kurende überdauert, ist die Rezidivprophylaxe entscheidend. Bei zwanghaften Störungen oder beeinträchtigter Selbstkontrolle sollte eine Behandlung in Kurorten nur eingeleitet werden, wenn die Nachsorge gesichert ist.

Adipositas-Kuren mit guten mittelfristigen Ergebnissen beruhen immer auf der mehr oder weniger systematischen Trias Reduktionskost, Ernährungsschulung und Freiluftbewegung; wenn sie gut begründet sind, verbinden sie erfolgsgesicherte und theoretisch fundierte Methoden, was gegenwärtig auf verschiedene Weise möglich ist. Daneben gibt es unter den Kurangeboten hypothetisch oder weltanschaulich postulierte Ernährungsordnungen, die mehr emotionale Bedürfnisse erfüllen (Lit. bei GLATZEL 1982). Soweit überprüft, haben die Ergebnisse nicht befriedigt; so fanden KRIŽEK u. STEPANEK (1975) bei Schrothkuren höhere Eiweißverluste und eine größere Rückfallquote als bei einem eiweißreichen Reduktionsregime.

In den Kurorten sind Zusatzbehandlungen üblich bei den häufigen Begleitkrankheiten der Adipositas sowie gegen Beschwerden und Mißempfindungen, welche die Nahrungsreduktion mit sich bringen kann. Sulfatwassertrinkkuren mindern Hunger und Obstipationsneigung; Waschungen und Wechselbäder bessern Antrieb und Stimmung; indifferente Sauerwasserbäder und warme Peloidbauchpackungen beseitigen Unruhegefühl; Massage nach längerer Arbeit beschleunigt die Erholung der Muskulatur; druckschmerzhafte Fettpolster rechtfertigen einen Behandlungsversuch mit Unterwasser- oder aber mit Eismassage. Passive Zusatzbehandlungen können allerdings so in den Vordergrund treten, daß die Wirksamkeit der Adipositas-Kurtrias gefährdet wird.

Die Diät ist in den meisten Kureinrichtungen eine auf 3-7000 kJ reduzierte, faser- und eiweißreiche Vollkost, ggf. mit noch knapperen Schalttagen; nicht allgemein anwendbar sind mehrwöchiges Fasten oder appetithemmende, z. B. ketogene Diäten. Die Schulung hat Nahrungsmittelbeurteilung, -zubereitung und Verhaltenskontrolle zu betreffen. Aktive Bewegung ist bei kurmäßiger Behandlung obligat; denn sie vermindert Eiweißverluste, stabilisiert den Appetit und stimuliert psychisch. Sie sollte aerob, also mit höchstens 120 Minutenherzfrequenz täglich über ein bis zwei Stunden und mehr geleistet werden; ihre Dosierung verwendet eher

Schritt- als Pulszähler; sie sollte ansteigend sein, da sie zugleich auch der adaptiven Senkung des Grundumsatzes entgegenzuwirken hat.

Adipositaskuren können nicht unter Wärmebelastung, sondern nur unter günstigen kühlen oder kalten Klimabedingungen durchgeführt werden, da dann der Energieverbrauch bei mäßigen Dauerleistungen höher, die Fettverbrennung relativ größer, die Kreislaufregulation ökonomischer, die Atmung tiefer und der Bewegungsantrieb größer sind. Wenn lokomotorische Behinderungen bestehen, können Dauerleistungen häufig durch geeignete Schwimmtechniken erzielt werden (MAC MILLAN 1978). KOHLRAUSCH u. Mitarb. (1958) empfehlen eine täglich mindestens einstündige rhythmische Gymnastik mit sehr langsamen Bewegungen („Trauermarschrhythmus"). Adipöse, die keine Bewegungstherapie durchführen, haben von einer Behandlung im Kurort meist keinen Vorteil (KRIŽEK u. STEPANEK 1975).

Literatur

BENDA J (1966) Einfluß der Karlsbader Mineralwässer auf die Bildung und die Ausscheidung der Galle. Zentralverwaltung Heilbäder, Prag

BODE J C (1977) Indikationen zur Kurbehandlung bei Leber- und Gallenerkrankungen. Diagnostik 10: 484-490

BOECKER W (1977) Diabetes mellitus. Thieme, Stuttgart

BUNDESARBEITSGEMEINSCHAFT FÜR REHABILITATION (1984) Die Rehabilitation Behinderter. Dtsch. Ärzte-Verlag, Köln

EBERHARDT G (1977) Was ist von einer Kurbehandlung chronisch Leberkranker zu erwarten? Leber Magen Darm 7: 306

FLOCH M H (1981) Nutrition and diettherapy in gastrointestinal disease. Plenum, New York London

GLATZEL H (1982) Wege und Irrwege moderner Ernährung. Hippokrates, Stuttgart

HARVEY R F, READ A E (1973) Purgatives act by releasing cholecystokinin. Lancet II: 185

HILDEBRANDT G, GUTENBRUNNER C, HECKMANN C (1983) Trinkkuren - neue Forschungsergebnisse. Heilbad und Kurort 35: 34-54

KOHLRAUSCH W, TEICHRICH-LEUBE H (1958) Lehrbuch der Krankengymnastik bei inneren Erkrankungen. Fischer, Stuttgart

KRIŽEK V, STEPANEK P (1975) Stoffwechselkrankheiten; Möglichkeiten ihrer Behandlung in Kureinrichtungen. Fischer, Jena

LUBLIN A, KRONER R (1932) Produktive Diabetikerfürsorge. Thieme, Leipzig

MC MILLAN J (1978) The role of water in rehabilitation. Physiotherapeuten 43: 87, 236

MIELKE U (1978) Trinkkuren bei Magen-Darm-Erkrankungen. Z Allgemeinmed 54: 1050-1054

PALMER E D (1978) Funktionelle gastrointestinale Krankheiten. Huber, Bern Stuttgart Wien

SCHMIDT-KESSEN W, MEIER M C (1978) Grundlagen der Therapie mit Sulfatwässern. Z angew Bäder u Klimahk 25: 106-131

SCHMIDT-KESSEN W, WAGNER P (1983) Die intragastrale Azidität beim Trinken von Hydrogenkarbonat-Mineralwässern. Z Phys Med Baln Med Klim 12: 199-209

SCHMIDT-KESSEN W, WITTE O (1975) Die Sulfatdiarrhoe. Z Gastroenterol 13: 12-18

5. Hautkrankheiten und Allergien

S. Borelli, P. Fries

a) Allgemeines

Die Haut ist die Trennschicht zwischen Umwelt und Individuum. Allein deshalb muß damit gerechnet werden, daß viele Hauterkrankungen durch die Umwelt beeinflußt sein können.

Die im Rahmen dieses Kapitels besonders interessierenden Umwelteinflüsse sind die Klimafaktoren UV-Licht, Luftchemie, Luftdruck, Luftfeuchtigkeit und -temperatur. Jeder einzelne Klimafaktor bewirkt dabei über eine Einflußnahme auf das Hautorgan selbst, das Hormonsystem, das vegetative Nervensystem und die Psyche eine Funktionsumstellung am Hautorgan und damit den therapeutischen Erfolg. Durch die Vielzahl der beeinflussenden Klimafaktoren und ihre ebenfalls vielfältigen Angriffspunkte ist eine exakte wissenschaftliche Trennung bezüglich ihrer therapeutischen Wirkungen auf die im einzelnen zu besprechenden Hautkrankheiten nicht möglich und auch nicht sinnvoll, handelt es sich doch bei der Klimatherapie der Hautkrankheiten um eine sogenannte Ganzheitstherapie. Neben den Klimafaktoren im engeren Sinne sind für die Klimatherapie der Hautkrankheiten noch die zu fordernde Allergenarmut und begünstigende psychische Einflüsse von besonderer therapeutischer Bedeutung. Aus jahrzehntelangen Erfahrungen in der Klimatherapie Hautkranker ist für diese ein radikaler Umweltwechsel in ein sogenanntes Kontrastklima zu fordern (Marchionini u. Borelli 1956; Hartung 1958; Linser 1967; Borelli u. Chlebarov 1969; Pürschel 1975; u. a.). Das Kontrastklima erlaubt eine starke, aber dennoch lenkbare umstimmende Reizentfaltung. Zur Klimatherapie bei Hautkrankheiten gehören reine Luft (arm an Abgasen, Stäuben, Pollen, Allergenen) und möglichst konstantes Strahlungswetter. Es ergeben sich damit im wesentlichen zwei für die Klimatherapie von Hautkrankheiten geeignete Klimate. Erstens das Hochgebirgsklima über 1500 m und zweitens das Küsten- bzw. Inselklima. Dabei ist Hochgebirge nicht gleich Hochgebirge und Küste nicht gleich Küste; sogenannte Kleinklimate spielen eine oft entscheidende Rolle für den therapeutischen Erfolg bei der Klimatherapie der Hautkrankheiten. Bei den Küstenklimaten kann man im wesentlichen die heimischen, feucht-kalten Nordseeinselklimate von den feucht-warmen Mittelmeerklimaten unterscheiden.

Zur Klimatherapie besonders geeignet sind alle chronisch rezidivierenden Hautkrankheiten, die durch eine ambulante oder stationäre sogenannte klassische fachdermatologische Behandlung nicht oder unbefriedigend beeinflußbar sind, daneben auch Hautkrankheiten in ihrer Initialphase, die erfahrungsgemäß einen jahrelangen, oft lebenslangen Leidensweg bedeuten (insbesondere die Neurodermitis constitutionalis atopica) und durch wiederholte frühzeitige Klimabehandlungen in ihrem Verlauf günstig beeinflußt werden können.

Die intensive UV-Strahlung ist für verschiedene klimatherapeutisch beeinflußbare Hautkrankheiten von ausschlaggebender Bedeutung, worauf schon die Tatsache hinweist, daß an bedeckten Körperpartien die krankhaften Hautveränderungen persistieren (Badehosenphänomen bei Psoriasis vulgaris und Mycosis fungoides).

Die Zunahme der UV-Intensität wird mit 30% pro 1000 m Höhenunterschied angegeben (je nach Sonnenstand), wodurch sich wesentlich höhere UV-Intensitäten im Hochgebirge gegenüber dem Flachland oder unter Meereshöhe ergeben. Durch Strahlenreflexion der Schneedecke und die geringe Strahlenabsorption durch die Atmosphäre einschließlich der Luftverunreinigungen, Nebel und Wolken, sind im Hochgebirge und an der Küste wesentlich günstigere Strahlungsverhältnisse bedingt.

Für die Klimatherapie der Erkrankungen des atopischen Formenkreises wie Neurodermitis constitutionalis, Asthma bronchiale und Rhinitis allergica sind die Allergenarmut und Lufttrockenheit im Hochgebirge bzw. die Allergenarmut im Meeresbereich der Inseln besonders wichtig. Daneben hat auch das reine Luftaerosol insgesamt eine wesentliche Bedeutung. Häufig gelingt es unter diesen Gegebenheiten während der Klimatherapie, sowohl interne wie externe Kortikosteroide abzusetzen.

Als Mindestaufenthaltsdauer für die Klimatherapie Hautkranker werden von allen Autoren 6-8 Wochen anerkannt.

Mit der Klinik für Dermatologie und Allergie in Davos/Schweiz steht seit 1960 allen deutschen chronisch Hautkranken und Allergikern eine Möglichkeit zur stationären hochalpinen Klimatherapie unter den Bedingungen des in dieser Form in der Bundesrepublik Deutschland nicht vorhandenen Hochgebirgsreizklimas offen. Inzwischen sind in dieser Klinik über 20000 chronisch Hautkranke und Allergiker mit gutem und oft langdauerndem Erfolg behandelt worden.

Das Davoser Hochtal (1560 m) zeichnet sich durch eine Reihe von klimatischen Besonderheiten aus, die neben der Höhe durch die geographische Lage, Breite und Richtung des Tales bedingt sind. Bei relativer Föhnarmut ist die Luft durchweg trocken, die Niederschläge sind gering, der größte Teil fällt im Winter als Schnee, und die mittlere Jahrestemperatur beträgt + 2,6 °C. Die Kälte wird wegen der besonders im Winter herrschenden Trockenheit wesentlich weniger unangenehm empfunden als im feuchteren Flachland. Die große Zahl heiterer, wolkenloser Tage mit der hohen Sonneneinstrahlung ist von besonderem Wert für die Klimatherapie. Aber selbst bei bedecktem Himmel durchdringen noch reichlich UV-Strahlen die Wolkendecke. Zusammen mit diesen Besonderheiten des Hochgebirgsklimas von Davos wirken sich die Allergenarmut (Hausstaubmilben kommen nicht vor, die Pollenflugzeit ist kurz) günstig auf die Indikationen Allergie und Dermatologie aus. Ein weiterer wesentlicher Vorteil der Hochgebirgsklimatherapie besteht darin, daß im Gegensatz zu den nördlichen Küstenklimaten Behandlungen das ganze Jahr hindurch möglich sind, was durch den Sonnenreichtum und die Trockenheit in den Wintermonaten bedingt ist. So können Sonnenbäder praktisch das ganze Jahr hindurch auf gedeckten Balkonen und Dachterrassen genommen werden. Diese besonders günstige Strahlungssituation ist auch der Grund dafür, daß sich in Davos das Weltstrahlungszentrum befindet.

In den Klimastationen der Nordseeinseln ist die Heliotherapie auf die Sommermonate beschränkt. Die begünstigenden Einflüsse der Thalassotherapie sind dort durch die niedrigen Wassertemperaturen ebenfalls eher in den Sommermonaten nutzbar. Günstiger stellen sich beide Therapiekomplexe an südlichen Küsten dar. Es wäre eine Überforderung, die leider von ärztlicher Seite erstaunlich oft zum Ausdruck kommt, etwa die Erwartung an die stationäre Klimabehandlung zu knüpfen, daß schlagartig mit dem Eintreffen am Reizklimaort nun keinerlei Therapie mehr durchgeführt werden dürfte bzw. durchgeführt zu werden brauchte. Eine Pflegebehandlung der Haut zumindest mit mehr oder minder fettenden Externa und rückfettenden Ölbädern ist während des Aufenthaltes am Klimatherapieort ebenso selbstverständlich wie das Ausschleichen bei vorangegangener Kortikosteroidtherapie.

b) Klimatherapeutisch beeinflußbare Hautkrankheiten

Die *Neurodermitis constitutionalis atopica* (Endogenes Ekzem, Dermatitis atopica) gilt als Hauptindikation für die Reizklimatherapie im Hochgebirge bzw. an der Meeresküste. Sie ist häufig mit Rhinitis allergica und/oder Asthma bronchiale vergesellschaftet. Die Behandlungserfolge auf den Nordseeinseln reichen massenstatistisch - im Individualfall jedoch sehr unterschiedlich - nahe an die im Hochgebirge! Erscheinungsfreiheit bzw. wesentliche Besserung wird bei 90-95% der Patienten erzielt. Durch Stabilisierung des Hautzustandes gelingt es in vielen Fällen, eine Kortikosteroid- und/oder Antihistaminikamedikation so weit abzusetzen, daß erstmals Allergiedurchuntersuchungen mit Aussagewert vorgenommen werden können. Allergendarstellung, Erkennen der Ursachenzusammenhänge und Patientenaufklärung bedeuten therapeutisch und prognostisch in vielen Fällen einen wesentlichen Fortschritt. Die dann mögliche spezifische Hyposensibilisierungsbehandlung beim Asthma bronchiale und bei der Rhinitis allergica sowie die Allergenkarenz bei nachgewiesener Nahrungsmittelallergie (z.B. Fisch, Ei, Nüsse) sind als ursächliche Therapieformen von höchstem Stellenwert.

Auch bei den Erkrankungen aus der *Ekzemgruppe*, zu der das chronisch rezidivierende Ekzem, das seborrhoische Ekzem, das dyshidrotische Ekzem und das Kontaktekzem gehören, kann in ca. 85% der Fälle Erscheinungsfreiheit oder wesentliche Besserung erzielt werden. Beim Kontaktekzem ist eine Klimatherapie dann angezeigt, wenn trotz Meiden der durch Epikutantest isolierten Allergene (eventuell Arbeitsplatzwechsel) keine Abheilung erfolgt.

Wie schon erwähnt, ist bei der *Psoriasis vulgaris* mit/ohne Arthropathie die direkte Einwirkung der Sonnen- bzw. der Himmelsstrahlung von maßgeblicher Bedeutung. Im Hochgebirge können die Kranken ganzjährig, in den nördlichen Küstenregionen überwiegend in den Sommermonaten der natürlichen Sonnenstrahlung regelmäßig und therapeutisch kontrolliert ausgesetzt werden. Zusätzlich wird die Behandlung durch selektive UV-Phototherapie (SUP) und schuldermatologische externe Salben- und Bädertherapie ergänzt. In dieser zweitgrößten Indikationsgruppe liegt die Quote der erscheinungsfreien oder wesentlich gebesserten Patienten in der Davoser Klinik bei 96%. Erstaunlich sind auch die subjektiven Besserungen bei psoriatischer Arthropathie.

Ebenfalls bei den Erkrankungen der sogenannten *Parapsoriasisgruppe* ist es indiziert, die Möglichkeiten der Klimatherapie auszunutzen, sprechen doch diese Erkrankungen, vor allem die Parapsoriasis en Plaques Brocq, besonders gut auf die natürliche Sonnnenbestrahlung an. Wie bei der Psoriasis vulgaris und der noch später zu besprechenden Mycosis fungoides empfehlen sich hier vor allem die Hochgebirgsregionen auf Grund der dort ganzjährig durchgeführten Solartherapie. Die bei

Mehrfachaufenthalten von Patienten angegebenen Langzeitremissionen unterstreichen die Möglichkeit einer positiven Beeinflussung dieser Dermatosen.

Bei den *Prurigo-Erkrankungen* stellen insbesondere die zur Chronizität neigenden und am Heimatort therapeutisch schlecht zugänglichen Fälle eine Indikation zur Behandlung respective Umstellung im Kontrastklima dar, wobei während des Aufenthaltes die umstimmenden Einflüsse des Reizklimas, verbunden mit einer psychologischen Führung und entsprechender Medikation, meist im Vordergrund stehen.

Patienten mit *Erythrodermien* jeder Art liegen oft monatelang in den Hautkliniken, so daß auch hier nach längerer Therapieresistenz an eine Klimatherapie gedacht werden sollte.

Im Gegensatz zur akuten Urticaria spricht die *chronisch rezidivierende Urticaria* relativ gut auf reizklimatische Umstimmung an. Es läßt sich feststellen, daß die Mediatorenreagibilität sich in Richtung der Norm verändert und parallel dazu die Urticariaschübe bis zur klinischen Heilung abklingen - in vielen Fällen unterstützt durch sinnvoll verordnete Psychosedativa bzw. psychotherapeutische Maßnahmen. Bei allergischer Auslösung kann durch Absetzen lange bestehender Steroidmedikation die Allergenaustestung möglich werden.

Bei den *blasenbildenden Dermatosen* können die Dermatitis herpetiformis Duhring sowie auch das rezidivierende Erythema exsudativum multiforme positiv beeinflußt werden, wenngleich es hier mehr um eine unterstützende Therapie geht.

Alle *Akneformen* (Akne vulgaris, Akne conglobata) eignen sich für klimatherapeutische Maßnahmen und Solartherapie. Die strahlenreiche Jahreszeit sollte bevorzugt werden. Das Zusammenspiel von Reizklimatherapie und dermatologischer Externtherapie erwies sich als besonders positiv.

Unter den *malignen Granulomen* reagiert besonders die *Mycosis fungoides* bemerkenswert gut auf die hochalpine Klimatherapie. Lang genug bemessene klinische Klimatherapie unter besonderer Berücksichtigung der natürlichen Sonnenstrahlung führt weitgehend zur Rückbildung der praemykotischen Hauterscheinungen (Stadium I und II) und oft zum Sistieren des Juckreizes. Durch jährlich wiederholte hochalpine Klimabehandlung ist das praemykotische Stadium zu halten bzw. der Übergang in das prognostisch infauste Tumorstadium zu verzögern. Bei der Mycosis fungoides, mitunter selbst in fortgeschrittenen Stadien, sind in der Klinik für Dermatologie und Allergie Davos auffällige Besserungen und Remissionen beobachtet worden. Natürlich sollte man Kranke mit Mycosis fungoides nicht erst dann zur Höhenklimatherapie einweisen, wenn bereits das Tumorstadium erreicht ist oder mehrere vorhergegangene intensive Röntgenbestrahlungen stattgefunden haben. Grundsätzlich läßt sich sagen: Je früher das Stadium, je blander die Vorbehandlung, je früher die Einweisung zur Höhenklimatherapie, desto größer und langzeitiger sind die Erfolgsaussichten. Bei 213 Kranken in der Zeit von 1961-1982 konnte in 76,5% eine wesentliche Besserung gesehen werden. Die strahlungsreiche Jahreszeit sollte bevorzugt und die Dauer von mindestens 8 Wochen nicht unterschritten werden. Leider ist die Kenntnis dieser lebensverlängernden Therapiemöglichkeit weder allgemeinmedizinisches noch gar dermatologisches Wissensgut geworden.

Bei *Melano-Malignomen* und *Karzinomen* der Haut ist die Einweisung im Rahmen des AHB-Verfahrens nach jedem Klinikaufenthalt in Deutschland möglich.

Die Inzidenz des Melanoms nimmt zweifellos zu. Die Therapie der Wahl ist immer noch die chirurgische Exzision. Für die Nachbehandlung auf dem Gebiet der Immun- und Chemotherapie sind viele Varianten in Gebrauch. Die Anschlußheilbehandlung (AHB) in der Klinik für Dermatologie und Allergie Davos bei Patienten mit Melano-Malignomen erweist sich z. B. insofern als effektiv, als häufig abgeheilte BCG-Impfnarben sich wieder aktivieren. Da durch die BCG-Impfung eine Immunstimulierung angestrebt wird, erweist sich damit, daß die hochalpine Klimawirkung zu einer deutlichen Anregung des Immunsystems führt. Diese Immunstimulation durch hochalpinen Klimareiz kann also nur die gewünschten positiven Auswirkungen haben. Man darf zugleich die normale Strahleneinwirkung unter den Davoser Hochgebirgsbedingungen nicht verwechseln mit aktinischen Schäden durch lebenslange Überdosierung von Strahlen, wie dies nur allzuoft von Laien geschieht. Die Möglichkeit zum AHB-Verfahren in Davos sollte von den Heimatkliniken zumindest wahrgenommen werden, wenn dort die Patienten klinisch und therapeutisch freie Zeiträume haben, wo sie sonst zu Hause wären. In dieser Zeit können sie das Heilverfahren als Maßnahme der medizinischen Rehabilitation durchführen und kehren dann zeitgerecht zur Fortführung der spezifischen Therapie in die Heimatklinik zurück.

Die Beobachtungen bestätigen die Tatsache, daß zu Beginn einer Reizklimabehandlung von Hautkrankheiten leichtere Rezidive auftreten können. In den meisten Fällen können sie als Anfangs- und Eingewöhnungsschwankungen gelten. Sie kommen aber durchschnittlich von mal zu mal seltener bzw. schwächer vor. Hier gilt, daß an die systematische Wiederholung längerer klimatherapeutischer Aufenthalte gedacht werden sollte, um ihre Beseitigung anzustreben. Massenstatistisch gesehen ist die positive Nachwirkung lang und günstig für die Wiederherstellung der Gesundheit und der Arbeitsfähigkeit. Deswegen sollten Wiederholungen der Klimatherapie bei den zur Chronizität neigenden Dermatosen durchgeführt werden. Stabilisierung und Rehabilitation werden nach wissenschaftlichen Erfahrungen dadurch positiv beeinflußt. WANNENWETSCH (1967) hat Dauererfolge bzw. Langzeiterfolge dieser Therapie eindrucksvoll dargestellt. Bei der Erfassung der Arbeitsunfähigkeit nach Häufigkeit beträgt der Anteil der Fehltage vor der Klimabehandlung 78,9%, danach nur noch 42%, was einer Besserungsquote von 88% entspricht. Die Überprüfung der Fehlzeitdauer ergab: 58% aller Krankheitsfälle waren im Verlauf von 3 Jahren vor der Klimabehandlung langfristig (über 6 Wochen) arbeitsunfähig, jedoch nur 5,2% im Verlauf von 3 Jahren danach. Die Gesamtausfallzeiten beliefen sich im Durchschnitt pro Fall vorher auf 131, nach der Klimatherapie jedoch nur auf 20 Fehltage.

Neben allgemeinmedizinischen Kontraindikationen zur Klimatherapie wie schweren Herz-Kreislauferkrankungen, floriden Infektionskrankheiten, schweren endokrinologischen Erkrankungen gelten als Kontraindikation zur Klimatherapie aus dermatologischer Sicht die sogenannten *Lichtdermatosen* wie phototoxische und photoallergische Reaktionen, Lichturticaria und die polymorphen Lichtdermatosen sowie durch UV-Licht provozierbare Erkrankungen wie Erythematodes und Porphyrien.

Insgesamt sind also Atopien (atopische konstitutionelle Neurodermitis, Asthma bronchiale, Rhinitis allergica), Psoriasis vulgaris, chronisch rezidivierende Ekzeme, chronische Urticaria, Praemycosis und Mycosis fungoides die Domänen der dermatologischen Klimatherapie. Diese ist allerdings sinnvoll nur in echten Reizklimaten wie auf den grasarmen - nicht den „grünen“ - Nordseeinseln und in speziellen Bereichen - nicht an den Nordseiten und nördlichen Vorgebirgen - der hochalpinen Zonen (über 1500 m) bei richtiger Talöffnung. Will die dermatologisch-allergologische Klimatherapie bzw. Spezialbehandlung in diesen indizierten Klimazonen ihren berechtigten Ruf behalten, hat sie sich gegen den Mißbrauch dieser wichtigen therapeutischen Möglichkeit in ungeeigneten Klimabereichen zu wehren, wenn sie nicht durch die unzulänglichen Gegebenheiten und die unzureichende Effizienz letzterer in Mißkredit gebracht werden will.

Literatur

BORELLI S, DÜNGEMANN H (1981) Fortschritte der Allergologie und Dermatologie. IMP Verlag, Neu Isenburg

BORELLI S, CHLEBAROV S (1969) Indikationen und Erfolgsaussichten der Hochgebirgsklimabehandlung. Arch Physikal Therapie 21: 407-417

HARTUNG I (1958) Klimatherapie. In: GOTTRON, SCHÖNEFELD (1958) Dermatologie und Venerologie, Bd II/1, Thieme, Stuttgart

LINSER K (1967) Der wetterbedingte Biotropismus. Handbuch der Haut- und Geschlechtskrankheiten. Bd VIII. Springer, Heidelberg

MARCHIONINI A, BORELLI S (1956) Klimabehandlung der Neurodermitis disseminata. Dtsch med Wschr 81: 811

PÜRSCHEL W (1975) Klimatherapie von Hautkrankheiten. Aktuelle Dermatologie 1: 249

WANNENWETSCH E P (1967) Dt Rentenvers 6: 394

6. Erkrankungen der Nieren und ableitenden Harnwege

CHR. GUTENBRUNNER

a) Allgemeines

Die Therapie urologischer Erkrankungen besteht im allgemeinen in chirurgischen und pharmakologischen Maßnahmen. Die hohe Rezidivrate bei Harnsteinleiden (VAHLENSIECK 1982) sowie die Neigung zur Chronifizierung bei entzündlichen Erkrankungen der Harnwege unterstreichen allerdings die Notwendigkeit einer Balneotherapie urologischer Krankheitsbilder (vgl. auch SCHULTHEIS 1976). Indikationsgebiete sind hierbei chronische und rezidivierende Infekte der Nieren, der ableitenden Harnwege, der Prostata und der Samenblasen sowie Harnsteinleiden, kompensierte Nierenparenchymschäden, Restzustände nach operativen Eingriffen, funktionelle Miktionsstörungen und Schmerzzustände (FEIBER 1962; NIETH u. BAUM 1962). Alle akuten und subakuten Erkrankungen sowie dekompensierte Zustände und kardiale Insuffizienzerscheinungen stellen demgegenüber eine Kontraindikation für eine kurörtliche Behandlung oder Trinkkur dar. Darüber hinaus ist eine genaue fachärztliche Diagnosestellung, die bei Steinleiden nach Möglichkeit auch eine Steinanalyse einschließen sollte, vor Kurbeginn unentbehrlich.

In der Balneotherapie urologischer Erkrankungen steht vor allem die Heilwasser-Trinkkur im Vordergrund, durch die einerseits eine gesteigerte Diurese und Durchspülung der Harnwege erreicht, zum anderen aber auch die Harnzusammensetzung gezielt beeinflußt werden kann (ZÖRKENDÖRFER 1962; LESKOVAR 1976). Hierbei muß allerdings eine ausreichende Restfunktion der Nieren vorausgesetzt werden. Hinzu kommen die unspezifischen Wirkungen einer komplexen Kurbehandlung, die in der Auslösung adaptiver Prozesse mit Steigerung der Regulations- und Abwehrkräfte sowie Normalisierung von Funktionsgrößen bestehen (LESKOVAR 1970; HILDEBRANDT 1979, 1980a). Neuere Untersuchungen haben gezeigt, daß auch isolierte Haustrinkkuren adaptive Prozesse auszulösen vermögen und eine anhaltende Modifikation der Ausscheidungsleistungen über die Nieren bewirken können (HILDEBRANDT u. Mitarb. 1981, 1982). Darüber hinaus konnten LESKOVAR u. Mitarb. (1978) eine allgemeine entzündungswidrige Wirkung von Trinkkuren nachweisen. Zusätzliche Maßnahmen zur Gewichtsreduktion bzw. spezielle diätetische Verordnungen, wie z. B. purinarme Kost bei Uratsteinbildnern, können den Heilungsprozeß unterstützen.

Weiterhin kommen CO_2- und Thermalbäder, durch die eine allerdings nur kurzzeitige Diuresesteigerung möglich ist, sowie thermal wirksame Moorsitzbäder zur Krampflösung in Betracht. Auch eine Klimatherapie (trocken-mildes Klima bzw. Hochgebirge bei Nieren-Tuberkulose) kann einen günstigen Einfluß auf den Heilungsverlauf bei Nierenerkrankungen haben (HILDEBRANDT 1980b). Der früher empfohlene Aufenthalt im Wüstenklima bedingt wegen der starken extrarenalen Wasserausscheidung eine verstärkte Retention harnpflichtiger Substanzen sowie eine Harnkonzentrierung, so daß er zumindest bei eingeschränkter Nierenfunktion und Harnsteinleiden nicht angezeigt ist.

b) Indikationen und spezielle Therapie

1) Grundsätzliches zur Heilwasserdosierung

Die *Dosierung* der Mineralwässer bei Trinkkuren muß sich nach individuellen Gegebenheiten und dem Mineralgehalt der Heilwässer richten. Üblicherweise werden Trinkmengen zwischen 100 und 1500 ml pro Tag zugeführt (HILDEBRANDT 1980b). Bezüglich der *tageszeitlichen Verteilung* der Heilwasserzufuhr muß folgendes beachtet werden: Wenn, wie zur Harnsteinrezidivprophylaxe, eine möglichst über 24 Stunden gleichverteilte Diuresesteigerung Ziel der Heilwasserbehandlung ist (s. u.), so sollte möglichst gleichmäßig über den Tag verteilt getrunken werden, was auch eine abendliche Zufuhr einschließen sollte (KUKOWKA 1971) (z. B. je 350 ml um 8.00, 12.00, 16.00, 20.00 Uhr). Hierdurch wird der allgemeine Reizcharakter der Trinkkur gemildert (BUCHNER 1986) und eine Abflachung der tagesrhythmischen Amplitude der Diurese erreicht (GUTENBRUNNER u. HOLTZ 1983; HILDEBRANDT u. Mitarb. 1983; vgl. auch NIETH u. BAUM 1962). Eine Weiterführung der Trinkkur auch nach dem Kuraufenthalt muß empfohlen werden. Bei täglicher morgendlicher Zufuhr größerer Heilwassermengen (z. B. 700 ml morgens) steht die Auslösung adaptiver Kurreaktionen im Vordergrund der therapeutischen Effekte (HILDEBRANDT u. Mitarb. 1983; GUTENBRUNNER 1984). Diese eigentlichen Trink*kuren* sollten intermittierend wiederholt werden.

2) Chronische und rezidivierende Infekte

Chronische und rezidivierende *Pyelonephritiden* bei ausreichender Restfunktion der Nieren sowie chronische *Cystitiden* können durch Trinkkuren günstig beeinflußt werden (FEIBER 1962; NIETH u. BAUM 1962). Zum einen kann durch die gesteigerte Diurese die Bakterienzahl gesenkt werden (SÖKELAND u. Mitarb. 1976), zum anderen können auch hier spezielle Ionenwirkungen genutzt werden. So bewirken Natrium-Hydrogencarbonat-Wässer über eine Harnalkalisierung eine Abpufferung des sauren Entzündungsmilieus sowie eine Schmerzstillung und können zur Schleimlösung beitragen. Bei E. coli-Infekten ist allerdings Zurückhaltung geboten, da ein alkalisches Harnmilieu das Wachstum dieses Keimes fördert (KERSTING 1972). Eine entzündungshemmende Wirkung wird speziell den Calcium-Magnesium-Hydrogencarbonat-Wässern zugeschrieben, die auch wegen ihrer starken diuretischen Wirkung bei Harnwegsinfekten geeignet sind (SCHNELLE 1959; STÄHLER 1976). Nicht zuletzt spielt aber auch die Steigerung der Abwehr durch die adaptiven Umstellungen der komplexen Kurbehandlung bei der Therapie chronischer Harnwegsinfekte eine nicht unerhebliche Rolle.

Auch die *chronische Prostatis* kann durch eine kurörtliche Therapie beeinflußt werden, wobei zu beachten ist, daß bei dieser Erkrankung nur in ca. 30% der Fälle ein Infekt zugrunde liegt, weitere 30% anorektale Ursachen haben und die übrigen Fälle ein sog. vegetatives Urogenitalsyndrom darstellen (ALKEN u. Mitarb. 1979). Therapeutisch stehen vor allem unspezifische Wirkkomponenten der Trink- und Badekuren wie auch des Milieuwechsels im Vordergrund (FEIBER 1962), wobei auch der Beeinflussung von Infekten der Harnwege eine Bedeutung beizumessen ist (NIETH u. BAUM 1962). Die Behandlung kann darüber hinaus durch Thermal- und Moorsitzbäder unterstützt werden, wobei deren Wirksamkeit allerdings unterschiedlich beurteilt wird (FEIBER 1962; STÄHLER 1976). Auch feuchtwarme Auflagen und Wickel sowie Dampfsitzbäder und sog. Prostataduschen werden empfohlen (FEIBER 1970; ALKEN u. Mitarb. 1979).

Eine weitere Indikation für Bäder- und Klimakuren stellt die *Urogenitaltuberkulose* dar (FEIBER 1962; KARCHER 1964), wobei floride Stadien hiervon ausgenommen bleiben müssen. Neben Trink- und Badekuren kommen hier vor allem auch Klimakuren im Höhenklima in Frage (HILDEBRANDT 1980b).

3) Harnsteinleiden

aa) Allgemeines (s. auch *Tabelle 13*)

Balneotherapeutische Maßnahmen, insbesondere Trinkkuren sind bei kleinen abgangsfähigen Konkrementen, Sedimenturien und zur Rezidivprophylaxe nach operativer Steinentfernung indiziert. Voraussetzungen für einen Therapieerfolg sind eine vorhergehende Korrektur evtl. vorhandener Abflußhindernisse sowie eine Therapie evtl. Stoffwechselstörungen, falls die Steinbildung ursächlich mit ihnen in Zusammenhang steht (z. B. Uratsteine bei Gicht) (vgl. auch KARCHER 1964; HAUTMANN u. Mitarb. 1980). Die Tatsache, daß Harnsteine bei Übergewicht und sitzender Lebensweise häufiger vorkommen, unterstreicht die Bedeutung, die einer Gewichtsreduktion durch entsprechende Diät sowie einer dosierten Bewegungstherapie beizumessen ist (TERHORST 1980).

Tabelle 13. Grundsätze zur Harnsteinrezidivprophylaxe. (Modifiziert nach Angaben von NIETH u. BAUM 1962)

1. Allgemeinmaßnahmen: Gewichtsreduktion, Bewegungstherapie.
2. Verminderung der Harnausscheidung steinbildender Substanzen durch Diät.
3. Verminderung der Konzentration lithogener Substanzen im Urin einschließlich Minderung der nächtlichen Diuresehemmung.
4. Erhöhung der Löslichkeit steinbildender Substanzen durch Beeinflussung des Harnmilieus.
5. Bekämpfung von Harnwegsinfekten.

Ein wesentliches Ziel der Therapie und Rezidivprophylaxe von Harnsteinen besteht in einer Steigerung der Diurese, was allein schon durch die Flüssigkeitszufuhr im Rahmen von Trinkkuren erreicht werden kann. Hierdurch kann einerseits ein weiteres Steinwachstum wirksam bekämpft werden (vgl. TERHORST 1980), andererseits können kleine Konkremente abgetrieben werden (MARKIEWICZ u. Mitarb. 1982). Auch die begleitenden Entzündungen werden vor allem durch den Spüleffekt, aber auch durch spezifische Ionenwirkungen (Calcium) erheblich gebessert (vgl. MARKIEWICZ u. Mitarb. 1982; LESKOVAR 1976).

Da für die Ausfällung lithogener Substanzen und somit für die Anlagerung weiterer Harnsteinschichten deren Harnkonzentration und das Harnmilieu eine entscheidende Rolle spielen, müssen das spezifische Harngewicht und der pH-Wert laufend kontrolliert werden. Bei einem spezifischen Gewicht von kleiner 1012 ist ei-

Tabelle 14. Übersicht über die verschiedenen Harnsteinarten, deren Ausfällungsbedingungen und zur Rezidivprophylaxe geeignete Heilwassertypen

Steinart	Harnsäuresteine, Xanthinsteine	Zystinsteine	Calciumoxalatsteine	Calciumphosphat- und Calciumcarbonatsteine	Infektsteine
Milieu der Steinbildung	sauer ($pH < 5{,}8$)	sauer ($pH < 7{,}0$)	alkalisch oder sauer	alkalisch (auch sauer) siehe Text	alkalisch
Diät	Purinarm	Protein- und Methioninarm (umstritten)	Calciumarm (Oxalsäurearm)	Calciumarm	–
Angestrebte Beeinflussung des Harnmilieus	neutralisierend	alkalisierend	nach Harn-pH	nach Harn-pH	ansäuernd
Indizierte Heilwassertypen	Natrium-Hydrogencarbonat-Wässer, Natrium-Magnesium-Calcium-Hydrogencarbonat-Säuerlinge	wie bei Harnsäuresteinen	Magnesiumhaltige Wässer (niedriger Ca/Mg-Quotient), Säuerlinge	wie bei Calciumoxalatsteinen	Calcium-Sulfat-Wässer, Calcium-Chlorid-Wässer, (Säuerlinge)

ne Steinbildung praktisch ausgeschlossen (TERHORST 1980). Besondere Beachtung muß hierbei auch der nächtlichen Diuresehemmung (MINORS u. Mitarb. 1976) geschenkt werden, da diese Phase infolge der Konzentrationssteigerung lithogener Harnbestandteile ein stark erhöhtes Steinbildungsrisiko bedeutet (VAHLENSIECK u. Mitarb. 1982; HILDEBRANDT u. Mitarb. 1983). Auch der Harn-pH unterliegt starken tagesrhythmischen Schwankungen. Daher müssen die Kontrollen von spezifischem Harngewicht und Harn-pH als Tagesprofil mit Beurteilung des Nachturins erfolgen.

Die diuretische Therapie zur Harnsteinrezidivprophylaxe darf ebenfalls nicht nur auf eine starke Sofort-Diurese abzielen, sondern muß eine Steigerung der nächtlichen Diurese einschließen. Nach neueren Untersuchungen scheinen hierzu Natrium-haltige Mineralwässer besonders geeignet zu sein, da der durch den Natrium-Gehalt bedingten Sofort-Retention unmittelbar nach dem Trinken eine Spät-Phase mit gesteigertem Harnfluß folgt, was einer Abflachung der tagesrhythmischen Amplitude der Harnausscheidung gleichkommt *(Abb. 38)* (HILDEBRANDT u. Mitarb. 1983; GUTENBRUNNER u. Mitarb. 1983, 1984). Auf eine möglichst gleichmäßige tageszeitliche Verteilung der Trinkportionen bei dieser Indikation ist oben bereits hingewiesen worden (s. S. 121).

Die Wahl eines zur Harnsteinrezidivprophylaxe verwendeten Mineralwassers muß sich weiterhin nach der Steinzusammensetzung richten, da verschiedene Steinarten unter sehr unterschiedlichen Ausfällungsbedingungen entstehen *(Tabelle 14)*. Das Vorgehen für die einzelnen Harnsteinleiden muß daher im folgenden getrennt erläutert werden, zumal die Häufigkeit ihres Vorkommens sehr unterschiedlich ist (vgl. hierzu *Abb. 39*). Allgemein wäre dennoch festzustellen, daß CO_2-haltigen Wässern eine stärkere diuretische Wirkung zukommt, die aber bei den mineralisierten Wässern in der Regel durch Retentionseffekte maskiert wird. Diese Tatsache hat

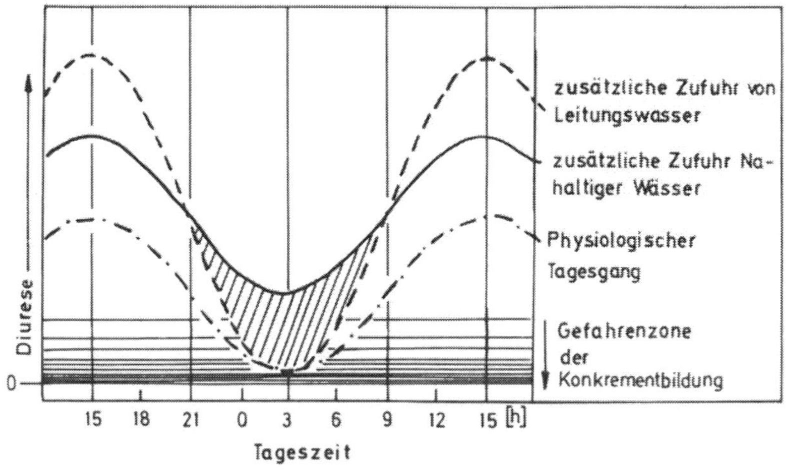

Abb. 38. Schematische Darstellung der tagesrhythmischen Schwankungen der Diurese unter normalen Bedingungen, unter zusätzlicher Leitungswasserzufuhr und bei Hemmung der Tagesausscheidung mit kompensatorischer Steigerung der Nachtausscheidung unter Zufuhr Natrium-haltiger Heilwässer. (Nach GUTENBRUNNER u. HILDEBRANDT 1986)

dazu geführt, daß einfache Säuerlinge bei Harnsteinleiden allgemein empfohlen werden (Terhorst 1980). Die speziellen Entstehungsbedingungen der verschiedenen Harnsteinarten bleiben hierbei allerdings außer Betracht.

bb) Harnsäuresteine

Die Harnsäureausfällung ist außer vom spezifischen Harngewicht und der Harnsäurekonzentration stark vom Harn-pH abhängig. Die Harnsäurelöslichkeit ist im sauren Milieu besonders gering, während bei einem Harn-pH von größer 6,8 die Harnsäure zu über 90% in ihrer dissoziierten, also löslichen Form vorliegt (Hesse u. Mitarb. 1982). Bei Harnsäuresteinen sind daher neutralisierende bzw. alkalisierende Wässer indiziert. Geeignet sind hierzu vor allem Wässer mit einem hohen Hydrogencarbonat-Gehalt (vgl. Tabelle 14).

Wie bereits erwähnt, bewirken Natrium-haltige Wässer nach einer Sofort-Retention eine Diuresesteigerung gegenüber einfachem Leitungswasser, woraus eine Abflachung der tagesrhythmischen Amplitude der Harnausscheidung resultiert. Bei gleichzeitigem Hydrogencarbonat-Gehalt kann zudem der pH-Wert auch noch nachts wirksam angehoben werden (Gutenbrunner u. Mitarb. 1984). Da die nächtliche Antidiurese und die damit verbundene Harnansäuerung als Steinbildungsrisiko anzusehen sind, scheint hier also eine zur Harnsteinprophylaxe besonders geeignete Mineralzusammensetzung vorzuliegen. Eine zusätzliche abendliche Trinkportion vermag diesen Effekt noch zu unterstützen.

Zur Senkung der Harnsäurebildung wird darüber hinaus eine purinarme Diät empfohlen (Hering u. Mitarb. 1980). Daß ggfls. die Behandlung einer Harnsäure-

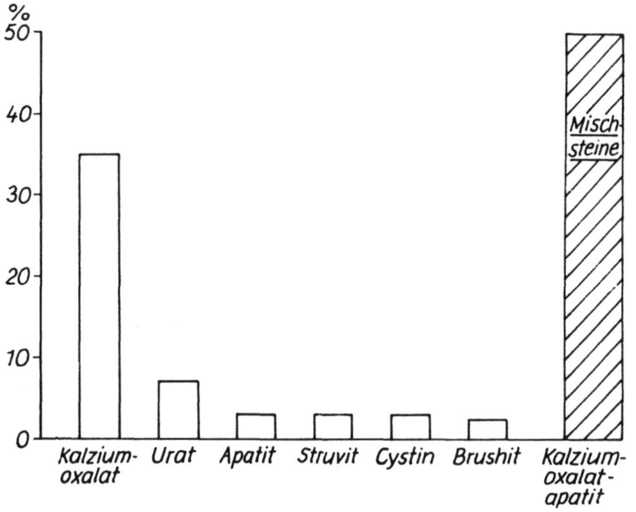

Abb. 39. Häufigkeit der Harnsteinarten. (Aus Karcher 1964)
Erläuterung: Apatit = Calcium-Phosphat-Carbonat-Komplex; Struvit = Magnesium-Ammonium-Phosphat; Brushit = Calcium-Phosphat-Dihydrat

stoffwechselstörung Voraussetzung für eine erfolgreiche Uratsteinbekämpfung ist, muß hier nicht weiter erläutert werden.

cc) Zystinsteine

Ursache für eine Zystinsteinbildung ist in der Regel eine Zystinurie, bei der die Zystinkonzentration im Urin über der Sättigungskonzentration liegt (HAUTMANN 1980). Da die diätetische Reduktion der Zystinausscheidung unsicher ist (HAUTMANN 1980), stehen hier die Bemühungen um eine Steigerung der Löslichkeit therapeutisch im Vordergrund. Dies kann sowohl über eine Vergrößerung des Harnvolumens über 24 Stunden als auch eine Harnalkalisierung mit Werten von größer 7,0 erreicht werden (HAUTMANN 1980). Da aber eine Harnalkalisierung über den Neutralpunkt hinaus durch Trinkkuren kaum zu erreichen ist und die Gefahr der Phosphatausfällung erhöht würde, steht bei der Balneotherapie von Zystinsteinen, ähnlich wie bei den Uratsteinen, eine möglichst über 24 Stunden anhaltende Diuresesteigerung (Ziel: spez. Gewicht < 1012; ALKEN u. Mitarb. 1979) mit gleichzeitiger Harnneutralisierung im Vordergrund. Geeignet sind hierfür in der Hauptsache Natrium-Hydrogencarbonat-Wässer sowie Calcium-Magnesium-Hydrogencarbonat-Wässer (vgl. Tabelle 14).

dd) Xanthinsteine

Xanthinsteine kommen nur selten vor und sollen daher hier nur am Rande erwähnt werden. Da das Xanthin Endprodukt des Purinstoffwechsels ist und, wie die Harnsäure, im sauren Milieu ausfällt (KARCHER 1964), entspricht die Xanthinsteinprophylaxe bezüglich Trinkkur und Diät der bei Harnsäuresteinen (s. S. 124).

ee) Calcium-Oxalatsteine

Die häufig vorkommenden Calcium-Oxalatsteine können sowohl im alkalischen wie im sauren Harnmilieu entstehen. Während nur bei 10% der Oxalatsteinbildner eine erhöhte Oxalsäureausscheidung nachweisbar ist, findet sich, wie bei allen Calcium-haltigen Harnsteinen, in etwa 30% der Fälle eine erhöhte Urin-Calciumausscheidung, bei Rezidiv-Steinbildnern sogar in 50% (TERHORST 1980). Da eine diätetische Beeinflussung der Oxalsäure-Ausscheidung kaum möglich ist (ALKEN u. Mitarb. 1979), steht bei den diätetischen Maßnahmen, zumindest wenn eine Hypercalcurie nachweisbar ist, eine Calcium-Restriktion im Vordergrund (TERHORST 1980). Weiterhin kann als Ursache ein Hyperparathyreoidismus vorliegen, was eine adäquate Diagnostik und Therapie erfordert.

Bei der Auswahl eines Mineralwassers zur Diurese-Steigerung bei Calcium-Oxalatsteinen muß berücksichtigt werden, daß Magnesium und Citrat die Löslichkeit von Calcium und Oxalat zu steigern vermögen. Besonders geeignet sind also Magnesium-haltige Heilwässer, wobei das Verhältnis Ca/Mg möglichst klein sein sollte (KUŽEL u. Mitarb. 1979; MARKIEWICZ u. Mitarb. 1982; KRIŽEK u. Mitarb. 1983). Eine Furcht vor dem Calcium-Gehalt hypotoner Heilwässer scheint nicht berechtigt zu sein, da die durch diese Wässer erzielte Diuresesteigerung eine Calciummehrausscheidung überkompensiert. Darüber hinaus sollte pH-Abweichungen entgegengewirkt werden, so daß bei stark saurer Reaktion alkalische Wässer und bei alkalischer Reaktion eher ansäuernde Wässer empfohlen werden (KARCHER 1964).

ff) Calciumphosphat- und Calciumcarbonatsteine

Für die Prophylaxe von Calciumphosphat- und Calciumcarbonat-Steinen gilt im wesentlichen das gleiche wie für die oben besprochenen Calciumoxalatsteine. Bei der Auswahl eines Heilwassers muß allerdings beachtet werden, daß Calciumcarbonatsteine (Aragonit) und Calciumphosphat-Carbonat-Steine (Apatit) bei alkalischer Harnreaktion auftreten, während das Wachstum von Calciumphosphat-Dihydrat-Steinen (Brushit) an ein saures Milieu gebunden ist (KARCHER 1964). Eine Therapie muß sich also auch hier nach dem jeweiligen Harn-pH richten. Die für die jeweilige Steinart empfohlenen Heilwässer sind Tabelle 14 zu entnehmen. Hydrogencarbonat-Wässer sind bei Calciumphosphat- und -carbonatsteinen wegen ihrer stark alkalisierenden Wirkung kontraindiziert (KARCHER 1964).

gg) Infektsteine

Bei den Infektsteinen handelt es sich um Magnesium-Ammonium-Phosphatsteine (Struvit). Sie entstehen durch bakterielle Zersetzungsprodukte bei chronischen Harnwegsinfekten und wachsen im alkalischen Milieu. Dieses mit einer besonders hohen Rezidivquote behaftete Steinleiden kann durch Trinkkuren einerseits wegen ihrer entzündungshemmenden und bakterienausschwemmenden Wirkung (SÖKELAND u. Mitarb. 1976; LESKOVAR u. Mitarb. 1978) günstig beeinflußt werden, zum anderen kann eine Harnansäuerung einem Steinwachstum entgegenwirken. Hierzu geeignet sind Calciumsulfat- und Calciumchlorid-Wässer. Weiterhin werden einfache Säuerlinge zur Diuresesteigerung empfohlen (LESKOVAR 1976; TERHORST 1980), die den Harn-pH allerdings nicht wesentlich beeinflussen (GÜNTHER u. Mitarb. 1968; LESKOVAR 1972).

4) Chronische Nierenparenchymschäden

Neben den beschriebenen „klassischen“ Indikationen der urologischen Balneotherapie wurde auch über günstige Ergebnisse einer kurörtlichen Behandlung chronischer Nierenparenchymschäden berichtet. So beschreiben BAUM u. ZIPP (1963) gute Erfolge von kombinierten Trink- und Badekuren (CO_2-Bäder) in Bezug auf die funktionelle Komponente der Niereninsuffizienz. Der Nierenplasmastrom verbesserte sich hierbei vor allem bei den Patienten mit ungünstigen Ausgangswerten, während die glomeruläre Filtration unbeeinflußt blieb. Obwohl bei diesen Ergebnissen offen bleiben muß, auf welchen Kurfaktor sie zurückzuführen sind, kann ein kurörtliches Heilverfahren bei eingeschränkter Nierenfunktion durchaus empfohlen werden. Akute und dekompensierte Zustände sind hiervon selbstverständlich ausgenommen.

Literatur

ALKEN C E, SÖKELAND J (1979) Urologie. Thieme, Stuttgart

BACH D, HESSE A, STRANGE A, VAHLENSIECK W (1980) Harnsteinprophylaxe mit einer Benzbromaron-Zitrat-Kombination. Fortschr Med 98: 1752-1755

BAUM P, ZIPP H (1964) Möglichkeiten der balneotherapeutischen Beeinflussung chronischer Nierenparenchymschäden. In: Deutscher Bäderverband (Hrsg) Balneotherapie bei Erkrankungen der Nieren und der ableitenden Harnwege, Bonn

BUCHNER A (1986) Untersuchungen über die adaptive Wirkungsweise von Trinkkuren bei variierter tageszeitlicher Verteilung der Heilwasserzufuhr. Med Inaug Diss Marburg/Lahn (in Vorber.)

DEUTSCHER BÄDERVERBAND e V (Hrsg) (1984) Deutscher Bäderkalender. Flöttmann, Gütersloh

FEIBER W (1962) Balneotherapie urologischer Erkrankungen. Ther d Gegenw 101: 439-443

FEIBER W (1970) Die Behandlung der chronischen Prostatis am Kurort. Wildunger Hefte 14: 19-29

GÜNTHER R, KNAPP E, SILBER K (1968) Zur diuretischen Wirkung akratischer Trinkwässer mit und ohne CO_2-Zusatz. Statistische Untersuchungen im 24-Stunden-Harn und im Nachtharn. Z angew Bäder- u Klimaheilk 15: 208-231

GUTENBRUNNER CHR (1984) Zur Methodik der Prüfung von Wirkung und Wirksamkeit der Heilwasser-Trinkkur. Ärztezeitschr f Naturheilverf 25: 16-32

GUTENBRUNNER CHR, HILDEBRANDT G (1986) Neue Aspekte der Wirkungsweise von Trinkkuren. Med Welt (im Druck)

GUTENBRUNNER CHR, HOLTZ K F (1983) Untersuchungen zur Tagesrhythmik der Harnausscheidung bei Zufuhr eines Natrium-Hydrogencarbonat-Chlorid-Wassers und deren Bedeutung für die Harnsteinrezidivprophylaxe. Z Phys Med 12: 415-423

GUTENBRUNNER CHR, HOLTZ K F, MÜLLER B, PETRI M (1984) Influence of sodium mineral waters on the circadian variation of urine excretions. Annual Review of Chronopharmacology. Pergamon Press, Oxford, p 339-402

HAUTMANN R (1980) Zystinsteine. In: HAUTMANN R, LUTZEYER W (Hrsg) Harnsteinfibel. Dtsch Ärzte-Verlag, Köln, S 160-167

HAUTMANN R, LUTZEYER W (1980) Harnsteinfibel. Dtsch Ärzte-Verlag, Köln

HERING FJ, LUTZEYER W (1980) Spezielle Maßnahmen bei Harnsäuresteinen. In: HAUTMANN R, LUTZEYER W (Hrsg) Harnsteinfibel. Dtsch Ärzte-Verlag, Köln, S 156-159

HESSE A, BACH D (1982) Harnsteine, Pathobiochemie und klinisch-chemische Diagnostik. Thieme, Stuttgart New York

HILDEBRANDT G (1979) Zeitgemäße Aspekte der Kurbehandlung. Therapiewoche 29: 5349-5359

HILDEBRANDT G (1980a) Wie wirken Bäderkuren? In: Meran 1980 - Schriftenreihe der Bundesapothekerkammer zur wissenschaftlichen Fortbildung. Gelbe Reihe, Bd 8, Frankfurt/Main, S 259-283

HILDEBRANDT G (1980b) Physikalische Medizin. In: SCHETTLER G (Hrsg) Taschenbuch der praktischen Medizin. Thieme, Stuttgart New York, S 1130-1137

HILDEBRANDT G, GUTENBRUNNER CHR, HECKMANN CHR (1983) Trinkkuren - neue Forschungsergebnisse. Heilbad u Kurort 35: 34-54

HILDEBRANDT G, HECKMANN CHR, ROEB W (1981) Untersuchungen über die adaptive Wirkungsweise von Trinkkuren. I. Mitteilung: Experimentelle Trinkkuren mit einem Natrium-Hydrogencarbonat-Säuerling (Staatlich Fachingen). Z Phys Med 10: 160-173

HILDEBRANDT G, HECKMANN CHR, ROEB W (1982) Adaptive Umstellungen bei experimentellen Trinkkuren mit einem Natrium-Hydrogencarbonat-Säuerling. Z Phys Med 11: 245-247

KARCHER G (1964) Trinkkuren bei urologischen Erkrankungen. In: Deutscher Bäderverband (Hrsg) Balneotherapie bei Erkrankungen der Nieren und der ableitenden Harnwege, Bonn, S 11-20

KERSTING D (1972) Verhalten von Serumelektrolyten und Urin-pH nach großen Trinkmengen von Mineralwasser bei Erkrankungen der Harnorgane. Z angew Bäder- u Klimaheilk 19: 371-375

KRIŽEK V, SADILEK L, ŠTĚPÁNEK P (1983) Die Trinkkur bei Patienten mit Normo- und Hypercalciurie. Baln Bohem 11: 97-104

KUKOWKA A (1961) Dosierungsprobleme bei Heilwassertrinkkuren. Z angew Bäder- u Klimaheilk 8: 1-25

KUŽEL K, KŘIŽEK V (1979) Zur Problematik der Trinkkur bei der Urolithiasis. Baln Bohem 8: 41-51
LESKOVAR R (1970) Die Trinkkur. Z angew Bäder- u Klimaheilk 17: 370-390
LESKOVAR R (1972) Trinkkuren und Elektrolythaushalt II. Veränderungen des Serum-Ionogramms und der renalen Regulierung. Z angew Bäder- u Klimaheilk 19: 343-370
LESKOVAR R (1975) Trinkkuren als Übungstherapie im Bereich der Ionen. Münch med Wschr 117: 437-442
LESKOVAR R (1976) Trinkkuren bei Erkrankungen der Harnwege. Z angew Bäder- u Klimaheilk 23: 201-211
LESKOVAR R, MEYER-LEDDIN HJ (1978) Entzündungswidrige Wirkung von Trinkkuren. Z angew Bäder- u Klimaheilk 25: 132-141 u 384-389
MARKIEWICZ K, MIEKOŚ E, TUCHENDLER J, CIEŚLIŃSKI S, ZACH E (1982) Balneologisch-klimatische Behandlung der Nierensteinkrankheit im Badeort Ladek-Zdroj. Z Physiother 34: 389-393
MINORS DS, MILLS JN, WATERHOUSE JM (1978) The circadian variations of excretion of urinary electrolytes and the deep body temperature. Int J Chronobiology 4: 1-28
NIETH H, BAUM P (1962) Nieren und ableitende Harnwege. In: AMELUNG W, EVERS A (Hrsg) Handbuch der Bäder- und Klimaheilkunde. Schattauer, Stuttgart, S 981-991
PFANNENSTIEL W (1959) Trinkkuren in der Balneotherapie. Arch Phys Ther 11: 304-316
SCHNELLE KW (1959) Klinische Untersuchungen mit neuen Heilwässern. Arch Phys Ther 11: 273-278
SCHULTHEIS T (1976) Rehabilitative Urologie. Z angew Bäder- u Klimaheilk 23: 238-241
SÖKELAND J, JANNOPOULUS B (1976) Der Einfluß von Mineralwasserkonsum auf einige urologisch interessante Parameter. Z angew Bäder- u Klimaheilk 23: 219-221
STAEHLER W (1976) Über die Indikation der Heilwässer im südwestdeutschen Raum aus urologischer und nephrologischer Sicht. Z angew Bäder- u Klimaheilk 23: 212-218
TERHORST B (1980) Therapie des Harnsteinleidens. In: HAUTMANN R, LUTZEYER W (Hrsg) Harnsteinfibel. Dtsch Ärzte-Verlag, Köln, S 47-155
VAHLENSIECK W (1982) Epidemiologie und Pathogenese des Harnsteinleidens. Pharmacotherapie 5: 47-53
VAHLENSIECK W, BACH D, HESSE A (1982) Circadian rhythm of lithogenic substances in the urine. Urol Res 10: 195-203
ZÖRKENDÖRFER W (1962) Trinkkuren. In: AMELUNG W, EVERS A (Hrsg) Handbuch der Bäder- und Klimaheilkunde. Schattauer, Stuttgart, S 168-185

7. Neurologische Erkrankungen

E. A. ZYSNO

a) Allgemeine Vorbemerkungen

Nosologisch werden unter diesem Begriff jene organischen Erkrankungen des zentralen, peripheren oder vegetativen Nervensystems subsumiert, die eine definierte klinische Symptomatik aufweisen oder zu neurophysiologisch nachweisbaren Korrelaten bzw. pathologisch veränderten morphologischen Substraten führen.

Psychosomatische bzw. neurotische Erkrankungen sowie psychopathologische Veränderungen, wie sie in der Traumatologie als sogenannte Durchgangssyndrome bekannt sind, sind oft mit organischen Syndromen eng verkettet, was auch für Geschwulstkrankheiten oder Entmarkungsprozesse bekannt ist. Oft werden auch neurologisch imponierende Erkrankungen im Vordergrund stehen, die als Rest- oder Folgeerkrankungen nach neurochirurgischen Eingriffen, bei internen oder ophthalmologischen Erkrankungen auftreten.

Der besondere Stellenwert der Balneotherapie im Behandlungsplan neurologischer Erkrankungen liegt im Bereich der Frührehabilitation oder der Anschlußheilbehandlung. Umfassende Rehabilitation kann sicher nicht nur auf den rein medizinischen Sektor begrenzt werden, sondern muß die psycho-sozialen, beruflichen und ökonomischen Faktoren mitberücksichtigen. Bade- und Kurorte mit ortsgebundenen Heilmitteln haben dabei durch die Kombinationsmöglichkeit von differenzierten physikalisch-medizinischen bzw. balneologischen Maßnahmen und aktivierender Motivation ein besonderes Gewicht.

b) Wirkungsmöglichkeiten der Bäder- und Klimatherapie

Unter den balneotherapeutischen Maßnahmen ist bei der Behandlung neurologischer Erkrankungen das *Bewegungsbad* von besonderer Bedeutung. Die vom spezifischen Gewicht des Bademediums abhängende hydrostatische Druckwirkung, die gleichzeitig den Auftrieb erzeugt, bietet eine optimale Voraussetzung für die Bewegungstherapie im Wasser. Hinzu kommen die Einflüsse auf die Wärmeregulation durch das gegenüber Luft größere Wärmeübertragungsvermögen auf den Körper sowie die größere Wärmekapazität. Dabei ist insbesondere die Verminderung eines erhöhten Muskeltonus therapeutisch bedeutsam. Hinzu kommen Effekte der im Bademedium gelösten chemischen Bestandteile, die weitere Reize für das vegetative Nervensystem darstellen und über die Sinnesrezeptoren der Haut Rückwirkungen auf Durchblutung und Gesamtkreislauf haben. (Einzelheiten s. Bd. 2, S. 52 ff.). Wegen des stärkeren Auftriebs werden für die Behandlung im Bewegungsbad Solebäder bevorzugt. Zur Herabsetzung des peripheren Kreislaufwiderstandes wären allerdings auch Kohlensäurebäder mit Temperaturen unter 30° sinnvoll. Auch in der Balneotherapie der neurologischen Erkrankungen wird im wesentlichen das Prinzip der Reiz- und Übungsbehandlung iterativ benutzt. Dadurch lassen sich körpereigene Reaktionen provozieren, deren Zeitbedarf eine kurmäßige Anwendung dieses therapeutischen Prinzips voraussetzt.

Daraus ergibt sich zugleich, daß unmittelbar nach Ablauf der akuten Erkrankungsphasen bessere Erfolge durch die Balneotherapie zu erwarten sind, als wenn eine Chronifizierung bereits gebahnt ist. Bei allen funktionellen Störungen ist die iterative Übungstherapie geeignet, die Funktionsordnungen zu bessern bzw. wiederherzustellen.

Grundsätzlich wird sich die Anwendung von Bäder- und Klimakuren am Schweregrad und an der zeitlichen Dauer der neurologischen Erkrankung orientieren müssen. Bestimmte neurologische Erkrankungen bzw. Erkrankungsphasen sind daher für eine Rehabilitation in Heilbad und Kurort besonders geeignet.

c) Behandlung neurologischer Krankheitsbilder

Ein wichtiger Indikationsbereich der Bäder- und Klimabehandlung betrifft die zentralen und peripheren *Nervenläsionen* traumatischer Genese, die Neuro- und Myopathien nach Abklingen der akuten Phase sowie die chronisch-entzündlichen Erkrankungen des peripheren und zentralen Nervensystems. Nach dem Zurücktreten der Erkrankungshäufigkeit an Poliomyelitis und ihren Folgeerscheinungen gehören im Kindesalter die spastischen Cerebralparesen nach Geburtstrauma und bei angeborenen Defekten zu den wichtigsten Indikationen. Auch die Rehabilitation nach neurologischen Operationen, z. B. bei Rest-Paresen oder schmerzhaften Folgezuständen nach Bandscheibenvorfall, ist Gegenstand der kurörtlichen Behandlung. Weitere Anzeigen sind die neurologischen Sekundärerkrankungen bei spondylogener, rheumatischer oder vasogener Ätiologie.

Bei den *Wirbelsäulenerkrankungen* und den mit ihnen im Zusammenhang stehenden Störungen des Muskel- und peripheren Nervensystems kann nach Abklingen des akuten Reizzustandes eine Bäder- und Klimabehandlung von ausschlaggebender Bedeutung sein. Dies gilt besonders für das Zervikalsyndrom und für das Lumbalsyndrom. Bei diesen Erkrankungen muß auch die physikalische Behandlung der jeweiligen Jahreszeit und Wetterlage angepaßt werden. Kaltreize sind im Winter, im Frühjahr und bei starkem Wetterwechsel weniger intensiv anzuwenden als in ausgeglichenen Sommer- und Herbstmonaten. Bei dieser im allgemeinen besonders labilen Patientengruppe soll nach einer mehr oder weniger anstrengenden Bade- und Klimakur zu Hause, wenn eine „Nachkur" nicht möglich war, eine Zeitlang keine physikalische Therapie durchgeführt werden. Viele der Heilbadekur zugeschriebenen Mißerfolge beim Lumbalsyndrom usw. beruhen darauf, daß der Patient im Heilbad zu stark belastet wurde. Beim Lumbalsyndrom kommt es häufig zu Bäder- und Kurreaktionen (vgl. Bd. 1, S. 123 ff.), bei deren Auftreten die physikalische Therapie in der Regel eingeschränkt und ggfls. durch medikamentöse Behandlung ersetzt werden muß. In frischen Fällen werden Wildwässer, Radonbäder und auch Solebäder empfohlen. Später kommen auch Schwefel- und Jodbäder in Frage. Schwach kohlensäurehaltige Thermen sind wegen ihrer Kreislaufwirkungen ebenfalls geeignet, vor allem wenn eine Unterwasserbewegungsbehandlung durchgeführt wird. Bei den heute häufigen Fällen der „idiopathischen" Ischiasbeschwerden ist eine mindestens 4–6wöchige Kurortbehandlung erforderlich. Die in ausländischen Heilbädern vielfach durchgeführten 17-tägigen Parforcekuren sind im allgemeinen zu anstrengend.

Bei der *Behandlung von Traumafolgen,* vor allem nach Verkehrs- und Arbeitsunfällen, stehen nach der chirurgischen Versorgung die übenden Verfahren im Bewegungsbad im Vordergrund, wobei sich Thermal- und Solebäder ebenso wie Süßwasserbäder bewährt haben. Auch viele Kriegsversehrte mit neurologischen Ausfällen konnten gerade durch die Unterwasserbewegungsbehandlung verlorengegangene Funktionen wieder erlernen oder Bewegungen geschädigter Muskelgruppen ausführen, die im Trockenen nicht möglich waren. Der Auftrieb des Bewegungsbades ermöglicht den Einsatz von Restfunktionen kontraktionsfähiger Muskeln. Dadurch kann einerseits eine Arbeitshypertrophie der Restmuskulatur hervorgerufen, andererseits aber auch eine partielle Funktionsfähigkeit einzelner Bewegungsmuster erreicht werden. Zu beachten ist dabei, daß bei den übenden Verfahren ein Kraftzuwachs nur durch eine höhere Belastung bzw. Widerstandsgebung ausgelöst werden kann, während wiederholte Bewegungen bei geringerer Belastungsstufe im Sinne des Ausdauertrainings wirksam werden können. Um die genannten Muskeleffekte zur Geltung zu bringen, muß das Bademilieu auf Temperaturen um 30 °C eingestellt sein. Bei der kraftsparenden Wirkung des hydrostatisch bedingten Auftriebs kann der Widerstand bei Horizontalbewegungen je nach Eintauchtiefe zu einer dynamischen Übung ausgebaut werden. Darüber hinaus ermöglicht der Widerstand des Wassers auch eine Stimulation propriozeptiver Rezeptoren und fördert Bewegungsgefühl und Bewegungsausbau im Rahmen eines umfassenderen Lernprozesses. Eine Einschränkung der Indikationsbreite der Unterwasserbewegungsbehandlung ist durch den hydrostatischen Druck des Bewegungsbades gegeben, der insbesondere bei Störungen der Atemfunktion und bei Herzinsuffizienz zu beachten ist.

Unter krankengymnastischer Leitung können die Übungen im Wasser mit Übungen im Trockenen oder mit zusätzlicher Elektrotherapie kombiniert werden, wobei zur Festlegung der für die Rehabilitation notwendigen Reizstärke eine genaue Testung und Bestimmung der Schwellenwerte in paretischen Muskelgruppen Voraussetzung ist. Neben der Förderung des Muskelstoffwechsels ist auch die Verbesserung der Durchblutungsverhältnisse in den paretischen Extremitäten von besonderer Bedeutung.

Bei *spastischen Paresen* soll das Übungsprogramm im Bewegungsbad durch dessen thermische und mechanische Wirkungsfaktoren eine relative Lockerung der Spastik erreichen und Teilbewegungen ermöglichen. Es trägt zur Vermeidung bleibender Kontrakturen im Gelenkbereich bei und beugt weiteren Funktionseinbußen vor. Ebenso läßt sich eine Förderung der Koordination durch vermehrten Einstrom afferenter Impulse von den thermischen und taktilen Rezeptoren der betreffenden Körperabschnitte erwarten. Gerade bei hohen Querschnittsläsionen wird die Übungstherapie in einem Thermal-Solebad eine Erleichterung der quälenden Spinal-Spastik bringen. Allerdings macht eine bestehende Stuhl- oder Harninkontinenz, die auch mit neuer wasserdichter Badekleidung nicht zu beherrschen ist, die Benutzung kleinerer Becken notwendig, die eine bessere Voraussetzung für die Erneuerung des Wassers und die schnelle Desinfektion bieten. Inkontinente Kranke sind durch die Neigung zu aufsteigenden zystopyelitischen Infekten jederzeit stärker gefährdet als andere Kranke.

Die *zerebralen Anfallsleiden,* vor allem auch im Zusammenhang mit Hirnläsionen, stellen keine Kontraindikation für die Unterwasserbewegungstherapie dar. Hier kommt es natürlich auf die richtige pharmakotherapeutische Einstellung mit antikonvulsiver Medikation unter EEG-Kontrolle an, um die Anfallshäufigkeit möglichst zu reduzieren. Vermieden werden sollte auf alle Fälle eine zu starke Beübung des Patienten, da diese zur Hyperventilation im Sinne einer Anfallsprovokation führen kann.

Bei der Gruppe der *Neuro- und Myopathien* wird zur Funktionsrückgewinnung gleichfalls vorwiegend die Übungstherapie im Bewegungsbad eingesetzt. Wegen der oft gleichzeitig vorhandenen sensiblen Störungen sollte von lokalen Wärmeanwendungen mit Peloiden Abstand genommen werden, da Hitzeschäden verursacht werden können. Grundsätzlich sollte auch die Temperatur im Bade nie die Komfortgrenze überschreiten. Speziell bei den Heredoformen der Myopathien muß darauf geachtet werden, daß der atrophische Muskel nicht überfordert wird, was zu schnellerer Progredienz der Funktionsverluste führen könnte. Untersuchungen der Kreatinin-Phosphokinase (CK) in Serum und Urin mahnen zur Vorsicht, da auch eine kurze Bewegungs- oder Balneotherapie zu massiver Steigerung der CK-Werte führen kann. Es sollte daher in jedem Falle eine elektrodiagnostische bzw. myographische Kontrolle der Rehabilitationsbehandlung im Heilbad gewährleistet sein.

Ähnlich wie bei den Neuro- bzw. Myopathien wird bei den *infektiös-entzündlichen Erkrankungen des Nervensystems* nach Abschluß der akuten Phase dann mit der Therapie begonnen, wenn eine Erregerausscheidung ausgeschlossen werden kann. Auch hier wird die Balneotherapie langsam aufgebaut und die Belastung stufenweise gesteigert. Eine funktionelle Besserung wird in 70% der Erkrankungen erreicht, wenn der Einsatz der einzelnen Therapieformen auf Schweregrad und Zeitpunkt der Erkrankung abgestimmt wird. Besonders bei der Behandlung neurologischer Erkrankungen im Kindesalter sind gute Fortschritte durch Unterwasser-Übungsbehandlungen zu erzielen, wobei auch orthopädische Korrekturen durch eine Lockerung der Kontrakturen wirksam unterstützt werden können. Die hierdurch wiedergewonnene Motilität wird das Selbstwertgefühl des Kindes stärken und größere Funktionseinbußen im Entwicklungsalter verhindern.

Bei *Enzephalomyelitiden, multipler Sklerose* und ähnlichen Erkrankungen ist jede polypragmatische medikamentöse und physikalische Behandlung unangebracht. Dagegen kann eine klimatische Behandlung im Mittelgebirge mit streng durchgeführten Freiluftliegekuren unter Vermeidung jeder direkten Sonnenbestrahlung erfolgversprechend sein. Im Frühstadium sollten die Freiluftliegekuren mindestens 6 Monate lang durchgeführt werden. Unter einer solchen Therapie wurden selbst bei schweren Erkrankungen mit ausgedehnten Lähmungen Remissionen beobachtet, die auch bei langjähriger Nachbeobachtung noch Bestand hatten. Hydrotherapeutische Anwendungen und kleinere Spaziergänge kommen erst nach wesentlicher Besserung der neurologischen Erscheinungen in Betracht. Die Verordnung milder Badekuren sollte erst nach dem Abklingen der akuten Erscheinungen in Erwägung gezogen werden. Patienten mit Poliomyelitis sollten frühestens in der 7. Woche nach Krankheitsbeginn einen Kurort aufsuchen. Die Erfolge einer Badekur können überzeugend sein, wenn die Unterwasserbewegungsbehandlung frühzeitig einsetzt und die physikalischen und orthopädischen Maßnahmen planmäßig und vorsichtig durchgeführt werden. An balneologischen Maßnahmen empfehlen sich hier Akratothermen, radonhaltige Quellen und milde Kochsalzthermen. Jegliche Überanstrengung des Patienten ist zu vermeiden. Solche Kuren sind jährlich zu wiederholen, sie können noch nach 3 Jahren Erfolge zeitigen.

Bei den *vasculär bedingten neurologischen Erkrankungen des* mittleren und höheren Lebensalters steht der *apoplektische Insult* mit Hemiparesen bzw. Hemiplegien im Vordergrund. Nach kontrakturverhütender Lagerung bei leichten Streichmassagen zur Durchblutungsförderung sollten passive und aktive Bewegungsübungen die spastisch bedingten Kontrakturen verhüten helfen. Auch hier kommen die Übungen im Bewegungsbad nur dann in Frage, wenn keine hypertonen Blutdruckwerte oder Zeichen der Rechtsherzinsuffizienz bestehen. Bei rezidivierenden transitorischen ischämischen Attacken (TIA) oder wiederholten prolongierten, reversiblen ischämischen Defizitsituationen (PRID) darf die Übungstherapie im Bewegungsbad nicht zu früh beginnen. In Kombination mit speziellen Übungsprogrammen, bei denen synergistische Reize von der gesunden Körperhälfte auf die betroffene übertragen werden, kann der Bewegungsentwurf erleichtert werden, was z. B. bei der Methode von BOBATH oder dem PNF-Verfahren der Fall ist.

Nach- oder Anschlußheilbehandlungen bzw. -kuren müssen die Belastungsgrenze der Patienten hinsichtlich ihres Allgemeinzustands und Alters besonders berücksichtigen. Ein stärkeres Reizklima oder Lagen über Mittelgebirgshöhe sind hierfür nicht indiziert. Letztere zeigen aber sehr gute therapeutische Effekte bei den *vasculär bedingten Kopfschmerzsyndromen,* insbesondere bei der Migräne. Auch hier muß individuell abgewogen werden, damit die Reizintensitäten die Belastbarkeitsgrenze nicht überschreiten. Auch bei den angioneurotischen Syndromen sind neben Kohlensäurebädern Kuren in Kneipp- und Solebädern sowie in Akratothermalbädern indiziert.

Insgesamt beruht auch die Bäder- und Klimabehandlung der neurologischen Erkrankungen auf den gleichen Grundprinzipien und Wirkweisen, die auch für die anderen Indikationsbereiche Geltung haben und deren Effekte nachgewiesen sind (vgl. Bd. 1, S. 109 ff.). Mechanische und thermische Wirkungen kombinieren sich im Unterwasser-Bewegungsbad mit den spezifischen Wirkungen der Heilquellen, um prozeßhafte Umstellungen der betroffenen Funktionssysteme auszulösen, die auf eine Rückgewinnung eingebüßter Funktionen zielen. Auf die Bedeutung einer zusätzlichen krankengymnastischen Übungsbehandlung sowie einer sinnvollen Elektrotherapie sei ausdrücklich hingewiesen. Ebenso muß das Gesundheitsbewußtsein gefördert werden.

Da in der Rehabilitationsphase in Heilbad und Kurort der Akzent der Behandlung auf die Hebung des Leistungsniveaus trotz manifester Schäden gelegt wird, ergibt sich für die Heilbäder und Kurorte auch die Notwendigkeit einer ausreichenden personellen und materiellen Ausstattung, um diese Aufgaben übernehmen zu können. Der Effekt einer Rehabilitationsmaßnahme ist nicht nur von der Indikation des Kurortes abhängig, sondern auch von der Qualität der ärztlichen und übrigen medizinischen Versorgung.

Literatur

Günther R, Jantsch H (1982) Physikalische Medizin. Springer, Berlin Heidelberg New York

Lapp EA, Ott VR (1962) Nervenkrankheiten. In: Amelung W, Evers A (Hrsg) Handbuch der Bäder- und Klimaheilkunde. Schattauer, Stuttgart, S 992–1001

Müller-Limmroth W (1980) Neurophysiologische Grundlagen der Kneipptherapie. In: Brüggemann W (Hrsg) Kneipp-Therapie. Springer, Berlin Heidelberg New York, S 8–24

Mucha C (1984) Ergebnisse einer kontrollierten Studie zur Übungstherapie nach lumbaler Diskotomie. In: Weimann G, Willert HG (Hrsg) Physikalische Therapie bei Erkrankungen der Lendenwirbelsäule. Hippokrates, Stuttgart, S 33–41

Ott VR (1956) Wiederherstellung im Heilbad mit besonderer Berücksichtigung der Poliomyelitis. Wiener Med Wschr 9: 191–196

Ott VR (1964) Ziele und Grenzen der Rehabilitation am Badekurort. In: Ott VR, Pabst HW (Hrsg) Internat. Kongreß f. Balneologie u. Med. Klimatologie. Werk-Verlag Dr. Banaschewski, München, S 405–411

Zysno EA (1971) Übungstherapie bei Lähmungen. Ther Woche 21: 2904–2912

Zysno EA (1972) Nervensystem. In: Bock HE (Hrsg) Pathophysiologie. Thieme, Stuttgart, S 332–377

Zysno EA (1973) Balneotherapeutische Möglichkeiten bei neurologischen Erkrankungen. Zeitschr ges Bäderw 8: 175–179

Zysno EA (1983) Physikalische Medizin und Rehabilitation. In: Heberer G, Köle W, Tscherne H (Hrsg) Chirurgie, 4 Aufl, Springer, Berlin Heidelberg New York, S 725–732

Zysno EA (1984) Physikalische Nachbehandlung nach Bandscheibenvorfall-Operationen. In: Weimann G, Willert H-G (Hrsg) Physikalische Therapie bei Erkrankungen der Lendenwirbelsäule. Hippokrates, Stuttgart, S 29–32

ZYSNO EA (1984) Ergänzende physikalisch-medizinische Verfahren zur Kurortbehandlung. In: JUNGMANN H, MEYER M, WILHELM H (Hrsg) Kurort-Therapie, Bd 2. Verlag „Niedersachsen", Hannover, S 220-229

ZYSNO EA, MUCHA C (1978) Die Behandlung peripherer Paresen mit physikalisch-medizinischen Methoden. In: FLÜGER KA (Hrsg) Neurolog. u. psychiatr. Therapie. Dr. Straube, Erlangen, S 57-60

ZYSNO EA, MUCHA C (1982) Physikalische Therapie und Frührehabilitation beim Schädel-Hirn-Trauma. In: BUSHE KA, WEIS KH (Hrsg) Schädel-Hirn-Trauma, Kassel, S 191-199

8. Psychosomatische Störungen, Neurosen und Depressionen

W. AMELUNG

Obwohl bei der Behandlung von nervösen Erschöpfungszuständen, psychophysischen Versagenszuständen und den vielfältigen Formen der Neurosen (J. H. SCHULZ 1937) eine psychotherapeutische Behandlung häufig die Methode der Wahl zu sein scheint und die Therapie der echten Psychosen heute von der Verordnung von Psychopharmaka beherrscht wird, bedarf die Behandlung dieser Krankheitsgruppen der Unterstützung und der Ergänzung durch hydrotherapeutische, balneologische und klimatische Verordnungen. Viele Neurosen und auch Psychosen werden begleitet von zahlreichen körperlichen Mißempfindungen, aber auch von mehr oder weniger ernsthaften Regulationsstörungen des vegetativen Nervensystems im Sinne einer „vegetativen Dystonie", die als Krankheitsbegriff allerdings wenig abgegrenzt erscheint. Gerade in der Behandlung solcher *vegetativer Entgleisungen* ist die Kurorttherapie nicht zu entbehren. Es muß betont werden, daß alle diese Kranken auch fachinternistisch zu untersuchen sind, da hinter jeder Neurose oder Depression ein Karzinom oder eine andere schwere Krankheit verborgen sein kann.

Eine erfolgreiche Kurortbehandlung der *Neurosen* konnte sich erst entwickeln, nachdem die alten, oft heroischen hydrotherapeutischen Methoden durch ein von KNEIPP inspiriertes mildes Wasserheilverfahren ersetzt waren und auch neben Diät, Gymnastik und Terrainkuren eine vielseitige Psychotherapie aufgenommen wurde, die vom ärztlichen Gespräch mit dem Heilungssuchenden bis zur exakten Analyse reicht. Heute hat sich das autogene Training (J. H. SCHULZ 1937) als ein wesentlicher Faktor auch in der ambulanten Kurortbehandlung durchgesetzt (BINDER 1967). Der im allgemeinen zu kurze Aufenthalt im Kurort erschwert die große analytische Psychotherapie. Vielfach genügt aber auch bei den psychosomatischen Störungen die gleichzeitige interne und psychotherapeutische Behandlung. Aus dem Gespräch mit dem verständnisvollen Kurarzt, der Zeit für den Patienten hat, entwickelt sich eine „psychosomatische Therapie", die beachtliche Erfolge haben kann.

Die Therapie der *echten Psychose* ist heute aufgebaut auf der individuellen Verordnung von Psychopharmaka im Rahmen der gesamten ärztlichen Behandlung und psychologischen Führung. Diese Maßnahmen bedürfen aber bei dieser Krankheitsgruppe der Ergänzung durch Medikament-sparende hydrotherapeutische, balneologische und klimatische Verordnungen. Bei *echten Depressionen* kann die häufig notwendig werdende Verlegung aus dem heimischen Milieu durch die günstigen Einflüsse heilklimatischer Lagen (waldreiches Mittelgebirge, subalpine Kurorte, Bodensee- oder Heidelandschaft) erleichtert werden. Maniker sind im Gegensatz zu Depressiven für jeden Kurort störend und kaum ohne Eigengefährdung unterzubringen. Gegen die Durchführung einer „Schlafkur" bei Depressiven im Kurort in entsprechend fachärztlich geleiteten Anstalten bestehen keine Bedenken. Die Suizidgefährdung der Depressiven ist allerdings auch im Kurort stets zu berücksichtigen. Depressive Kranke brauchen Ruhe, körperliche und seelische. Der immer wieder empfohlene häufige Orts- und Klimawechsel ist keineswegs günstig.

Die *Psychotherapie der Neurosen,* der psychosomatischen Störungen, hat im Rahmen einer Kurortbehandlung mancherlei Vorzüge. Die günstigen Wirkungen der vielfältigen ortsgebundenen Heilmittel, die Entfernung aus dem häuslichen und Arbeitsmilieu, die „Ferien vom Ich" (oder „zum Ich") sowie die seelisch beruhigenden und doch anregenden Eigenwirkungen einer kulturell gepflegten Umwelt und einer ästhetisch reizvollen Landschaft sind zusätzliche günstige Faktoren. Die körperlichen Mißempfindungen können durch balneologische Verordnungen günstig beeinflußt werden. Die allgemein umstimmenden und roborierenden Wirkungen bestimmter Heilquellen können, ebenso wie die Effekte planmäßig dosierter klimatischer Reize, beachtlich sein.

Bei der *Auswahl eines Kurortes* ist das jeweilige Ortsklima zu berücksichtigen. Bei ausgesprochen vegetativ labilen Menschen ist eine besonders langsame Steigerung der *Bäderdosierung* erforderlich. Darüber hinaus sind interindividuelle Unterschiede in der Akklimatisationsfähigkeit des Menschen zu bedenken, und zwar sowohl im Gebirge als auch an der See. Störphasen der Akklimatisation mit Unruhe und vermehrter Schlaflosigkeit können durch Hydrotherapie und leichte beruhigende Mittel überwunden werden.

Speziell das Nordseeklima wird auch von scheinbar nervösen Menschen gut vertragen, allerdings sind längere Seebäder zu vermeiden. Kurze Seebäder und längere Strandwanderungen sind dagegen empfehlenswert. Von den Störfaktoren des Meeresküstenklimas, der stärkeren Sonneneinstrahlung und dem ständig wehenden Wind, ist ersterer auch im Freien vermeidbar, dem zweiten kann man sich aber schwerer entziehen. Nur auf den größeren Nordseeinseln ist man an der Wattseite den starken Westwinden weniger ausgesetzt. Anstatt längerer Sonnenbäder ist das Schattenluftbad von besonderer Bedeutung.

Sowohl neurotische Patienten als auch solche mit für den Kurort geeigneten psychotischen Störungen bedürfen einer sorgfältigen ärztlichen Führung ihres Tagesablaufes. Bei *nervösen Schlafstörungen* empfiehlt sich die Durchführung einer Freiluftliegekur, auch in den späten Abendstunden. Die Ruhe des Kurortes ermöglicht das heilsame Schlafen bei geöffneten Fenstern. Die *Wetterfühligkeit* ist ein echter Zivilisationsschaden und als solcher anzugehen. Sie ist fast immer ein Symptom der vegetativen Regulationsstörung, so daß die psychotherapeutische Behandlung stets durch die bewährten Methoden der Hydro- und Klimatotherapie zu ergänzen ist. Eine medikamentöse Behandlung, im Einzelfall oft nicht zu umgehen, ist meist nur von symptomatischer Bedeutung. Auch die Rezidivneigung von *Migräne* und *habituellem Kopfschmerz* kann durch eine richtig durchgeführte Behandlung in klimatischen Schonlagen günstig beeinflußt werden.

Literatur

AMELUNG W (1920) Traumatische Epilepsie bei Hirnverletzten. Fortschritte der Medizin 20: 613-616
- (1938) Freiluftbehandlung nervöser Erkrankungen im Kurort. Balneologe 5: 83-87
- (1957) Physiko-, Balneo- und Klimatotherapie der vegetativen Dystonie. Arch physikal Ther 9: 215-223
- (1958) Physikalische und balneologisch-klimatische Unterstützung der Psychotherapie. Handbuch der Neurosenlehre und Psychotherapie (FRANKL, v. GEBSATTEL, SCHULTZ JH) Urban & Schwarzenberg, München, S 252-264
- (1968) Psychologische und psychotherapeutische Gedanken zur Behandlung im Kurort. Kur- und Badearzt 1
- (1973) Möglichkeiten und Grenzen der kurörtlichen Behandlung von Nervenkranken. Heilbad und Kurort 25: 173-174

BINDER H (1971) Psychische Therapiemöglichkeiten am Kurort. Heilbad und Kurort 11: 333-337

GROSS D (1972) Die Heilung über das Nervensystem? Hippokrates-Verlag, Stuttgart 1972

LEHR U (1972) Psychologie des Alterns. UTB Quelle u Meyer, Heidelberg

SCHULTZ JH (1937) Das autogene Training. Leipzig

VOGT H (1940) Nervenkrankheiten, psychische Krankheiten. VOGT H Lehrbuch der Bäder und Klimaheilkunde J. Springer, Berlin, S 1054-1065

9. Endokrine Erkrankungen

W. AMELUNG, H. JUNGMANN

Echte endokrine Erkrankungen sind nicht für die Bäder- oder Klimatherapie geeignet. Wohl sind Einflüsse von Badekuren und bestimmten Klimaten auf die Funktion endokriner Drüsen eindeutig nachgewiesen, doch reagieren offenbar nur gesunde Organe.

a) Hypophysen-Nebennieren-System

Am besten untersucht ist die Nebennierenrindenaktivität während einer Behandlung mit radonhaltigen Quellen und Inhalationen in Badgastein. 1904 wurde in Badgastein das radioaktive Edelgas von CURIE und MACHE im Quellwasser, das vorher chemisch als uninteressantes Trinkwasser beurteilt worden war, nachgewiesen, in Bad Kreuznach durch K. ASCHOFF. In den ersten Wochen wurde eine Abnahme der eosinophilen Zellen im Blut und eine hochsignifikante Zunahme der Ausscheidung von 17-Ketosteroiden und von Dehydro-Iso-Androsteron im 24-Stunden-Urin nachgewiesen. Diese war bei Patienten mit rheumatoider Arthritis besonders stark, so daß es gerechtfertigt erscheint, hierin auch einen therapeutischen Effekt zu vermuten (HAUS u. INAMA 1965). Die vermehrte körpereigene Produktion von Nebennierenrinden-Hormonen ist offenbar nur in Ausnahmefällen und bei extremer Dosierung mit den bekannten Nebenwirkungen verbunden. Ein solcher Fall wurde von HAUS 1957 beschrieben. Es handelte sich um einen 25-jährigen Mann, der in 4 Monaten als Mitarbeiter der Klinik 68 (!) Einfahrten in den

Böcksteiner Thermalstollen machte, in dem die Luft etwa 4 Nanocurie/Liter Radon enthält. Er entwickelte das Vollbild eines M. CUSHING, das erst nach 6 Monaten vollständig abklang. Auch im Tierversuch konnte diese Aktivierung der Nebenniere von HENN u. SEMENITZ (1965) bestätigt werden. Sie wiesen anatomisch eine Hypertrophie der Nebennieren beim Meerschweinchen nach, die 2-7 Wochen ununterbrochen der radioaktiven Luft des Stollens ausgesetzt waren.

Auch eine Zunahme der Testosteronausscheidung im Urin wurde von GÜNTHER u. Mitarb. (1982) in den ersten 14 Tagen in Badgastein festgestellt, besonders bei jüngeren Patienten (GÜNTHER 1979). Ältere Menschen zeigten dagegen einen Anstieg des luteinisierenden Hormons gegen Ende einer Badekur mit radonhaltigem Wasser (GÜNTHER u. Mitarb. 1979).

Radon und seine Folgeprodukte geben vorwiegend Alpha-Strahlen ab. Nach dem heutigen Wissensstand haben die niedrig dosierten Alpha-Strahlen, wie sie in der Natur vorkommen, eher einen biopositiven Effekt und führen nicht zu Strahlenschäden (DEETJEN 1984).

Auch für den Aufenthalt im Hochgebirgsklima in 2000 m Höhe wurde eine vermehrte Ausscheidung von Abbauprodukten der Nebennierenrindenhormone in den ersten 3 Wochen nachgewiesen (HALHUBER u. GABL 1963). Obwohl von der 4. Woche an wieder Ausgangswerte gemessen wurden, konnten BALAZ u. BALAZOVA (1966) zeigen, daß die Nebennierenrinde noch Monate nach einem Gebirgsaufenthalt in 1400-2000 m auf ACTH stärker anspricht als vorher.

Eine vorübergehende Steigerung der Nebennierenrindenaktivität mit Maximum nach etwa 14 Tagen, kenntlich an einer vermehrten Ausscheidung von Abbauprodukten der NNR-Hormone und einer Abnahme der eosinophilen Zellen im Blut, bewirkt auch das Nordseeklima (MENGER 1969).

b) Schilddrüsenerkrankungen

In älteren Untersuchungen wurde festgestellt, daß sich im Gebirgsklima in Höhen zwischen 1000 und 1500 m die Symptome einer Hyperthyreose bessern (LOEWY 1932). Bei den heutigen Therapiemöglichkeiten der Schilddrüsenüberfunktion dürfte diesem Einfluß aber höchstens unterstützende Bedeutung zukommen.

Bekannt ist, daß Patienten mit einer Schilddrüsenüberfunktion das Nordseeklima nicht vertragen. Kenner wie HAEBERLIN und GOETERS (1954) lehnen eine Behandlung der Hyperthyreose an der Nordsee grundsätzlich ab. Lediglich die Pubertätsstruma kann an der Meeresküste günstig beeinflußt werden (SCHULTZE 1973). Auch durch eine Bädertherapie, selbst mit radonhaltigen Wässern (HAUS u. INAMA 1965), lassen sich Schilddrüsenerkrankungen nicht bessern, eher verschlechtern. Das Myxödem ist unbeeinflußbar.

c) Diabetes

Vor der Zeit der Insulin-Behandlung und der Entdeckung der oralen Antidiabetica spielten Trinkkuren mit glaubersalz- und bittersalzhaltigen Quellwässern eine therapeutische Rolle, ebenso mit alkalisch-muriatischen, alkalisch-erdigen und Schwefelwässern. Sie haben heute aber nur noch unterstützende Funktion (LÜHR 1962).

Für Badekuren wurden Schwefelquellen z.T. mit Erfolg benutzt, bei der diabetischen Angiopathie auch kohlensäurehaltige Wässer. Sie können jedoch weder die Diät noch die Medikamente ersetzen. Die Bedeutung der Kur für den Diabetiker liegt auf einem anderen Sektor. Die Einstellung und Kontrolle des Blutzuckers gelingt in den Wochen einer Kur leichter und genauer als ambulant am Heimatort oder unter den unnormalen Bedingungen eines stationären Klinikaufenthalts. Hinzu kommen die Gesundheitsbildung, das Erlernen der Zubereitung einer entsprechenden Diät, Gewichtsabnahme bei Adipositas und die Regelung der Lebensweise. Hierfür bietet die Kur die besten Voraussetzungen. Deshalb ist eine Diabetesklinik am Kurort durchaus am Platz.

Ungeeignet besonders für junge, insulinpflichtige Diabetiker ist das Nordseeklima (MENGER 1981).

d) Frauenkrankheiten

Die Moorbehandlung spielt bei Frauenkrankheiten eine wichtige Rolle (s. Kap. Gynäkologische Erkrankungen, S. 147).

1953 gelang es HOSEMANN bei kastrierten und z.T. enthaarten Ratten, durch Moorbäder einen Praeöstrus zu erzeugen, in einigen Fällen auch ein „Schollenstadium". Er vermutete eine perkutane Resorption von Oestrogenen aus dem Moor. Diese Befunde sind aber offenbar später nicht überprüft oder bestätigt worden (vgl. Bd. 2, S. 264).

Literatur

BALAZ V, BALAZOVA E (1966) Beobachtungen über die Nebennierenrindenfunktion unter Klimatherapie im Mittel- und Hochgebirge. Z ges inn Med 21: 164-169

DEETJEN P (1984) Biologische und medizinische Wirkungen niedrigdosierter ionisierender Strahlen. Z Phys Med (Sonderheft) 13: 1, 6-10

GÜNTHER R (1979) Balneotherapie im Alter. Akt Gerontol 9: 7-12

GÜNTHER R, EGG D, HEROLD M, GEIR W (1979) Sexualhormone und Katecholamine im Nachtharn während Balneotherapie mit radonhaltigen Wässern. Z angew Bäder- u Klimaheilk 20: 14-18

GÜNTHER R, HEROLD M, HALBERG F (1982) Testosteron - Plasmaspiegel und - Urinausscheidung. Act Rheumatol 7: 167-179

HAEBERLIN C, GOETERS W (1954) Grundlagen der Meeresheilkunde. Schattauer, Stuttgart

HALHUBER MJ, GABL F (1963) 17-OHCS excretion and blood eosinophils at an altitude of 2000 m. Symposium on the physiological effects of high altitude. Pergamon Press, Oxford, S 131-134

HAUS E (1957) Wirkungen einer kombinierten Heißluft-Radiumemanationsbehandlung auf das endokrine System. Z angew Bäder- u Klimaheilk 5: 486, 593-632

HAUS E, INAMA K (1965) Wirkungen des Stollenklimas auf das endokrine System. In: SCHEMINZKY F (Hrsg) Der Thermalstollen von Badgastein-Böckstein. Tyrolia-Verlag, Innsbruck S 265-317

HENN O, SEMENITZ E (1965) Tierversuche im Thermalstollen. In: SCHEMINZKY F (Hrsg) Der Thermalstollen von Badgastein-Böckstein. Tyrolia-Verlag, Innsbruck, S 319-340

HOSEMANN H (1953) Untersuchungen über die hormonale Wirksamkeit von Moor- und Schlammbädern. Dtsch Med Wochenschr 78: 687-690

LOEWY A (1932) Physiologie des Höhenklimas. Springer, Berlin

Lühr K (1962). Stoffwechselerkrankungen und innersekretorische Störungen. In: Amelung W, Evers A (Hrsg) Handbuch der Bäder- u Klimaheilk. Schattauer, Stuttgart, S941-958
Menger W (1969) Untersuchungen der Reaktion auf das Reizklima des Gebirges und der Nordsee bei denselben Personen. Arch physik Therapie 21: 509-513
Menger W (1981). In: Menger W, Jungmann H (Hrsg) Indikationen für die Meeresheilk. 4 Aufl, Soltau-Verlag, Norden, S42-60
Scheminzky F (1965) Der Thermalstollen von Badgastein-Böckstein. Tyrolia-Verlag, Innsbruck
Schultze EG (1973) Meeresheilkunde. Urban & Schwarzenberg, München Berlin Wien

10. Kinderkrankheiten

E.-G. Schultze

a) Allgemeines

Kuren von Kindern in Heilbädern und Kurorten benötigen ein gesondertes Kapitel, da man nicht ohne weiteres die Erfahrungen bei Erwachsenen auf die Kinder übertragen kann. „Das Kind ist kein kleiner Erwachsener." Diese Feststellung gilt besonders für die Anwendung von thermischen und klimatischen Reizfaktoren.

Beim *Kleinkind* besteht bis zur 1. Streckung (6.-9. Lebensjahr) die lymphogene Abwehr, die humorale Abwehr entwickelt sich erst während der Schulzeit und erreicht mit 11 Jahren ihren Höhepunkt. Aus diesem Grunde sind kleine Kinder vermehrt „infektanfällig", d.h. sie neigen zu Katarrhen der Atemwege in mehr oder weniger ausgeprägtem Maße und werden bei Kontakten mit „erkälteten" Personen häufig infiziert, weil sie die dafür erforderliche Abwehrfunktion nicht besitzen: Gefahr in Krippen, Spielkreisen, Kindergärten usw. Je nach vorhandener Konstitution sind außerdem Neigungen zu bestimmten Erkrankungen vorhanden, die für die diversen Klimazonen (Meeresküstenklima, Waldklima, Mittelgebirgs- bzw. Hochgebirgsklima) und die dort befindlichen Heilbäder und Kurorte festgelegte Indikationen darstellen. Da Klimakuren im allgemeinen der Abhärtung dienen sollen, sind Aufenthalte in südlichen Gebieten wie im Mittelmeerraum etc. wegen der vor allem im Sommer dort vorhandenen thermischen Belastung durch Hitze zu meiden. In Ausnahmefällen können - vor allem bei bestimmten Hautkrankheiten - Frühjahrs- und vor allem Herbstkuren im Süden durchgeführt werden, im Winter auch auf den Kanarischen Inseln.

Die im Verhältnis zum Körpervolumen große Körperoberfläche des Kleinkindes mit stärkerer Wärmeabgabe bei Kälteanwendungen in der Luft oder - noch intensiver - im Wasser verlangt eine besondere Berücksichtigung bei der physikalischen Therapie; dies gilt in besonderem Maße auch für die Windeinflüsse in der Küstenzone.

Beim *Schulkind* spielen mit zunehmendem Alter die Infektionen der Atemwege eine immer geringere Rolle, während die Disposition zu speziellen Erkrankungen, insbesondere zu allergischen Krankheiten von Atemwegen und Haut zunimmt. Aus diesem Grunde ist *vor* der Kur nach auslösenden Allergenen zu suchen und möglicherweise mit einer Hyposensibilisierung zu beginnen. Der Aufenthalt im „Heilklima" - am günstigsten auf einer Nordseeinsel - wirkt bei geeigneter Quartierwahl

(Cave: Bauernhof oder „Friesenhaus“ mit Reetdach etc.) einerseits durch die Allergenkarenz, andererseits auch durch die humorale Umstellung („Umstimmung“) (vgl. Bd. 1, S. 109 ff.).

Zur *Kurvorbereitung* gehört nach einer gründlichen Klärung der Krankheitsursachen (Allergentestung, Röntgenuntersuchung der Nasennebenhöhlen usw.) eine Sanierung vorhandener Foci (Tonsillektomie, Behandlung von Nasennebenhöhlen, Ohren und Zähnen sowie evtl. auch der Harnwege) und die Schaffung einer freien Nasenatmung (Adenotomie), evtl. auch eine antibiotische bzw. chemotherapeutische Behandlung noch bestehender Infektionen. Für akute Krankheiten und frische Schübe chronischer Erkrankungen gilt die Regel, daß diese im allgemeinen zu Hause zu behandeln sind, bevor nach einem endgültigen Abklingen mit der Klimatherapie begonnen werden kann. Zweck der Kurbehandlung ist die Verhütung von Rezidiven und Steigerung der Resistenz. In Ausnahmefällen kann nach Absprache von Hausarzt und behandelndem Kurarzt in einer Kurklinik oder in einem Sanatorium auch ein noch bestehender Krankheitsschub behandelt werden.

Auswahl von Heilbad und Kurort

Neben der Wahl des geeigneten Heilklimas: Reizklima von Meeresküste oder Hochgebirge, Waldklima oder Mittelgebirge - die sich nach den Indikationen richtet (siehe unten) - steht zur Frage, ob das Kind allein in *Kurklinik* oder *Sanatorium* zur Kur kommen soll. Hierfür sind von der Gesellschaft für Sozialpädiatrie besondere Richtlinien erarbeitet worden, die für die einzelnen Indikationen je nach Schweregrad die Tätigkeitsmerkmale für die Institutionen festgelegt haben, so daß die Auswahl erleichtert wird und den Kureinrichtungen auch die erforderlichen Aufgaben zugewiesen sind (HARTUNG 1982).

Erholungsbedürftige Kinder ohne spezielle Indikationen sind auch in einem *Erholungsheim* unter Trennung von der Familie oft sehr gut aufgehoben.

Bei der Kur im Kreise der Familie kann man eine *ambulante Badekur* in einem anerkannten Heilbad durchführen, wobei durch den Badearzt die erforderliche Kuraufsicht erfolgt und die ortsgebundenen Kuranwendungen im Kurmittel- oder Badehaus genommen werden. Es gibt auch, vor allem für kleinere Kinder, den sog. *heilklimatischen Aufenthalt,* für den sich zwar die Aufsicht durch einen ortsansässigen Arzt im Heilklima empfiehlt, ortsgebundene Kurmittel jedoch nicht gegeben werden.

Kostenträger sind für alle Kuren normalerweise nach dem Bundessozialhilfegesetz in seiner jüngsten Novellierung die Krankenkassen, daneben besteht bei chronischen oder zur Chronizität neigenden Erkrankungen eine Hilfe durch die Landesversicherungsanstalten, die Bundesversicherungsanstalt oder die landwirtschaftlichen Alterskassen. Beamte haben die Möglichkeit, für ihre Kinder eine Beihilfe von Land und Bund zu beantragen.

Adaptation (vgl. Bd. 1, S. 51 ff.)

Ein jeder Organismus muß sich der neuen klimatischen Umgebung anpassen. Der Anpassungsvorgang verläuft in Phasen, die sich beim Kind oft deutlich periodisch in verminderter Resistenz gegenüber Ansteckungen und in diversen Befindensstörungen äußern. Gerade beim Kind sollte man die volle Adaptation vor allem im Reizklima für eine Kur ausnutzen und die Kurdauer aus diesem Grunde lang genug

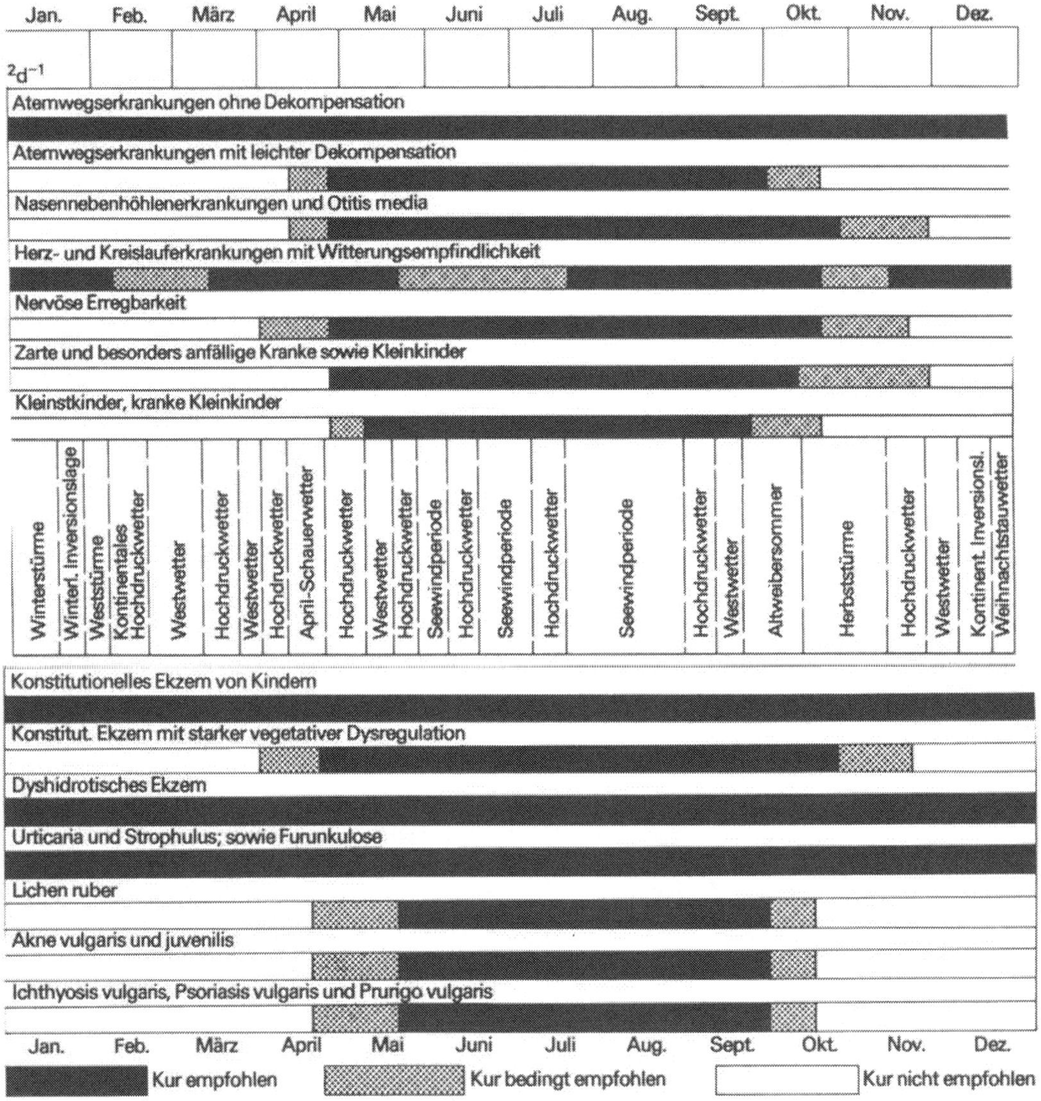

Abb. 40. Indikationen der Atemwegs-, Kreislauf- und Hautkrankheiten bei Kindern für Nordseekuren in Abhängigkeit von der Jahreszeit. (Nach LEISTNER u. SCHULTZE 1974)

wählen. Im Meeresküstenklima oder im Hochgebirge (stärkere Adaptationsschwierigkeiten) sollte keine Kur unter 4 Wochen stattfinden, bei bestehenden oder drohenden Krankheitsprozessen sind 6 Wochen und mehr notwendig.

Kurmittel

Der Einsatz der ortsgebundenen Kurmittel richtet sich nach den vorhandenen Krankheitserscheinungen und wird bei den einzelnen Indikationen besprochen werden. Im Heilklima wirkt vor allem die durch die Adaptationsvorgänge stattfindende Veränderung der humoralen Abwehrvorgänge im Organismus, die sich auch beim Kind in zahlreichen Parametern nachweisen läßt und über längere Zeit am Heimatort nachwirkt.

Jahreszeit
Die Kuren sind nicht bei allen Indikationen in einem jeden Klima und zu jeder Jahreszeit gleich günstig. Vor allem sollte man bei kleinen Kindern bedenken, daß aggressive Witterungsvorgänge auch einen allzu starken Reiz darstellen können. Dies gilt vorrangig für die Seeküsten und vorgelagerten Inseln in der Nordsee. Die günstigen Jahreszeiten sind in *Abb. 40* zusammengefaßt.

b) Indikationen

Im Folgenden werden die wesentlichen Erkrankungen besprochen, die seit Generationen mit Erfolg der Klima- und Bäderbehandlung zugeführt werden.

Bei den *Atemwegserkrankungen* stehen im Vordergrund der Indikationen für Klimakuren im Kindesalter die chronischen und rezidivierenden Erkrankungen der Atemwege. Hierbei können im Kleinkindesalter noch die Erkrankungen der Lymphorgane überwiegen, die exsudativen Erkrankungen der Atemschleimhäute sind jedoch im gesamten Kindesalter die häufigsten Krankheitserscheinungen. Es sind die Schleimhäute der Nase, der Nasennebenhöhlen, des Rachens, von Larynx und Trachea bis zu den Bronchien beteiligt, bis zur ersten Streckung (s. o.) überwiegend auf infektiöser Basis, im Schulalter zunehmend auch aus allergischen Gründen. Selbstverständlich sind nach Klärung der Genese auch die auslösenden Ursachen möglichst am Heimatort auszuschalten. Die Klima- und Balneotherapie hat vor allem die Aufgabe der Abhärtung durch Luftbäder, Wasser-, Sole- oder Seebäder, Bewegungstherapie, Wandern, Laufen, möglichst im Rahmen einer klimatischen Umstimmung im milden oder stärkeren Reizklima. Bei allergischer Genese (Pollinose, Asthma bronchiale, obstruktive Bronchitis) ist wegen der gewünschten Allergenkarenz der Nordseeküste, besonders den Inseln der Vorzug zu geben; auch das Hochgebirge zeichnet sich (besonders im Winter: Schnee) durch Allergenarmut aus. Bei Pollinose sollte man die Zeit der stärksten Ausprägung des Krankheitsbildes am Heimatort für die Klimakur auswählen, man achte aber auch auf das Kleinklima des gewählten Kurorts: Küstennähe, fern von Wiesen, Feldern, Bäumen, Strandgras.

Zusätzliche therapeutische Maßnahmen können in Atemtherapie, Thoraxmassage oder Bindegewebsmassage, vor allem aber in Sole- oder Seewasserinhalationen zur Schleimverflüssigung bestehen. Vorsicht ist allerdings bei schwer asthmakranken Kindern geboten, da durch intensive Sole- und Meerwasserinhalationen Asthmaanfälle ausgelöst werden können. Bäder im Meer, in hygienisch einwandfreien Schwimmbädern bis zu 22 °C, und KNEIPP'sche Anwendungen tragen zur Abhärtung bei. Autogenes Training ist bei älteren Kindern angezeigt. Daß erforderliche Medikamente auch im Heilklima verabreicht werden müssen, zumal während der Adaptationszeit bei obstruktiven Atemwegserkrankungen sogar eine vermehrte Medikation erforderlich sein kann, sei nachdrücklich betont. Dies gilt vor allem bei längerer Vorbehandlung mit Kortikoiden. Die Kombination der Klimatherapie mit Sole- bzw. Seewasserinhalationen, mit einer Hyposensibilisierungsbehandlung sowie mit Inhalationen von Chromoglicinsäure und atemkrampflösenden Medikamenten hat die Therapieerfolge wesentlich verbessert. Bei allem Nutzen der Klimatherapie ist das Wesentliche jedoch die Fortsetzung der notwendigen Therapie am Heimatort, wozu auch eine Wohnraumsanierung, evtl. auch ein Wohnungswechsel gehören kann.

Ein Versagen der Klimatherapie beruht oft auf zu kurzen Kuren (Urlaub mit den Eltern für nur 2-3 Wochen!), vor allem dann, wenn zu Hause versäumt wurde, vorhandene Krankheitsschübe gut vorzubehandeln. Bei Beteiligung von Ohren und Nasennebenhöhlen ist auf die Wind- und Kälteempfindlichkeit hinzuweisen. So besteht für die Monate Dezember bis März für diese Erkrankungen eine Kontraindikation an der See; das Mittelgebirge ist zu dieser Zeit günstiger. Gleiches gilt zu dieser Jahreszeit auch für Kleinkinder, da der Aufenthalt in stürmischen Küstenregionen zu diesem Termin eine zu starke Belastung darstellt. Bei langfristigen Aufenthalten am Meer mit Akklimatisation im Herbst kann auch ein Kleinkind am Meer überwintern.

Bei *Bronchiektasen* hat man an der Meeresküste gute Erfahrungen, wenn diese noch kein stärkeres Atemhindernis darstellen; leichtere Formen kommen zur Ausheilung. Bei der *Mukoviszidose* kann wie bei den Bronchiektasen eine Kur an der Meeresküste oder auf einer Nordseeinsel dann nicht mehr durchgeführt werden, wenn bereits eine geringe Belastung schlecht vertragen wird oder eine Ruhedyspnoe besteht, da die Kinder bei stärkerem Wind in große Schwierigkeiten geraten können. Bei leichten Formen von Mukoviszidose hingegen kann der Aufenthalt am Meer durchaus nützlich sein, die sekretolytische Therapie ist aber auch hier fortzuführen.

Hautkrankheiten beim Kind. Für das Kindesalter bestehen einige Besonderheiten:

1. Die *seborrhoische Dermatitis* des jungen Säuglings (1.-2. Trimenon) benötigt keine Klima- oder Balneotherapie, da sie üblicherweise bis zum halben Jahr ausheilt.
2. Das *Säuglingsekzem* als Frühform der Neurodermitis oder atopischen Dermatitis kann neben einer sorgfältigen lokalen und vorsichtigen Ernährungstherapie durch eine Klimatherapie behandelt werden. Hierfür sind die Sommermonate am Meer am besten geeignet (Mai bis September), kalte Sole- oder Seewasserbäder oder -waschungen können dann nützlich sein, wenn die Haut nicht zu stark gereizt ist. Gewarnt sei vor gechlorten oder gewärmten Seewasserbewegungsbekken oder indifferenten (32 °C) oder körperwarmen Wannenbädern mit Sole oder Meerwasser. Nützlich sind die kühle (nicht kalte) Seeluft und eine dosierte Strahlungsbehandlung mit natürlichem Sonnenlicht. Jede Überwärmung ist wegen des dadurch ausgelösten Juckreizes zu vermeiden.
3. Gleiches gilt für die *Neurodermitis* (Atopische Dermatitis) des Klein- und Schulkindes. Auch in diesen Fällen ist die Sommerkur am Meer am günstigsten, zumal zu dieser Zeit die geringe Körperbedeckung, das Baden im freien Meer und die Besonnung ideale Heilvoraussetzungen schaffen. Auch Schwefelbäder haben sich sehr bewährt. Sie können in St. Peter-Ording mit einer Nordseeklimakur verbunden werden.

4. Für die *Ichthyosis* (Fischschuppenkrankheit) und die *Psoriasis* (Schuppenflechte) sind ebenfalls die Sommerkuren am Meer am günstigsten, möglichst in jedem Jahr. Während die Hautpflege, die Besonnung und Seebäder bei diesen beiden Hautkrankheiten zur Behandlung ausreichen, sollte bei der ichthyoten Form der Neurodermitis auch an eine Ekzemdiät gedacht werden. Im Winterhalbjahr sind bei Ichthyosis, mehr noch bei der Psoriasis zusätzliche Bestrahlungen mit künstlichen Strahlern einzusetzen (UV-A Strahlen), eine vorherige Fotosensibilisierung verbietet sich beim Kind. Auch bei der *Akne juvenilis* ist eine Heliotherapie günstig, die man noch durch Schlickpinselungen unterstützen kann.

Während bei diesen beiden großen Krankheitsgruppen seit Generationen die Balneo- und Klimatherapie unumstritten und nach wie vor in Gebrauch sind, hat sich bei manchen anderen Krankheiten mit den Veränderungen der äußeren Gegebenheiten und dem Fortschritt der medikamentösen Therapie vieles geändert. Unter dem „Panoramawandel" der Krankheiten sind die Unterernährung und Dystrophie, auch die extrapulmonale und pulmonale Tuberkulose praktisch völlig aus der Klimatherapie verschwunden.

Geblieben ist die Klimakur, auch die Bädertherapie bei der *Rekonvaleszenz* nach schweren Erkrankungen und Operationen; nach Verkehrsunfällen hat sie erst in den letzten Jahren stärkere Bedeutung gewonnen und hat Behandlungen von Poliomyelitisfolgen oder Dysmelie nach embryonaler (medikamentöser) Schädigung aus früheren Jahrzehnten völlig verdrängt. Ein gezieltes Training von Herz und Kreislauf, von geschädigten oder mangelhaft trainierten Muskeln und Bindegewebe ist bei geeigneten Voraussetzungen (Kurklinik, Kurkinderheim) in jedem Klima möglich.

Bei Entwicklungsstörungen aus konstitutionellen Gründen, bei Neurasthenie, vor allem auch bei erethischen Kindern ist eine Kur im Waldklima und Mittelgebirge - besonders zu Zeiten stärkerer Witterungsschwankungen - deutlich günstiger als in einem Reizklima. Eine *allgemeine Kräftigung* kann mit abhärtenden und übenden Methoden erfolgen.

Im jugendlichen Alter ist die *orthostatische Dysregulation* eine häufige Erscheinung. Jedes Reizklima ist in Verbindung mit abhärtenden Maßnahmen und gezieltem Körpertraining zur Behandlung geeignet. Am Meer können bei Witterungswechsel (MENGER 1966), nach dem Aufstieg ins Hochgebirge während der Adaptation in den ersten 3 Tagen (JUNGMANN 1962) zwar orthostatische Beschwerden auftreten, doch lassen sich diese medikamentös abfangen und schwinden mit fortschreitender Adaptation.

Bei *Herzvitien* (congenital oder z. B. rheumatisch erworben) ist eine Kreislaufkompensation (operativ und/oder medikamentös) möglichst vor der Kur zu erreichen, um eine gewisse Belastbarkeit zu erzielen. Andernfalls kommt nur eine Behandlung in einer Kurklinik mit entsprechenden Einrichtungen und Erfahrungen in Frage, die im Schonklima liegen muß und Wege ohne zu große Steigung in der Umgebung aufweist. Dies gilt besonders bei pulmonaler Stauung.

Krankheiten des *rheumatischen Formenkreises,* beim Kind insbesondere die rheumatoide Arthritis, gehören ebenso in die Behandlung einer Fachkurklinik (z. B. Rummelsberger Anstalten Garmisch-Partenkirchen oder Rheumaklinik Bad Bramstedt) im Schonklima. Es gilt, die Kinder trotz ihrer Krankheit möglichst beweglich zu halten. Hierzu sind - je nach Krankheitszustand - Bewegungsübungen, Bewegungsbäder etc. einzusetzen. Um Krankheiten des Bewegungsapparats im Kindesalter hat man sich u. a. besonders in Bad Oeynhausen bemüht, im Spessartsanatorium in Bad Orb finden Kinder auch mit Entwicklungsstörungen und psychischen Schwierigkeiten eine gute Hilfe. Bewegungsstörungen und cerebrale Krampfanfälle können in der Kinderkurklinik Viktoriastift in Bad Kreuznach eine spezielle Betreuung erfahren.

Bei *Erkrankungen der Harnwege* bzw. *Nierenkrankheiten* ist das Reizklima von Nord- und Ostsee kontraindiziert, da man Kältereize unbedingt vermeiden sollte, hingegen ist ein Aufenthalt im Wald- oder Mittelgebirgsklima bei guter Überwachung der Kinder zu empfehlen. Einige Kinderkliniken führen Ferienkuren in Erholungsorten mit Dialysegeräten durch.

Bei ausgeprägten *psychosomatischen Störungen,* psychomotorischen und Verhaltensstörungen ist eine besonders intensive Betreuung im Schonklima in sehr kleinen Gruppen mit guter pädagogischer und psychologisch-psychiatrischer Führung notwendig.

Seit alter Zeit werden *Anämien* zu den wichtigen Indikationen der Klima-(Strahlungs-)Therapie gezählt. Auch hier ist ein „Panoramawandel" zu verzeichnen: Eisenmangelanämien sind medikamentös anzugehen, eine Reizklimabehandlung im Hochgebirge ist unterstützend zu empfehlen. *Leukosen* - auch unter guter medikamentöser Einstellung - oder eine *Perniciosa* gehören nicht in ein Reizklima, sondern sollten im Schonklima behandelt werden.

Störungen des Verdauungstrakts benötigen eine exakte Voruntersuchung. Bei Ausschluß einer organischen Genese ist eine gut geführte Kurklinik oder auch ein Kindersanatorium im Schonklima mit beruhigendem Einfluß, Trennung von eingefahrenen Lebensgewohnheiten und Milieu zur Besserung der vegetativen Funktionen und psychischen Alterationen erforderlich: Dies gilt für Nabelkoliken, atonische und spastische Obstipationen u. v. m.

Echte *endokrine Störungen* sind nur durch eine substituierende Behandlung zu beeinflussen; Hypothyreose und Pubertätsstruma benötigen Schilddrüsenhormon bzw. Jod. Der Aufenthalt am Meer kann zwar nützlich sein, doch reicht der Jodgehalt der Seeluft oder der Nahrungsmittel aus dem Küstengebiet und aus dem Meer (Fische etc.) nicht aus, das fehlende Jod zu ersetzen. Die Hyperthyreose ist eine Kontraindikation für das Nordseeklima.

Für den *Diabetes mellitus* hat der Deutsche Diabetikerbund alljährlich gut geführte Kuren im Schonklima bereitgestellt. Diese sollten vor allem von Kindern mit instabiler Stoffwechsellage genutzt werden. Sollten Jugendliche zur Selbstkontrolle von Urin- und Blutzucker gut angelernt sein, mit Nahrungs- und Insulinzufuhr zuverlässig und in relativ gleichmäßiger Stoffwechsellage sein, sind auch „freie Kuren" mit regelmäßiger körperlicher Belastung und gesicherter kontrollierter Nahrungszufuhr möglich. Im Meeresküstenklima bzw. auf den Nordseeinseln können bei Witterungswechsel besonders in der Adaptationsphase starke Stoffwechselschwankungen eintreten (Menger 1966; Schultze 1973), so daß Zuckerkranke besser im Schonklima bleiben sollten. Kalte Bäder senken bekanntlich den Blutzuckerspiegel, so daß auch darauf zu achten ist.

Eine große Bedeutung hat in den letzten Jahren die Behandlung der *Adipositas* bei Kindern bekommen. Neben einer kalorienarmen, ballaststoffreichen Kost ist eine geregelte Bewegungstherapie und Balneotherapie notwendig, im Reizklima hat man besonders gute Erfahrungen. Das Wesentliche ist die intensive Motivierung des adipösen Kindes und eine gute weiterführende Einflußnahme auf das Elternhaus, die durch den Hausarzt erfolgen müßte. Bei weiteren Zivilisationsschäden oder Milieuschäden ist die Situation ähnlich: Während des Aufenthalts in einem guten Sanatorium ist die pädagogische Führung besonders wichtig. Sie kann nur zu einem Erfolg führen, wenn die Bedingungen am Heimatort entsprechend beeinflußt werden können. So spielen gerade im Kindesalter neben den medizinischen, klimatologischen, balneologischen Aspekten auch die pädagogisch-psychologischen eine besondere Rolle.

Als *Kontraindikation* für die Balneo- und Klimatherapie sind für alle Klimabereiche akute Krankheiten und akute Krankheitsschübe chronischer Krankheiten anzusehen. Bei den Reizklimaten von Nord- und Ostsee sowie des Hochgebirges müssen die unter den einzelnen Indikationen beschriebenen Besonderheiten und zeitlichen Einschränkungen beachtet werden.

Literatur

AAS K (1981) Das allergische Kind. Thieme, Stuttgart

GRÜNNINGER K, SCHULTZE E-G (1966) Physikalische Therapie in der Pädiatrie. In: OPITZ H, SCHMID F (Hrsg) Handbuch der Kinderheilkunde, Bd 2/2. Springer, Berlin Göttingen Heidelberg, S 491-519

HARTUNG K (1982) Zur Aufnahme in Kurkliniken und Rehabilitationseinrichtungen für Kinder. Sozialpädiatrie 4: 273, 328, 395

JUNGMANN H (1962) Das Klima in der Therapie innerer Krankheiten. Barth-Verlag, München

LEISTNER W, SCHULTZE E-G (1974) Indikationen und Kontraindikationen von Klimakuren an der Nordsee. Med Welt 25: 373-378

MENGER W (1966) Klimaheilkunde. In: OPITZ H, SCHMID F (Hrsg) Handbuch der Kinderheilkunde, Bd 2/2. Springer, Berlin Göttingen Heidelberg, S 522-546

SCHULTZE E-G (1973) Meeresheilkunde. Urban & Schwarzenberg, München Berlin Wien

SCHULTZE E-G (1979) Kinderkuren. In: Deutscher Bäderverband e V Bonn (Hrsg) Deutscher Bäderkalender. Flöttmann, Gütersloh

SCHULTZE E-G (1982) 100 Jahre Soziale Meeresheilkunde beim Kind. Z Phys Med 11: 153-162

SCULTZE E-G (1986) Adaptation des Kindes im Nordseeklima. Sozialpädiatrie 8, 6, 410-414

SCHULTZE E-G (1986) Meeresheilkunde. Deutscher Bäderverband e. V. Bonn

11. Gynäkologische Erkrankungen

H. BAATZ

a) Einleitung

VON SIEBOLD lenkte vor mehr als 190 Jahren die Aufmerksamkeit auf die therapeutischen Erfolge durch Badekuren bei gynäkologischen Erkrankungen (Bad Kissingen und Bocklet). Seither haben sich eine große Zahl führender Gynäkologen für die physikalischen Heilmethoden in der gynäkologischen Therapie eingesetzt. Während die Hydro- und Elektrotherapie, Gymnastik und Massage im Krankenhaus eingesetzt werden können, bietet sich die *ortsgebundene* Balneotherapie als Ergänzung dazu an.

Durch das zunehmende Durchschnittserlebensalter unserer Frauen von ca 73 Jahren haben die chronifizierten Leiden zugenommen. So vergrößert sich der Aufgabenbereich für die konservative Gynäkologie und Balneotherapie ständig. Eine therapeutische Bereicherung für die Frauenheilbäder stellen Psychotherapie, Psychagogik und Gynagogik dar.

1) Kurmedien

Welche natürlichen *Kurmittel* gelangen in der gynäkologischen Balneotherapie zum Einsatz?

An der Spitze stehen die Peloide: Moor (Torf; organische Substanz), Fango (anorganische Substanz), Kreide, Sand und Schlick. In der Bedeutung für die Balneotherapie gynäkologischer Erkrankungen folgen Sole- und Kochsalzquellen. Es schließen sich an: CO_2-Mineralwässer und CO_2-Quellgase, Eisen-, Arsen-, Jod- und alkalische Wässer, ferner radioaktive Wässer und Thermen, Schwefelwässer und Schwefelquellgase sowie Wildwässer. Von geringerer Bedeutung sind: Chlorcalcium-, Glaubersalz-, Gips- und erdige Quellen. Besonders hervorzuheben sind das Heilklima, KNEIPP-Anwendungen und die Thalassotherapie.

Während die Fangotherapie viele Jahrhunderte alt ist, existiert die Moortherapie ca 190 Jahre. Die führenden Frauenheilbäder Europas, darunter die der Bundesrepublik Deutschland, verfügen über Moor oder Sole, oder über beides.

CO_2-Wässer und *-Quellgase:*
Kohlensäure-haltige Quellen sind in der Frauenheilkunde von geringerer Bedeutung. Ihr Indikationsgebiet, vorausgesetzt das Vegetativum ist im Gleichgewicht, sind Kuren zur allgemeinen Roboration, besonders nach schweren gynäkologischen Operationen oder Geburten, bei Klimax mit flexiblem Hochdruck und konstitutionellem Fluor asthenischer Frauen. Von besonderer Bedeutung für die Gynäkologie ist die Behandlung von Orgasmus- und funktionellen Libidostörungen mit CO_2-Quellgas in Form von Vaginaldurchströmungen.

Jodquellen:
Sie dienen zur Behandlung von Adnexerkrankungen und Sterilität, die auf hormonalen Störungen beruhen, klimakterischen Beschwerden, schweren parametranen Infiltrationen (Zement-Infiltraten), zur Steigerung der Libido und haben einen günstigen Einfluß auf Schwangerschaftsdysvegetosen.

Radioaktive Wässer:
Ihre therapeutische Wirkungsweise durch Mineralisation und Radioaktivität in der Gynäkologie wurde von MALCOVATI (1950) erforscht. Sie werden als Bäder, Trinkkuren und vaginale Spülungen bei folgenden Erkrankungen erfolgreich angewandt: Amenorrhoe, Dysmenorrhoe, Fluor albus, Endo- und Parametritis, Perisalpingitis, Pruritus genitalis, Hypogenitalismus, klimakterische und praeklimakterische Beschwerden (besonders bei länger bestehender Menopause) und Sterilität aufgrund von Ovarialinsuffizienz.

Schwefelquellen:
Von alters her werden sie bei entzündlichen Genitalerkrankungen, endokrinen Störungen, klimakterischen Beschwerden, Ekzemen und Pruritus vulvae gegeben.

Thalasso-Therapie:
Sie umfaßt kalte und warme Seebäder, Schlickbehandlung, Sandbäder, Luft- und Sonnenbäder sowie Inhalationen. Die einzelnen Elemente dieser komplexen Therapie sind der bioklimatische, thermische, aktinische Reiz und der Aerosolkomplex (PFLEIDERER 1961).

Warme und kalte Seebäder sind den Solebädern in ihrem therapeutischen Effekt ähnlich, stellen aber einen viel stärkeren Reiz dar. Die Schlick-, Sand- und Seebäder sind ein differentes Therapeutikum in der Gynäkologie und bedürfen strenger Indikationsstellung und ärztlicher Überwachung. Bezüglich der Kontraindikationen ist auf die Peloid- bzw. Moortherapie zu verweisen.

Indikationen für kalte Seebäder sind: Roboration und Rekonvaleszenz nach schweren Operationen.

Chronische genitale Entzündungen und Ovarialinsuffizienz werden mit heißen Schlickbädern, -packungen oder Sandbädern erfolgreich behandelt.

Bioklimatische Kuren:
Waldreiche Gebiete und mittlere Höhenlagen beruhigen das vegetative Nervensystem. Dabei spielt die geopsychische Einwirkung der Landschaft eine beachtenswerte Rolle.

Indikationen für die Klimatherapie sind neurovegetative Störungen des kleinen Beckens mit gleichzeitig im Vordergrund stehender allgemeiner Symptomatik, Zyklusstörungen, Ovarialinsuffizienz, genitale Entwicklungsstörungen und Roborierung nach schweren gynäkologischen Operationen, vor allem Karzinomoperationen.

2) Kurformen

Die angeführten Heilmittel werden je nach Art ihres Vorkommens und den speziellen Indikationen als Halb-, Dreiviertel- oder Vollbäder und als größere oder kleinere Packungen abgegeben. Außerdem spielen in der gynäkologischen Balneotherapie die vaginale Applikation von Heilquellen und Peloiden und die CO_2-Quellgasdurchströmungen eine bedeutende Rolle. Heutzutage haben auch die Trinkkuren in der Gynäkologie wieder an Bedeutung gewonnen, besonders im Hinblick auf die problematische Trinkwasserversorgung.

Im gynäkologischen Bereich in den Frauenheilbädern sind generell *6 Kurarten* zu unterscheiden:

- *Resorptionskuren*
  bei entzündlichen Genitalerkrankungen
- *Stimulationskuren*
  zur Anregung der Ovarialfunktion
- *Kuren* zur *Wiederherstellung* des *Gleichgewichtes*
  bei neurovegetativen Störungen des kleinen Beckens

- *Rekonvaleszenzkuren*
  besonders nach schweren Operationen und Geburten, als Krebs-Nachsorge
- *Präventivkuren*
  zur Verhütung von Schäden bei Mädchen und jungen Frauen infolge konstitutioneller Schwächezustände
- *Rehabilitationskuren*
  bei Frauen, die durch doppelte Berufstätigkeit chronisch überlastet sind, um ihre körperlichen und seelischen Kräfte sowie ihre Arbeitsfähigkeit wiederherzustellen.

b) Voraussetzungen für eine gynäkologische Badekur

Vor jeder gynäkologischen Kur, ganz gleich welcher Art, müssen eine Reihe von Voraussetzungen gegeben sein.

Wahl des Kurortes
Die richtige Auswahl des Kurortes, entsprechend der vorliegenden Erkrankung, ist von entscheidender Bedeutung. Dabei müssen Konstitutionstyp und Milieufaktoren beachtet werden. Wählt der Gynäkologe ein Bad aus, das über Moor und Sole verfügt, dann ist die Möglichkeit gegeben, beide Kurmittel kombiniert oder alternativ anzuwenden. Der Deutsche Bäderkalender gibt jedem Arzt die Möglichkeit, sich über Indikation und Kontraindikation der verschiedenen Bäder in der Bundesrepublik zu informieren.

Zeitpunkt des Kurbeginns
Der günstigste Zeitpunkt für den Kurbeginn liegt unmittelbar nach Beendigung der Periode, während der trophotropen Phase. Die im Zyklus der Frau bekannten Schwankungen vegetativer Erregbarkeit könnten in der ergotropen Phase - mit ihrer Stimmungslabilität - zu verstärkter Badereaktion führen.

Kurdauer
Eine gynäkologische Badekur von 2-3 Wochen Dauer ist nutzlos; sie sollte mindestens 4 Wochen, besser 5-6 Wochen betragen. Die Patientin soll möglichst allein kuren. Eine Trennung von Ehemann und Kindern ist zweckmäßig. Eine Ausnahme bildet der Besuch des Ehemannes bei Sterilität zum Zeitpunkt des Konzeptionsoptimums, dagegen ist seine Anwesenheit bei einer Kur wegen genitaler Entzündung unerwünscht.

Ausschluß akuter Erkrankungen
Bei allen entzündlichen Genitalerkrankungen darf kein akutes Krankheitszeichen mehr bestehen: normale BKS, keine Leukozytose, keine Linksverschiebung, Fieberfreiheit. Mitgebrachte Befunde sollten nicht älter als 4 Wochen sein.

Herdsanierung
Eine vorangehende Sanierung dentogener oder tonsillogener Foci ist unbedingt empfehlenswert, insbesondere vor einer Moorkur, da ein solcher Focus den genitalen Entzündungsprozeß als locus minoris resistentiae zum Rezidivieren veranlassen kann. Bei nicht sanierten Patientinnen kommt es häufig durch den Stress der Bäder - man kann direkt von Badetest sprechen - interkurrent zu Exazerbationen eines Herdes. Sie klingen meistens nach 3-4 Tagen ab, sollen aber unbedingt Veranlassung geben, zu Hause die Sanierung durchzuführen, auf keinen Fall während der Kur. Bei den Beziehungen zwischen Herden und gynäkologischem Bereich kann sowohl ein genitaler Entzündungsprozeß durch ein Fokalgeschehen rezidivieren als auch durch die dauernde Belastung des vegetativen Systems eine Ovarialinsuffizienz höchst ungünstig beeinflußt werden. In Anbetracht dieser Tatsachen ist eine sorgfältige Herddiagnostik bei gynäkologischen Kuren für den endgültigen Heilerfolg unbedingt notwendig.

Verträglichkeit der Kur
Die Kur muß für die Patientin kräfte- und kreislaufmäßig zumutbar sein.

Ärztliche Überwachung im Heilbad
Während der ganzen Kur muß eine sorgfältige badeärztliche Kontrolle durchgeführt werden.

Psychische Faktoren
Die Einstellung der Patientin zur Kur muß positiv sein. Ein Heilbad-Aufenthalt ist keine Vergnügungsreise.

c) Modell des Kurablaufes unter ärztlicher Überwachung

Ganzheitliche Anamnese und Untersuchungsbefund allein gewährleisten keine ausreichende Diagnose und Indikationsstellung für eine gezielte Balneotherapie. Sie müssen durch Laboratoriumsuntersuchungen ergänzt werden. Wir teilen sie ein in obligatorische und fakultative Untersuchungen.

Obligatorische Voruntersuchungen
An erster Stelle steht die BKS, sie ist eine Grundvoraussetzung für die gynäkologische Balneotherapie. Sie zu vernachlässigen oder zu vergessen, wäre ein Kunstfehler; denn sie dokumentiert die Moorbadefähigkeit der Patientin.

Zu den weiteren Laboratoriumsuntersuchungen gehören das komplette Blutbild und der Urinstatus.

Hinzu kommt die bakterielle Untersuchung des Vaginalsekretes an Hand eines Nativ- und gefärbten Präparates. Reinheitsgrad und pH-Wert geben uns einen Hinweis, ob eine Vaginaltherapie (z. B. Solevaginalspülung) erfolgen muß. Von fundamentaler Bedeutung für die hormonale Diagnostik sind die zytologische Kontrolle des Vaginalsmear (3 Abstriche im Abstand von 1 Woche) und die sorgfältige Messung der Basaltemperatur.

Fakultative Voruntersuchungen

Neben den obligatorischen gibt es eine Reihe fakultativer Untersuchungen, die von Fall zu Fall vorgenommen werden können: Enzyme, Elektrophorese, Bilirubin, Cholesterin, Triglyceride, Harnstoff, Harnsäure, Serum-Kupfer- und -Eisenbestimmung.

Kurverordnung

Die Patientin erhält bei der ersten Konsultation eine schriftliche Kurverordnung. In ihr werden alle verordneten Therapieformen eingetragen.

Badekontrolle

Es bedarf keiner besonderen Erwähnung, daß zu einem geregelten Kurverlauf eine wöchentliche Badekontrolle erforderlich ist. Die letzte Vorstellung beim Badearzt sollte mit einer gynäkologischen Kontrolluntersuchung verbunden sein. In diesem Zusammenhang ist es erforderlich, mit der Patientin die weitere Lebensführung - nach der Kur - und evtl. notwendige weitere Kurmaßnahmen zu besprechen.

d) Peloid-, speziell Moortherapie

Allgemeines zur Moortherapie

Obwohl in der heutigen deutschen Medizin die Moorbädertherapie speziell innerhalb der Gynäkologie in großem Umfange angewendet wird, ist sie tatsächlich erst ca 190 Jahre alt. Zu Anfang des vorigen Jahrhunderts begann man, ziemlich gleichzeitig in Franzensbad und Marienbad, und dann in Pyrmont, die bislang nur sporadisch gefundenen therapeutischen Erfolge zu einer gynäkologischen Behandlung auszubauen. Es wurden entsprechende Badeeinrichtungen geschaffen, eine Moorbadetechnik erarbeitet und die ersten Indikationen umrissen. Eine erste Veröffentlichung über die Moortherapie stammt von CARTELLIERI aus Marienbad (1817). Die Idee des hyperämisierenden und hyperthermisierenden Verfahrens der Moortherapie geht zweifellos auf die schon in Römerzeiten gepflegte *Peloid*-Therapie zurück. Unabhängig vom deutschsprachigen Raum erwuchsen auch Zentren gynäkologischer Peloidtherapie in Italien, Spanien, Portugal, Bulgarien, Jugoslawien, Rumänien, Ungarn, Polen und der Tschechoslowakei sowie der UdSSR. Auch in Japan spielt die gynäkologische Balneotherapie eine bedeutende Rolle, hier stehen allerdings die radioaktiven Thermalbäder im Vordergrund. Merkwürdigerweise spielt die Balneotherapie gynäkologischer Erkrankungen in den nordischen Staaten sowie in den USA und Großbritannien nur eine geringe Rolle.

Wirkungsmechanismus der Moortherapie (vgl. Bd. 2, S. 253 ff.)

Der Wirkungsmechanismus der Moortherapie ist ein komplexes Geschehen.

Allen Peloiden gemeinsam ist der therapeutisch überaus wichtige *Wärmefaktor*. Durch die Moorhalbbäder wird eine Hyperämie im Splanchnikus-Hypogastrikus-Gebiet ausgelöst. Auf dem Wege eines kutaneo-viszeralen Reflexes durch Reiz auf die dem Moor ausgesetzten Körperpartien erfolgt eine Vasodilation im entsprechenden Tiefenbereich des Körpers. Es handelt sich um eine Segmenttherapie

(KIBLER 1958); somit besteht eine Verwandtschaft zwischen der Wirkung der Moortherapie und der Reflexzonenmassage.

Neben lokaler *Hyperämisierung* spielt auch die *Hyperthermisierung* eine wichtige Rolle (LAMPERT 1956). Das Hauptwirkungsmoment stellt die thermophysikalische Eigenschaft des Moores dar. Die Wärmeleitung ist gegenüber dem Wasser beim Moor sehr gering. Daher erfolgt die Wärmeabgabe an den badenden Körper trotz der hohen Temperaturen langsam, so daß keine Hautverbrennung eintreten kann. Wärmekapazität, Wärmeleitung und Wärmekonvektion stellen die Grundfaktoren des Wärmeausgleichsvermögens dar (vgl. Bd. 2, S. 27 ff.).

Auf der starken Durchblutungsförderung beruht im wesentlichen der Wirkungsmechanismus der Moorbäder, sowohl bei entzündlichen Genitalerkrankungen verschiedener Lokalisation als auch bei der Ovarialinsuffizienz. Über den Weg der verbesserten Durchblutung des Ovars findet ein Wachstumsreiz, eine Aktivierung der Follikel statt, was sich in verstärkter Östrogenbildung äußert.

Der 2. Wirkungsfaktor der Moorbäder bei gynäkologischen Erkrankungen sind die im Moor enthaltenen *östrogenen Substanzen*. Darüber ist ein bis heute noch nicht beendeter wissenschaftlicher Streit entbrannt, der für die Zukunft noch entscheidende Erkenntnisse erwarten läßt.

Der 3. Wirkungsfaktor besteht in der *Streßwirkung* im SELYE'schen Sinne: eine zentrale Reizbeantwortung über Zwischenhirn-Hypophyse zur Nebenniere.

Eine 4. Einwirkungsmöglichkeit der Moorbäder besteht in der *Aufnahme bzw. Abgabe hautpermeabler Stoffe:* Organische Peloide mit hohem Kolloid-Anteil zeichnen sich durch hohes Sorptionsvermögen aus.

1) Indikationen für die Moortherapie

1) *Chronische Entzündungen* des *Genitalbereiches:*

Salpingitis, Oophoritis, Myo-, Endo-, Peri- und Parametritis, Portioerosionen, Kolpitis und Vulvitis, außerdem parametrane Exsudate, Residuen nach Douglasabszessen, Vulvaekzeme, ferner Verwachsungszustände, insbesondere perisalpingitische und periproktische. Während die Behandlung akuter Entzündungen der Klinik vorbehalten bleibt, sollten Frauen mit chronischen genitalen Entzündungen einer Moortherapie zugeführt werden. Die Moor-Resorptionstherapie sollte möglichst innerhalb des ersten halben Jahres nach Abklingen der akuten Erscheinungen, jedoch spätestens im Verlauf eines Jahres durchgeführt werden (v. MIKULICZ-RADECKI 1956).

2) Generative und *vegetative Ovarialinsuffizienz*

Die Ovarialinsuffizienz ist im letzten Jahrzehnt an die Spitze aller Indikationen gynäkologischer Balneotherapie gerückt. Dies gilt vor allem für die primäre und sekundäre Hypoplasia uteri (post partum oder post abortum). Offensichtlich spielen die starke vegetative Überbelastung der Frauen sowie die immer stärker auf sie einwirkenden somatischen und psychischen Stressoren eine ausschlaggebende Rolle. Es verstärkt sich der Eindruck, daß die Hypoplasia uteri durch langjährige, nicht genügend kontrollierte Einnahme von Ovulationshemmern gefördert wird.

Die generative Insuffizienz in Form von Tempostörungen, Hypo- oder Hypermenorrhoe, primärer oder sekundärer Amenorrhoe, häufig verbunden mit monophasischem Verlauf der Basaltemperaturen oder mit Corpus luteum-Schwäche, sowie evtl. verfrühte, verspätete oder wechselnde Ovulation führen häufig zur Sterilität. Hier wirkt die Moortherapie hervorragend.

Nach Exstirpation eines Ovars empfiehlt sich die Moortherapie besonders zur Aktivierung des verbliebenen Eierstockes.

3) Sterilität (nach 2-jähriger steriler Ehe)

Unter den zahlreichen Ursachen der Sterilität sind Ovarialinsuffizienz sowie endo- und perisalpingitische Verwachsungen die häufigsten Indikationen für die Moortherapie.

Durch kurzfristig nach einer Operation (Salpingolysis, Salpingostomie oder Stomatoplastik) durchgeführte Moortherapie können die Ergebnisse, insbesondere die Tubenmotilität, verbessert werden. Während bei genitalen Entzündungen die Resorption und die Wiederherstellung der Tubenmotilität angestrebt werden, liegt das Schwergewicht bei der Ovarialinsuffizienz auf einer Aktivierung der Ovarialtätigkeit durch Hyperämisierung und Stimulierung sowie einer Anregung des Uterus-Wachstums als Folge verstärkter Durchblutung des Splanchnikus-Hypogastrikus-Gebietes.

4) Habitueller Abort

Die Neigung zu Aborten, sofern sie auf einer Hypoplasia uteri oder Corpus-luteum-Insuffizienz beruht, kann durch die Moortherapie behoben werden.

5) Genitale Entwicklungshemmungen und *-störungen*

An ihrer Spitze stehen primäre und sekundäre Hypoplasia uteri sowie Infantilismus, die ebenfalls auf die Moortherapie gut ansprechen.

6) Dysmenorrhoe

Sie hat verschiedene Ursachen. Zur Moorbehandlung ist nur die durch Hypoplasie des Uterus bedingte geeignet sowie die bei engem Zervikalkanal oder bei infantilem Genitale.

Demgegenüber dürfen bei psychogener Dysmenorrhoe und psychogener Amenorrhoe keine Moorbäder gegeben werden. Hier handelt es sich um einen seelischen Abwehrreflex. Diese Patientinnen müssen mit einer zentralen vegetativen Entspannungstherapie behandelt werden, denn hier liegt als Symptom einer Gleichgewichtsstörung im sympathico-parasympathischen System meist ein Spasmus vor.

7) Fluor

Für die Moortherapie sind geeignet der entzündliche Fluor vaginalis und zervicalis, auch die chronische Kolpitis, ebenso der Fluor durch Ovarialinsuffizienz; nicht dagegen der Fluor als vegetatives Symptom, wie er z. B. fokal oder psychisch bedingt auftritt.

8) Altersatrophie, Pruritus vulvae, Allergosen auf *Hormonmangelbasis*

Bei atrophischem, auf Hormonmangel beruhendem schwerem Pruritus und Allergosen ist eine Moortherapie indiziert. Craurosis vulvae (Lichen sclerosus et atrophicus - LSA), oft eine „Crux medicorum", ist therapeutisch besonders gut anzugehen.

9) Orthopädische Leiden in der Gynäkologie, insbesondere *Kreuzschmerz*

Wichtig ist die Differentialdiagnose, ob ein statisch, myomatös oder hormonell bedingter Kreuzschmerz vorliegt. Die Therapie ist bei den einzelnen Ursachen grundsätzlich verschieden. Vor allen Dingen eignen sich für die Moortherapie die verschiedenen Formen des gynäkologischen Kreuzschmerzes, z. B. Veränderungen an den Ileosakralgelenken, bilateralsymmetrische Osteo-Arthropathien, wie sie in der Klimax oder Praeklimax vorkommen, Formveränderungen der Muskulatur, Elastizitätsverluste infolge Überdehnungen und Erschlaffungen der Bauchwand oder Beckenbodenmuskulatur, z. B. nach schweren Geburten, Beginn von Senkungsbeschwerden mit Ausweitung derselben zu Zysto- und Rektozelen.

10) Klimakterium

Hier muß prinzipiell unterschieden werden, ob es sich um ein pathologisch verfrühtes oder normal einsetzendes Klimakterium oder um postklimakterische Beschwerden handelt. Die Differentialdiagnose ist von entscheidender Bedeutung. Ein verfrühtes Klimakterium, z. B. bei Patientinnen von 36–40 Jahren mit unregelmäßigem Zyklus, indiziert eine Moortherapie, um den Zyklus zu normalisieren. Man rechnet heute mit einem durchschnittlichen Beginn der Menopause im Alter von 49 Jahren (KAISER 1965). Bei Zyklusstörungen und hormonalen Ausfallserscheinungen vor dem 43. Jahr ist die Moortherapie eindeutig indiziert. Bei Patientinnen vom 43.–49. Jahr ist die Indikation unter besonderer Berücksichtigung des biologischen Alters, der Konstitution sowie der Lebens- und Ehesituation der Patientin zu stellen. Eine Kombination von Moor- und Hormontherapie im Heilbad halten wir für unzweckmäßig. Die Hormontherapie kann der behandelnde Arzt zu Hause durchführen. Bei verfrühtem Klimakterium und im Präklimakterium soll als Leitfaden dienen: Wenn aufgrund von allgemeiner Anamnese, Untersuchung, Zyklusanamnese, Basaltemperaturmessung und zytologischer Untersuchung noch mit ansprechbarem Follikelmaterial zu rechnen ist, soll die Moortherapie eingesetzt werden. Ergeben diese Erhebungen, daß damit nicht mehr zu rechnen ist, wäre die Moortherapie zwecklos, ja kontraindiziert und für das vegetative System schädlich. Bei Frauen im präklimakterischen Alter, die länger als ein halbes Jahr amenorrhoisch sind, ist die Moortherapie zwecklos. Hier hat die Sole als vegetatives Entspannungsmittel ihr Indikationsgebiet, um ein neues vegetatives und hormonales Gleichgewicht zu erreichen.

11) Postoperative Verwachsungsbeschwerden, Adhäsionsprophylaxe nach *Sterilitätsoperationen*

Die häufigen Verwachsungen nach Operationen und nach Entzündungen im Genitalbereich, ebenso die nach perityphlitischen Abszessen entstandenen sekundären Verwachsungsstränge zum Ovar hin, sind ein geeignetes Indikationsgebiet für die Moortherapie. Zwar werden die Verwachsungsstränge nicht beseitigt, aber überwiegend wird eine Besserung der Beschwerden erzielt, was durch Weichwerden und Dehnung der Verwachsungsstränge, aber auch durch Resorption leukozytärer Infiltrate zu erklären ist.

Besonders zu empfehlen ist die Moortherapie als postoperative Maßnahme nach plastischen Tubenoperationen wegen Sterilität (Salpingostomie, Stomatoplastik und seitliche Öffnung des Tubenostiums – MARTIUS (1964)), um durch die Hyperämisierung im Hypogastrikus-Gebiet erneute Verwachsungen zu vermeiden und die Tubenperistaltik zu erhalten oder wiederherzustellen. Die Moortherapie ist indiziert, um kleine postoperative Blutungen und Infiltrationen zu resorbieren und bei postoperativen Beckenvenenthrombosen lokale Stauungen zu vermeiden. Die Dosierung der Moorbäder muß dabei sehr zart vorgenommen werden, da es bei solchen Fällen leichter als bei lokalen Entzündungen vorübergehend zu Exazerbationen und zu vermehrten Schmerzzuständen kommen kann (GUTHMANN 1939).

12) Funktionelle Libidostörungen (speziell Orgasmusstörungen)

Die Kombination Moortherapie und CO_2-Quellgas-Vaginaldurchströmungen hat sich bei funktionellen Libidostörungen, speziell Orgasmusstörungen, bewährt. Die Moortherapie wirkt hier als Stimulation auf das Ovar. Sie fördert die Durchblutung und beseitigt Trockenheit der Vagina. Die CO_2-Quellgas-Therapie hat sich durch ihren Einfluß auf das Sexual-Zentrum im Lumbalmark bei funktionellen Libidostörungen, die entweder nach schweren Geburten mit Zerreißungen sowie Dammverletzungen oder aufgrund hormonaler Insuffizienz entstanden sind, einen nicht mehr fortzudenkenden Platz erworben. Selbstverständlich sind bei diesen Störungen die Psychotherapie und eine eingehende Konsultation des Ehemannes unerläßlich.

2) Kontraindikationen der Moortherapie

1) Alle *akut-entzündlichen* und die *meisten subakuten Unterleibserkrankungen*

Die Moortherapie soll generell dort beginnen, wo das chronische Stadium anfängt, niemals im akuten oder subakuten. Andererseits ist mit der Moor-Resorptionskur frühzeitig zu beginnen. Erfahrungsgemäß werden innerhalb des ersten Erkrankungsjahres (v. Mikulicz-Radecki 1956) die besten Erfolge erzielt, und gar nicht selten auch bei inveterierten Prozessen bis zur restitutio ad integrum (Guthmann 1939; Baatz 1956). Bei Nichtbeachtung eines subakuten oder gar akuten gynäkologischen Krankheitsbildes ist schon oft aus einer einseitigen Salpingitis als „Erfolg" einer Moortherapie eine doppelseitige Salpingitis geworden. Eine sorgfältige Objektivierung des Stadiums genitaler Entzündungen ist daher erforderlich.

2) Endometriose

Diese stellt eine weitere Kontraindikation für die Moortherapie dar. Starke Schmerzen und zunehmend schlechte Verträglichkeit der Bäder müssen stets den Verdacht auf eine Endometriose lenken.

3) Juvenile und *klimakterische Blutungen*

Bei beiden Erkrankungen ist mit der Möglichkeit einer dienzephal-hypophysären Regulationsstörung zu rechnen - im ersten Fall beim Einspielen des Zyklus, im zweiten beim Abklingen der ovariellen Tätigkeit.

4) Gravidität

Selbstverständlich wird keine Patientin mit einer festgestellten Schwangerschaft zur Moortherapie geschickt. Gelegentlich kommen jedoch Patientinnen wegen einer Sterilität zur Moorkur, bei denen innerhalb von 4–6 Kurwochen eine Schwangerschaft eintritt. Sobald Verdacht darauf besteht, soll bis zur Klärung der Diagnose zu Solebädern übergegangen werden. Zur Vermeidung von Überraschungen empfiehlt es sich, bei Sterilitätspatientinnen von Beginn der Moorkur an, die Basaltemperatur messen zu lassen.

5) Genitaltuberkulose

Sie darf unter keinen Umständen mit Moor behandelt werden. Es würde zu Exazerbationen führen, namentlich bei der Salpingitis tuberculosa. Doppelseitige Adnextumoren bei jungen Mädchen sind stets verdächtig auf Genitaltuberkulose.

6) Menorrhagien und *Metrorrhagien,* insbesondere bei *Myom*

Eine Peloidkur bei einem Uterus myomatosus, auch von nur mäßiger Größe, kann diesen im Verlauf von 6–12 Monaten zu Operationsreife heranwachsen lassen.

7) Tumoren: Ovarial- und *maligne Tumoren,* besonders auch größere *zystische Tumoren*

Es ist einleuchtend, daß man bei einer Dermoidzyste oder einem genuinen Ovarialtumor mit der Moortherapie keinen Erfolg haben kann. Auch große zystische Tumoren scheiden für diese Therapie aus (Döderlein 1953; v. Mikulicz-Radecki 1956; Baatz 1968). Wenn vermeintliche entzündliche Adnextumoren resistent gegen die Moortherapie sind, ist an einen Ovarialtumor oder eine Ovarialzyste zu denken.

Eine besondere Situation ist bei kleinen und mittelgroßen Corpus luteum-Zysten und Follikelzysten gegeben. Bei Zysten bis Eierpflaumen- oder Tischtennisballgröße ist die Moor-Resorptionskur durchaus indiziert. Häufig sind nach einer 4-Wochen-Kur diese Zysten verschwunden.

Maligne Tumoren, oder schon der Verdacht auf diese, stellen eine Kontraindikation gegenüber jeder Moorbehandlung dar. Die Erfolge der Östrogentherapie bei der Nachbehandlung des operierten Kollumkarzinoms – im Gegensatz zum Korpuskarzinom – berechtigen z.Zt. noch nicht, auch die Moortherapie in der Krebsnachbehandlung einzusetzen. Dies bedarf noch weiterer Forschung, um so mehr, als die Wirkung der zahlreichen chemischen Verbindungen des Moores noch keineswegs genügend geklärt ist.

Theoretisch besteht die Möglichkeit, daß später einmal auch Moorbäder in der Nachbehandlung des Kollumkarzinoms – soweit es sich um ein Plattenepithelkarzinom handelt – eingesetzt werden können. Für das Adenokarzinom gilt dies nicht. Bis dahin darf von der Kontraindikation der Moorbäder bei Karzinom nicht abgegangen werden.

Dies gilt nicht nur für das Karzinom im engeren Genitalbereich, sondern auch für Mammakarzinome.

8) Neurovegetative Störungen des kleinen *Beckens*

Pelvic congestion, Beckenneuralgie, Parametropathia spastica, Pelvipathia vegetativa, um nur einige aus der großen Zahl der Krankheitsbilder zu nennen, zählen ebenfalls zu den Moorkontraindikationen. Hier handelt es sich um mehr oder minder schwere Durchblutungsstörungen mit Spasmen oder Stasen im Hypogastrikus-Gebiet. Diese stellen ein Teilsymptom der Gesamtstörung im Zusammenspiel von Sympathikus und Parasympathikus dar.

Seelische Konflikte, psychische Traumen, Überforderung der Patientin durch die Umwelt, Folgen durchgemachter konsumierender Erkrankungen, dentogene oder tonsillogene Foci können sämtlich Ursachen einer solchen vegetativen Gesamtstörung mit Manifestation im kleinen Becken sein.

e) Praktische Durchführung der Moortherapie

Moorbäder werden bei gynäkologischen Erkrankungen als Halbbäder verabfolgt. Früher wurden bei schlechten Kreislaufverhältnissen ausnahmsweise auch Sitzbäder angewandt. Davon ist man jedoch in letzter Zeit weitgehend abgekommen, da durch die unbequeme Haltung die entscheidende Entspannungsmöglichkeit nicht gegeben ist.

Die *Anzahl* der Bäder sollte bei einer Kurzeit von 4 Wochen mindestens 12, bei 5 Wochen höchstens 15-16 betragen. Pro Woche sind erfahrungsgemäß 3 Bäder mit jeweils einem badefreien Tag zu verabfolgen. Bei stabilem Kreislauf und entsprechender Disposition kann in Ausnahmefällen auch ein 4. Moorbad gegeben werden.

Der *Temperaturverordnung* bei Moor-Halbbädern sind der Wärmekonstitutionstyp, der Zustand des vegetativen Nervensystems sowie die Disposition der Patientin zugrunde zu legen. In der Praxis genügt es, die Patientin nach ihrer häuslichen Süßwasser-Wärmeverträglichkeit zu fragen.

Danach unterscheiden wir 3 Wärme-Konstitutionstypen:
Wärmetyp 1 verträgt nur niedrige Wassertemperaturen, etwa 35-36 °C
Wärmetyp 2 bevorzugt Bäder von 37-38 °C
Wärmetyp 3 liebt sehr heiße Bäder von 39-40 °C
Entsprechend differenziert müssen die Moorbad-Temperaturen verordnet werden.

Wärmetyp	beginnend	Höchsttemperatur
1	39-40	42 °C
2	41-42	44 °C
3	42-43	45-46 °C

Diese Werte beziehen sich nur auf das *Moor-Halbbad*. Es soll bis höchstens 2-3 cm oberhalb des Nabels reichen. Das Vollbad, wie es z. B. bei rheumatischen Erkrankungen gegeben wird, hat wegen der erhöhten Kreislaufbelastung und des vermehrten hydrostatischen Druckes in der Regel wesentlich niedrigere Temperaturen. *Moorpackungen* beginnen mit Temperaturen von 43 °C, die dann individuell bis höchstens 55 °C gesteigert werden können.

Die *Badedauer* sollte 12-24 Minuten betragen, längere Zeiten sind wegen der Kreislaufbelastung abzulehnen. Bei der praktischen Durchführung der Moortherapie ist stets mit dem konstitutionsgemäß adäquaten Reiz zu beginnen und in Abhängigkeit von Verträglichkeit und Reaktion langsam nach Temperatur und/oder Zeit zu steigern.

Vor Applikation des 1. Moorbades empfiehlt es sich, 1 oder 2 Solebäder zur vegetativen Entspannung zu verordnen, um den Organismus auf die anstrengenden Moorbäder vorzubereiten.

Nach dem Moorbad erhalten die Patientinnen stets ein *Nachspülbad:* Dieses darf jedoch kein CO_2-Bad, sondern muß ein zart-temperiertes Süßwasserbad von 1-2 Minuten Dauer sein. Beim Moorbad erfolgt eine Verlagerung der Blutmenge in das Splanchnikus-Hypogastrikus-Gebiet, während die Kohlensäure das Gegenteil bewirkt - sie leitet das Blut in die Peripherie. Damit würde das angestrebte Ziel des Moorbades wieder aufgehoben. In neuerer Zeit werden statt des Nachspülbades Reinigungsduschen angewandt. Diese Handhabung ist aber aus Gründen der orthostatischen Kreislaufbelastung nicht gutzuheißen.

Die *Badereaktion* tritt im allgemeinen nach dem 3. oder 4. Bad ein. Sie zeigt sich in mehr oder minder schweren körperlichen und seelischen Reaktionen, z. B. Schmerzen an verschiedenen Körperstellen, besonders dort, wo einmal eine Entzündung abgelaufen ist.

Von entscheidender Bedeutung für die Verträglichkeit der Moorbäder und ihre Wirkung ist eine anschließend in der Ruhekabine durchzuführende *Liegezeit*, je nach Verordnung 45-60 Minuten. Sofortiges Aufstehen nach dem Bad ist abzulehnen, denn es soll alles vermieden werden, was das Vegetativum erregt. Am Badetag sind zuhause 1-2 Stunden Bettruhe nach dem Mittagessen einzuhalten.

f) Soletherapie

Allgemeines zur Soletherapie

Die Soletherapie ist gleichrangig neben die Moortherapie zu stellen, nur mit anderen Indikationen. Im großen und ganzen ist festzustellen, daß die Moorindikationen sich nicht für die Sole eignen, aber die Kontraindikationen der Moortherapie vollständig den Indikationen für die Sole entsprechen. Darüber hinaus gibt es noch weitere Indikationen.

Als Applikationsformen kommen das klassische Wannenbad, das Bewegungsbad - das im letzten Jahrzehnt an Bedeutung gewonnen hat - und die Vaginalspülung in Betracht.

Wirkungsmechanismus der Soletherapie

Die Wirkung der Sole ist eine völlig andere als die des Moores. Durch periphere und zentrale Einwirkung erfolgt eine Verschiebung des vegetativen Tonus zur Trophotropie. Solebäder wirken stark sympathikolytisch; sie haben eine entkrampfende Wirkung auf die Muskulatur. Die Wärme des Wassers hyperämisiert, löst Spasmen, wirkt euphorisierend und schmerzlindernd. Ein weiteres Wirkungsprinzip stellt der erhöhte hydrostatische Druck dar. Durch das hohe spezifische Gewicht der Sole wird der Auftrieb verstärkt, und körperliche Bewegungen werden mit geringerer Muskelkraft möglich, wodurch sich Schmerzempfindungen verringern.

Indikationen für die Soletherapie

Das Sole-Wannenbad dient in der gynäkologischen Therapie hauptsächlich als Entspannungs- und Roborationsbad, welches postoperativ und in der Rekonvaleszenz eingesetzt wird. Es dämpft und beruhigt die vegetativ Stigmatisierten und ist besonders für klimakterische Patientinnen sowie zur Rehabilitation geeignet. Im einzelnen gelten folgende Indikationen:

Neurovegetative Störungen der Frau unter besonderer Berücksichtigung des Genitalbereiches

Psychogene Stoffwechselstörungen, psychogene Amenorrhoe, Hypermenorrhoe, Dysmenorrhoe

Funktionelle Sterilität (Tuben- und uterine Spasmen)

Zervikale Hypersekretion

Klimakterische Beschwerden, wenn eine ovarielle Stimulation nicht mehr sinnvoll ist

Präoperative Kräftigungskuren

Postoperative Rekonvaleszenzkuren (unmittelbar nach Krankenhausentlassung), z. B. als Anschluß-Heil-Behandlung (AHB) der Rentenversicherungsträger

Rehabilitationskuren

Prophylaktische Kuren zur Gesundheitserhaltung

Praktische Durchführung des Sole-Wannenbades
In der Applikation bieten sich 5 Variationsmöglichkeiten an:
1. Hydrostatischer Druck

Die Sole-Wannenbäder können als Sitz-, Halb-, Dreiviertel- oder Vollbad verabfolgt werden, je nach Konstitution, Disposition, Kreislaufsituation und Alter der Patientin.

2. Temperatur

Der Indifferenzpunkt liegt bei 35 °C. Sole-Wannenbäder werden im allgemeinen mit 35-36 °C gegeben und steigen bis 38 °C als obere Grenze. Bei einem Halbbad ist entsprechend der Konstitution eine Temperatur von 39-40 °C möglich.

3. Konzentration der Sole

Nach der internationalen Nomenklatur kann erst eine NaCl-Konzentration von 1,5% als Sole bezeichnet werden. Die niedrigste anzuwendende Konzentration liegt bei 2% und steigert sich bis 4%, im Höchstfall - in einigen Badeorten Europas - bis zu 6%. Die optimale Solekonzentration liegt bei 4%.

4. Mischung der Sole mit Kohlensäure-haltigen Quellen oder Süßwasser

Es entsteht dann ein Sole-CO_2-Mischbad oder ein Sole-Süßwasser-Mischbad. Bei vegetativ stark gestörten Patientinnen empfiehlt es sich besonders bei Kurbeginn, sofern die Sole CO_2 enthält, diese zu eliminieren.

5. Badedauer

Diese beginnt mit 10-12 Minuten und steigt von Bad zu Bad, meistens um 2 Minuten, bis zu 20 Minuten, höchstens bis 24 Minuten.

Mit diesen 5 Faktoren sind zahlreiche Variationsmöglichkeiten gegeben. Das Ziel muß sein, mit minimalem Reiz auf den Hautmantel zu beginnen, um in Relation zu Konstitution und Disposition sowie unter Berücksichtigung der seelischen Verfassung der Patientin schrittweise die Dosierung zu steigern.

12 Bäder sind die zu erstrebende Minimalzahl, jedoch sollte man sich auf maximal 15-16 Bäder beschränken.

Bei der Sole tritt im allgemeinen ebenso wie bei dem Moorbad nach dem 3. oder 4. Bad die *Badereaktion* auf (vgl. Bd. 1, S. 123 ff.).

Sole-Bewegungsbad
Dieses ist im Rahmen der Balneo-Gynäkologie ein Novum. Hier wird die Therapie als Unterwassergymnastik in verschiedenen Gruppen durchgeführt.

Für das Solebewegungsbad wurden z. B. in Bad Pyrmont vier therapeutische Gruppen aufgestellt:

I: Allgemeine Bewegungstherapie
II: Obere Extremitäten - Halswirbel- und Brustwirbelsyndrom
III: Untere Extremitäten - Lendenwirbelsyndrom
IV: Gynäkologische Erkrankungen

Das Solebewegungsbad kann bei allen Soleindikationen eingesetzt werden. Die Hauptindikationen sind:

Kreuzschmerz verschiedener Ätiologie
Neurovegetative Störungen des kleinen Beckens
Überdehnte oder adipöse Bauchdeckenmuskulatur

Schwäche der Beckenbodenmuskulatur
Deszensus, Zysto- und Rektozele
Blaseninkontinenz

g) Vaginale Balneotherapie

Die vaginale Balneotherapie hat sich in den letzten Jahrzehnten besonders entwikkelt. Wir unterscheiden:

1. Vaginal-Spülungen mit Mineralquellen
   (Sole, Schwefel, Eisen, Radon, Jod)
2. Vaginal-Durchströmungen mit Quellgas
   (CO_2 in Gasform, Schwefelquellgase)
3. Vaginale Peloidapplikationen
   in Form von Breiplomben und Schlammapplikationen

Vaginal-Sole-Spülungen
Die heißen Vaginalspülungen erzeugen eine Hyperämie der Scheide und ihrer nächsten Umgebung und bewirken eine Steigerung der Abwehrkräfte bei gleichzeitiger Ausschwemmung von Detritus, außerdem gelingt es, peritoneale Exsudate und hartnäckige Entzündungen zum Verschwinden zu bringen.

Indikationen für Vaginal-Sole-Spülungen:
Chronisch-entzündlicher vaginaler Fluor, bei hartnäckigem Trichomonaden- und Soorbefall in Verbindung mit Chemotherapie
Descensus uteri, Zysto- und Rektozele, alle Senkungsbeschwerden
Schleimhautprophylaxe bei Pessarträgerinnen
Rezidivierende Erosionen
Chronische Zervizitis
Unterstützung der Moorbäder bei:
Hypoplasia uteri
vegetativer Ovarialinsuffizienz
entzündlichen Erkrankungen höher gelegener Genitalabschnitte

Kontraindikationen für die Vaginal-Sole-Spülungen:
Myome, maligne Tumoren
Akute, subakute Entzündungen
Endometriose
Zervikale Hypersekretion
Gravidität

Praktische Durchführung der Vaginal-Sole-Spülungen
Die Verabfolgung dieser Therapie ist an entsprechende Apparaturen gebunden und erfordert geeignete Räume und geschultes Personal. Die Einzelbehandlung schwankt zwischen 8–12, im Höchstfall 15 Litern Solespülflüssigkeit, die aus einer Fallhöhe von 2 Metern gegeben werden. Wir beginnen mit einer Temperatur von 40 °C mit allmählicher Steigerung bis 44 °C. Die Gesamtzahl der Spülungen soll

10–12, höchstens 16 betragen. Pro Woche können 3–5 Spülungen verabfolgt werden. Die Konzentration der Sole liegt zwischen 2 und 4%. Für die Applikation werden doppelwandige Glasbirnen nach HASSE-PINKUS (1960) verwendet. Nach jeder Spülung sollten 30–45 Minuten Ruhe im Liegeraum eingehalten werden.

Vaginal-Durchströmungen mit Quellgas
Der aphrodisierende Effekt von CO_2-Quellgasen und -wässern ist schon lange bekannt. Die CO_2-Quellgasdurchströmungsbehandlung geht auf die Vaginalbehandlung mit künstlicher Kohlensäure zurück (WOOD/USA 1904). Neuere Erfahrungen stammen von CARL MÜLLER (1948) (Bern), der über Erfolge mit dem Kohlensäure-Spray-Verfahren berichtete. Die Quellgasdurchströmungstherapie wird in einigen Bädern mit Schwefelquellgas durchgeführt.

Indikationen für die CO_2-Quellgasdurchströmungen
- Funktionelle Libidostörungen
- Dyspareunie, Frigidität, Orgasmusstörungen
- schwere Vulvitis oder Vaginitis, Vulvaekzem, Pruritus

Das *Prinzip* der vaginalen Kohlensäuretherapie beruht auf der Tatsache, daß der pH-Wert der Kohlensäure dem der gesunden Scheide (pH-Wert 4,5) entspricht. Dadurch wird die Wiederherstellung normaler Säureverhältnisse und das Wachstum der DÖDERLEINschen Flora gefördert. Weiterhin ist der kapillarerweiternde Effekt der Kohlensäure bedeutsam, der zur Oberflächenhyperämie der Scheide führt.

Für die *Applikation* wurde analog den Solevaginalduschen ein Spezialspekulum entwickelt (BAATZ u. FRITSCH 1960), das die gasförmige Kohlensäure in die Vagina leitet und wieder absaugt. Es besteht aus zwei rechtwinklig versetzten, U-förmigen Rohren, an deren Innenseite sich zahlreiche Düsen befinden, aus denen die Kohlensäure entweicht. Durch einen Exhauster wird die rückströmende Kohlensäure abgesaugt. Die Durchströmung darf nur unter geringem Druck von höchstens 30–40 mm Wassersäule durchgeführt werden und kann mit trockener Kohlensäure oder unter Zusatz von Wasserdampf erfolgen. Die Anfangstemperatur beträgt 34 °C, sie wird bis 38 °C gesteigert. Jede Temperatur kann nach praktischer Erfahrung 2–3mal wiederholt werden. Man beginnt die Durchströmung mit 6 Minuten und steigert bis auf 12 Minuten. Zu einer Kur gehören im allgemeinen 12–16 Einzelbehandlungen.

Vaginale Peloidapplikation in Form von Plomben
Das Moor wird in Mengen von 400–600 g auf 52–56 °C erhitzt und mit Spezialinstrumenten in die Vagina eingebracht. Der Moorbrei wirkt dabei direkt auf die Vaginalschleimhaut ein. Nach einer Applikationszeit von 10–20 Minuten wird der Moorbrei mit seinen Resten mittels einer Mineralwasser-Spülung entfernt. Auch Schlamme werden zu Scheidenspülungen oder Mikroklysmen angewandt. Bei Portioerosionen, chronischen Entzündungen der Scheide und der Zervix werden mit Schlammlösungen getränkte Tampons empfohlen.

Es ist jedoch darauf hinzuweisen, daß sich diese vaginale Peloidtherapie in der Bundesrepublik Deutschland nicht durchgesetzt hat.

h) Rektale Balneotherapie

Rektale Moorklysmen werden appliziert bei größeren parametranen Exsudaten oder schweren Verwachsungszuständen nach Pelveoperitonitiden, welche die Darmtätigkeit in Mitleidenschaft ziehen.

i) Moderne Zusatztherapie im Frauenheilbad

Die Hauptpfeiler der gynäkologischen Balneotherapie sind die Moor-, Sole- oder Kohlensäurebäder. In einem modernen Heilbad müssen aber noch unterstützende Faktoren zum Einsatz kommen:

Trinkkuren
Bei gewissen gynäkologischen Erkrankungen wird die Badekur noch durch eine Trinkkur unterstützt. Von besonderer Bedeutung sind die *kochsalzhaltigen* Quellen, die bei chronischer Obstipation und vegetativ-endokrinem Syndrom - wie es von CURTIUS u. KRÜGER (1952) beschrieben wird (mangelhafte Ovarialfunktion, Kreislaufstörungen und Obstipation) - gegeben werden.

Eisenhaltige Quellen werden bei habituellem Abort, sekundärer Anämie oder vorausgegangenen größeren Blutverlusten mit Erfolg empfohlen.

Manganhaltige Wässer dienen zur Therapieunterstützung bei Sterilität. Der Manganspiegel im Körper der Frau zeigt einen zyklusbedingten Verlauf - größte Höhe z.Zt. der Ovulation und niedrigster Pegel bei Menstruation. Im Klimakterium bleibt das niedrige Niveau erhalten.

Wildwässer können bei klimakterischen Beschwerden oder bei Unterwertigkeit der Sexualfunktion verordnet werden.

Alkalische Wässer sind bei Schwangerschaftserbrechen vorteilhaft.

Gymnastik
Zur Unterstützung der Bäder hat die Gymnastik, speziell die rhythmische Gymnastik nach H. MEDAU, große Bedeutung. Sie ist eine leichte, nicht anstrengende Entspannungsgymnastik. Ihr Ziel ist, die Harmonie der Bewegung, des Ganges und der Haltung wiederzuerlangen. Dadurch kommt es im seelischen Bereich zur Erhöhung des Selbstbewußtseins und Selbstwertgefühles und zur Freude an der Bewegung (vgl. MEDAU u. KLÖTZNER 1974). Doch auch bei der Gymnastik sind gewisse *Kontraindikationen* zu beachten:

Genitale Entzündungen
Herz- und Kreislaufschäden
Juvenile und klimakterische Blutungen
Gravidität
Extragenitale Entzündungszustände
Erhöhte Temperaturen
Ausgesprochene Asthenie und körperliche Schwächezustände
Postoperative Rekonvaleszenz (zumindest in der 1. Kurhälfte)
Frische Thrombosen und Thrombophlebitiden

Das Alter der Patientin ist nur eine relative Kontraindikation, entscheidend ist das biologische Alter.

Massage

Für die Gynäkologie im Heilbad steht die organbeeinflussende Bindegewebsmassage nach DICKE und LEUBE im Vordergrund. Durch sie wird eine Lockerung von Muskel- und Bindegewebe sowie eine Aktivierung der Blut- und Lymphgefäßzirkulation erreicht.

Atemtherapie

Zahlreiche gynäkologische Erkrankungen werden in der balneologischen Behandlung durch die Atemtherapie unterstützt. Bei einem großen Teil der Patientinnen stellen wir fest, daß sie nicht mehr fähig sind, in den natürlichen Rhythmus zwischen Spannung und Entspannung - damit zwischen Leistung und Gelassenheit - einzuschwingen. Diesen Verlust des natürlichen Atemrhythmus und der Atemtiefe soll die Atemtherapie ausgleichen. Sie wird als Einzel- oder Gruppentherapie durchgeführt.

Indikationen zur Atemtherapie:
Chronische Obstipation
Funktionelle Blasenschwäche
Zysto- und Rektozele, Descensus uteri
Vegetativ-endokrines Syndrom
Neurovegetative Störungen des kleinen Beckens
Nervöse Erschöpfungszustände
Klimakterische Beschwerden
Schwache oder überdehnte Bauchdeckenmuskulatur
Kräftigung der Beckenbodenmuskulatur (im Wechsel mit Gymnastik)
Postoperative Rekonvaleszenz
Präoperativ zur Kreislaufanregung und Thromboseprophylaxe

Freiluftliegekur

Sie ist nicht nur ein somatisches Therapeutikum, sondern hat ebenso psychologische Bedeutung und ist der wichtigste Unterstützungspfeiler der Balneotherapie.

Die Liegekur sollte möglichst in Abgeschiedenheit auf dafür geeigneten Wiesen oder Waldlichtungen durchgeführt werden. Für bequeme Lagerung und nicht übermäßige Sonnenbestrahlung ist durch geschultes Personal Sorge zu tragen. 2 mal 2 Stunden Liegekur an den badefreien Tagen gelten als Norm. Alle vegetativen Reize, insbesondere Geräusche und Straßenlärm, sollten ferngehalten werden. Als oberstes Gesetz gelten absolutes Schweigegebot und Leseverbot.

Zur Unterstützung der Peloid-Therapie sollen die Patientinnen durch die Liegekur in einen trophotropen Zustand gebracht werden, um den Organismus bei seinem Resorptionsprozeß zu unterstützen. Als Ergänzung zu den Mineralbädern soll die Liegekur die Wiederherstellung des - oft schwer gestörten - vegetativen Gleichgewichtes fördern.

Terrainkur

Terrainkuren sind auch bei den Frauenkrankheiten von wesentlicher Bedeutung, sowohl in vorsichtig ansteigender Dosierung zur Unterstützung der Peloid- und Mineralbäder als auch besonders bei der Durchführung bioklimatischer Kuren in Seebädern, im Mittel- oder Hochgebirge. Viele Kurorte verfügen über therapeutisch differenzierte Trainingsmöglichkeiten in Gestalt eines Netzes von Spazier- und Wanderwegen. Die Wegemarkierungen berücksichtigen eventuelle Steigungsgrade.

Diät

Die Patientinnen sollten über naturgemäße Lebensweise unterrichtet und zum Genuß möglichst naturbelassener Nahrungsmittel angehalten werden. Es empfiehlt sich, Patientinnen mit Unterleibsentzündungen von einer azidotischen auf eine möglichst basische Kost umzustellen. Sterilitätspatientinnen sollte eine eiweißreichere Kost empfohlen werden, während eine stärkere Eiweißbeschränkung in der Nachbehandlung karzinomoperierter Frauen angebracht ist.

Psychologische Betreuung

Die psychologische Betreuung ist im Frauenheilbad von besonderer Bedeutung. Das vorsichtige, taktvolle Eingehen auf Konflikte, Aufdecken von seelischen Störfeldern, z. B. durchgemachter akuter seelischer Traumen oder - was vielfach zutrifft - von chronisch sich wiederholenden Kleintraumen, ist von beachtlichem Wert. Eheliche Konfliktsituationen sind eine häufig vorkommende Ursache gynäkologischer spastischer und funktioneller Erkrankungen. Dyspareunie, Orgasmusstörungen, Frigidität können die Folge sein. Die Patientin vermag nicht allein aus den körperlichen und seelischen Schwierigkeiten herauszufinden. Die Zusammenhänge der Konflikte verstehen lernen, heißt den Patientinnen helfen, mit ihnen fertig zu werden.

Milieufaktoren

Die kulturellen und landschaftlichen Milieufaktoren - alles, was aufheiternd und zerstreuend wirkt - sind für die Kur von großer Bedeutung. Sie lösen die körperlichen und seelischen Verkrampfungszustände und schaffen ein neues Gleichgewicht des Vegetativums.

Gesundheitserziehung

Nirgends kann die gesundheitliche Aufklärung der Frau so günstig durchgeführt werden, wie bei einem Kuraufenthalt. Hier ist sie auf sich bezogen und kann praktisch ihr Gesundwerden erleben. Die so gewonnenen Erkenntnisse wird sie versuchen, auch auf den häuslichen Bereich zu übertragen. Hauptthemen sind dabei:

1. Ernährungsphysiologie und Motivation für gesundheitsfördernde Kost und Lebensweise
2. Darstellung der Bewegungsformen, die zur Gesunderhaltung in Frage kommen
3. Körperliche und allgemeine Hygiene
4. Vermeidung schädlicher Umweltfaktoren
5. Aufklärung über den Hormonhaushalt in den 3 Lebensphasen und die damit zusammenhängenden physiologischen und pathologischen Veränderungen
6. Vermittlung der psychologischen Grundkenntnisse und Verhaltensmotivationen.

Literatur

AMREICH I (1954) Jodbehandlung in der Gynäkologie. Wien med Wschr 104: 696-697

BAATZ H (1962) Frauenkrankheiten. In: Handbuch der Bäder- und Klimaheilkunde, AMELUNG W, u. EVERS A, 1962, Schattauer, Stuttgart. S 959-980

BAATZ H (1970) Psychische Wirkungsfaktoren im Heilbad. Z f Psychosom Med und Psychoanalyse 16: 346-352

BAATZ H (1971) Balneotherapie des Kreuzschmerzes unter besonderer Berücksichtigung des Sole-Bewegungsbades; Frauenarzt 12: 130-134

BAATZ H (1973) Die Bedeutung der Liegekuren in der heutigen Gesamtkonzeption von gyn. Badekuren. Z angew Bäder- und Klimaheilk 20: 385-395

BAATZ H (1973) Zur Moortherapie bei Sterilität aufgrund vegetativer und generativer Ovarialinsuffizienz. Therapie d Gegenwart 112: 1602-1609

BAATZ H (1974) Sole und Moor bei gynäkologischen Erkrankungen. Physik. Medizin u. Rehabilitation 15: 137-140

BAATZ H (1975) Der Kreuzschmerz der Frau. Der Frauenarzt 5: 364-370

BAATZ H (1975) Praktische Durchführung der Moor-Badetherapie. Z angew Bäder- u. Klimaheilk 22: 121-127

BAATZ H (1977) Prävention und Rehabilitation in den Frauenheilbädern; Der Frauenarzt 18: 546-568

BAATZ H (1978) Gesundheitserziehung der Frau im Rahmen der gynäkologischen Balneotherapie. Schriftenreihe Bundesvereinigung f Gesundheitserziehung Bonn

BAATZ H (1978) Frauenheilbäder in der Nachbehandlung krebsoperierter und bestrahlter Frauen. Der Frauenarzt 19: 374-378

BAATZ H (1979) In: Klinik der Frauenheilkunde u. Geburtshilfe, SCHWALM H, DÖDERLEIN G, WULF KH, 1979, Verlag Urban u. Schwarzenberg, München, Wien, Baltimore. S 753-808

BAATZ H u. LANGENDÖRFER G (1968) In: Handbuch der Physikalischen Therapie, Band IV, GROBER J, STIEVE FE, 1968, Die physikalische Therapie in der Frauenheilkunde u. Geburtshilfe, Gustav Fischer-Verlag, Stuttgart, S 250-322

CURTIUS F., KRÜGER KH (1952) Das vegetativ-endokrine Syndrom der Frau. Urban & Schwarzenberg, München-Berlin

DÖDERLEIN G (1962) Die Behandlung entzündlicher Genitalerkrankungen der Frau. Thieme, Stuttgart

DÖDERLEIN G, WULF KH (1979) Klinik der Frauenheilkunde und Geburtshilfe. Urban & Schwarzenberg, München

GAUSS CJ (1950) Über welche Heilfaktoren muß ein Frauenheilbad verfügen? Archiv f physik Therapie 2: 201-208

GIERHAKE S, WEHEFRITZ E (1936) Chemische und balneologische Untersuchungen über das Vorkommen östrogener Wirkstoffe in deutschen Bademooren. Dtsch med Wschr 62: 423-425

GLASS L, MITTENZWEY H (1956) Über intravaginale Moorbehandlung. Z angew Bäder- und Klimaheilk 3: 653-661

GROBER J, STIEVE FE (1968) Handbuch der physikalischen Therapie. Fischer, Stuttgart

GUTHMANN H (1939) Erfahrungen mit der Moorbehandlung von Frauenleiden; Med Welt 590-595

HOSEMANN H (1960) Der Oestrogengehalt der organischen Badetorfe und dessen therapeutische Bedeutung. Archiv f physik Therapie 12: 471-482

LAMPERT H (1939) Ergebnisse der physikalischen-diätetischen Therapie, Bd 1, Dresden und Leipzig

LANGENDÖRFER G (1963) Physiotherapie in der Frauenheilkunde und Geburtshilfe. Hippokrates, Stuttgart

MARTIUS H (1964) Lehrbuch der Gynäkologie, 8. Aufl. Thieme, Stuttgart

MEDAU H, KLÖTZNER G (1974) Die Bedeutung der Gymnastik-Lehrweise Medau für die balneogynäkologische Kur im Heilbad. Heilbad u. Kurort 26: 253-257

MIKULICZ-RADECKI F v (1956) Balneologie der Frauenkrankheiten. Heilbad und Kurort 8: 2849-2850

MÜLLER C (1948) Das Spray-Verfahren in der Behandlung entzündlicher Scheidenerkrankungen, Praxis Bern, Nr 11: 1-17

PFLEIDERER H (1961) Die Dosierung der klimatischen Reize an der See. Z angew Bäder- u Klimaheilk 8: 38-49
SIEDENTOPF H (1974) Unterwassergymnastik eine ausgezeichnet wirksame Balneotherapie gynäkologischer Erkrankungen, im besonderen der neurovegetativ bedingten Störungen. Heilbad und Kurort 26: 250-253
VELIKAY L (1975) Über die östrogene Wirksamkeit der Moorbäder. Wien med Wschr 125: 346-439
VOGT H, AMELUNG W (1952) Einführung in die Balneologie und med Klimatologie (Bäder- und Klimaheilkunde), Springer, Berlin Göttingen Heidelberg
WOOD J (1948) (Cleveland, USA ohne detailierte Angaben). Zitiert aus MÜLLER C Der Kohlensäurespray in der Behandlung entzündlicher Scheidenerkrankungen, Gynaecologia, Bern, S 321-336

12. Behandlung des alten Menschen im Kurort

W. AMELUNG, H. JUNGMANN

Da Patienten jenseits des 60. Lebensjahres die gleichen Krankheiten aufweisen wie jüngere, wenn auch oft in ausgeprägterer Form, gelten prinzipiell die Therapierichtlinien, die in den einzelnen Abschnitten dieses Kapitels angegeben sind. Doch ist die Reaktion des gealterten Organismus auf diese Therapiemaßnahmen oft verändert, und außerdem bestehen meist mehrere chronische Leiden gleichzeitig (Multimorbidität). So kann z. B. bei der koronaren Herzkrankheit, wenn eine schwere Coxarthrose besteht, als Bewegungstherapie nur noch das Schwimmen durchgeführt werden. Umgekehrt begrenzt beim Rheumatiker eine Herzinsuffizienz die notwendige Krankengymnastik und die Anwendung von Vollbädern. Immer soll die zu Komplikationen neigende Erkrankung vordringlich behandelt werden, im genannten Beispiel also die koronare Herzkrankheit bzw. die Herzinsuffizienz. Ausgedehnte psychologische Untersuchungen in den letzten Jahren haben ergeben, daß bei normalen, also körperlich und geistig gesunden Greisen die intellektuellen Fähigkeiten durch das Altern nicht wesentlich gestört werden (LEHR 1972). Dagegen ist die Reaktionsfähigkeit des gealterten Organismus generell eingeschränkt. Es besteht eine sog. Regulationsstarre, die besonders am Kreislauf eindeutig nachgewiesen ist (vgl. Bd. 1, S. 191).

Alte Menschen sind im Durchschnitt orthostatisch stabiler als junge. Die Vasodilatation bei Wärmeanwendungen *(Abb. 41)* und die Vasokonstriktion bei Kaltreizen sind wesentlich schwächer. Dadurch ist der alte Mensch gegen Temperatureinflüsse weniger geschützt als der junge *(Abb. 42)*. Er kann bei körperlicher Belastung die Pulsfrequenz und damit das Herzzeitvolumen weniger steigern, wodurch die Sauerstoffversorgung der Muskulatur eingeschränkt ist. Als maximal mögliche Pulsfrequenz rechnet man 200 minus Alter, bei Herzkranken 180 minus Alter. Dadurch ist auch die Beurteilung der körperlichen Ausdauerleistungsfähigkeit der älteren Patienten erschwert. Eine niedrige Arbeitspulsfrequenz bei jungen Menschen gilt als Zeichen guter Kondition, bei alten kann die gleiche Herzfrequenz schon das Erreichen der Vita maxima anzeigen (GADERMANN u. Mitarb. 1969). Alte Menschen neigen stärker zu Herzrhythmusstörungen als junge, auch wenn sie als „herzgesund“ eingestuft werden.

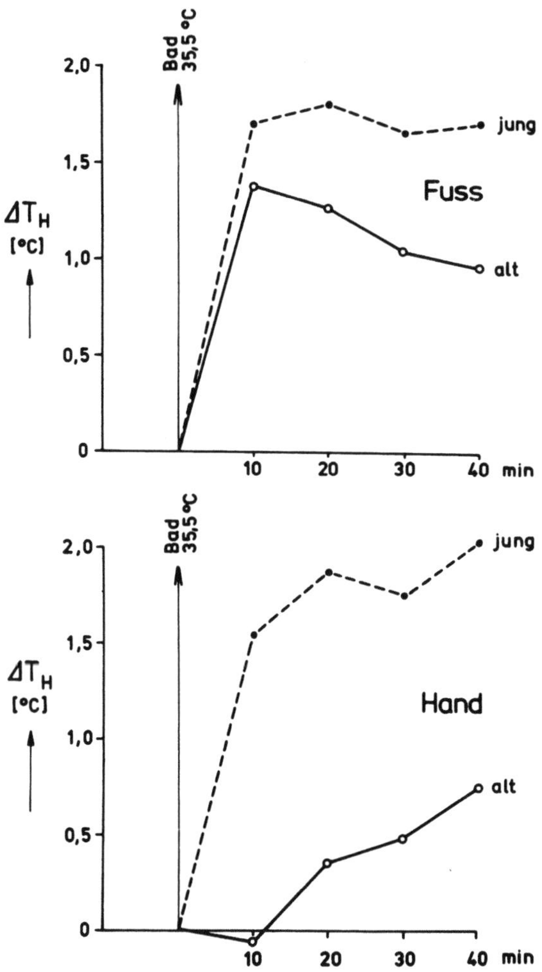

Abb. 41. Die Hauttemperatur (Durchblutung) steigt an Hand und Fuß nach warmen Vollbädern bei jungen Menschen wesentlich stärker an als bei alten (n = 30). (Nach JUNGMANN 1977)

Es ist wahrscheinlich, daß alte Menschen auch auf den Höhenwechsel mit Bergbahnen geringer reagieren als junge. Jedenfalls berichteten Angehörige der Bergwacht, das internistische Notfälle nach Ankunft in der Höhe häufiger bei jungen als bei alten Menschen vorkommen. Bei der Benutzung von Bergbahnen, bei Jüngeren bisweilen als „Klimaschaukel" empfehlenswert, ist Vorsicht geboten. Die Abneigung vieler älterer Menschen gegen Sessellifte ist berechtigt; es besteht eine gewisse Gefährdung für schwerbewegliche Menschen beim Ein- und Aussteigen und kein Schutz gegen die oft erheblichen Temperaturschwankungen während der Fahrt. Diese Bedenken gelten nicht für Fahrten in geschlossenen Kabinen.

Das Höhenlungenödem, das heute als überschießende Reaktion auf den Sauerstoffmangel angesehen wird, ist bisher ebenfalls nur bei Jugendlichen, nie bei Menschen über 50 Jahren beschrieben worden. Die 41 von HULTGREN u. Mitarb. (1961) gesammelten Fälle hatten ein Durchschnittsalter von 16 Jahren. Andererseits entwickeln Menschen über 60 Jahre in der Höhe bei submaximaler körperlicher Bela-

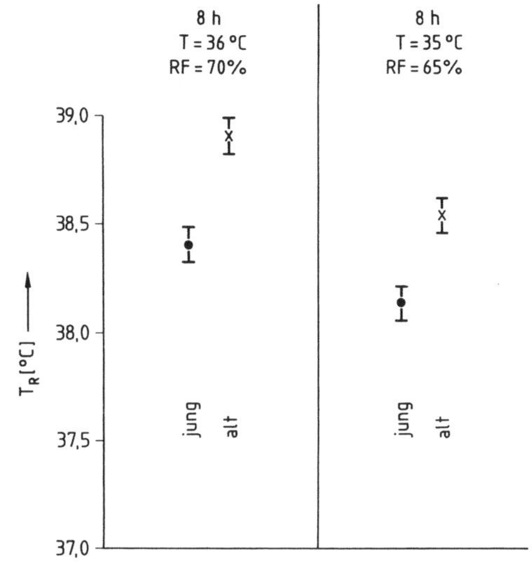

Abb. 42. Mittelwerte der Rektaltemperaturen von jungen und alten Menschen nach 8-stündigem Aufenthalt unter heißen Klimabedingungen in der Klimakammer. Die Körpertemperatur der Alten steigt deutlich höher an. (LIND et al. 1970)

stung (75 Watt, auf dem Fahrradergometer) wesentlich mehr Extrasystolen als junge, ohne dies zu empfinden (INAMA und Mitarb. 1984).

Wenn auch der gealterte Organismus schwächer reagiert als der junge, darf daraus nicht der Schluß gezogen werden, die balneologischen oder klimatischen Anwendungen stärker zu dosieren. Ziel der Kurbehandlung ist es, die Reaktionen besonders des Kreislaufs wieder zu intensivieren und zu rationalisieren. Für die Bewegungstherapie ist nachgewiesen, daß sich auch beim alten Patienten innerhalb von 4 Wochen eine verbesserte Regulation des Arteriensystems einstellt. Fälle mit ausgeprägter Altersbradykardie zeigen unter Belastung nach erfolgreicher physikalischer Therapie wieder schnellere Pulsfrequenzen (GADERMANN u. JUNGMANN 1974). Auch bei Kälteanwendungen (Kneipp'sche Güsse, Seebäder) verschwindet mit der Zeit der thermoregulatorisch sinnlose Blutdruckanstieg, obwohl die vor Wärmeverlust schützende periphere Vasokonstriktion intensiviert wird.

Wenn auch die Kenntnisse der Alterseinflüsse auf die Wirkung balneologischer und klimatherapeutischer Maßnahmen noch gering sind (fast stets wurden die Untersuchungen an jungen, gesunden Versuchspersonen durchgeführt), sollen die Anwendungen doch vorsichtiger und niedriger dosiert werden. Günstig erscheint bei milden Maßnahmen wie KNEIPP'schen Güssen, Halbbädern, Freiluftliegekuren usw. ein dafür umso häufigerer Einsatz im Kurplan.

Nach EVERS u. SCHMIDT (1978) hat das Alter bis 55 Jahre keinen Einfluß auf den Erfolg von Kuren bei Patienten mit Arthrosen und Spondylosen. Dies gilt nach SCHÜPPENHAUER (1970) auch bei Patienten mit chronischen Atemwegserkrankungen und nach OHLSEN (1972) ebenso bei Patienten mit Kreislaufstörungen. LÜBCKE (1978) gibt für über 50-jährige Patienten mit Atemwegserkrankungen schlechtere Ergebnisse an, beurteilt am Ende der Kur. Weitere Untersuchungen an über 60-jährigen Patienten sind nicht bekannt.

Andererseits ist gerade beim alten Menschen eine Besserung der Kreislaufregulation, der Beweglichkeit und der allgemeinen Kondition mit Steigerung der Lebensqualität durch die übenden Maßnahmen einer Kur neben der Behandlung der speziellen Krankheitssymptome von entscheidender Bedeutung.

Viele alte Menschen reisen heute im Winter an das Mittelmeer. Das dortige Winterklima ist aber nur bedingt empfehlenswert. Es härtet weniger ab, und die Reisenden erkranken leicht an Infekten, wenn sie in der Winterjahreszeit in ihr rauhes Heimatklima zurückkommen. Deshalb ist eine Überwinterung im Süden vorzuziehen.

Dagegen können selbst hochbetagte Menschen mit rheumatischen Leiden bei entsprechender Indikation in Rheumabädern gute Erfolge erwarten (vergl. Kap. Rheumatische Erkrankungen, S. 98). Bei älteren Herzkranken beginne man mit ansteigenden Armbädern. Geeignet sind Kohlensäurebäder, auch Kochsalz-, Sole- und Schwefelthermen. Am besten werden Akratothermen und Radonwässer vertragen. Peloidbäder sollen Patienten, die älter als 70 Jahre sind, nicht nehmen.

Literatur

Amelung W (1958) Behandlungsmöglichkeiten bei Alterserscheinungen. Heilkunst 3, S 96

Amelung W (1974) Klimabehandlung bei älteren Menschen. Z angew Bäder- u Klimaheilk 21: 137-145

Evers A, Schmidt M (1978) Erfolge von Heilverfahren bei degenerativen rheumatischen Erkrankungen. Z angew Bäder- u Klimaheilkunde 25: 355-368

Gadermann E, Jungmann H (1974) Die Bedeutung der Regulationsstarre des Kreislaufs von Infarktpatienten in der Rehabilitation. In: Keul J (Hrsg) Koronarsklerose und Herzinfarkt. Boehringer Mannheim, S 143-149

Gadermann E, Jungmann H, Metzner A, Schulz B (1969) Zur Beurteilung der Belastbarkeit Kreislaufkranker Patienten im Alter. Fortschr der Medizin 87: 691-693

Hultgren HN, Spickard WB, Hellriegel K, Houston ChS (1961) High altitude pulmonary edema. Medicine 40: 289-313

Inama K, Jungmann H, v Uexküll M (1984) Sind ältere Menschen durch Bergbahnfahrten in größere Höhen gefährdet? Med Klinik 79: 356-360

Jungmann H (1977) Kreislaufreaktionen des alten Menschen auf unterschiedliche Temperaturen. Geriatrie 7: 23-25

Lehr U (1972) Psychologie des Alterns. KTB 55. Quelle und Meyer, Heidelberg

Lind AR, Humphreys PW, Collins KJ, Foster K, Sweetland KF (1970) Influence of age, and daily duration of exposure on responses of men to work in heat. J Appl Physiol 28: 50-56

Lübcke J (1978) Therapieergebnisse bei Atemwegserkrankungen im Ostseebad Heiligendamm. Z Physiotherapie 30: 259-262

Ohlsen J (1972) Untersuchungen über den Erfolg von Kneippkuren. Z angew Bäder-Klimaheilk 19: 396-417

Schüppenhauer H (1970) Untersuchungen über den Erfolg von Nordsee-Klimakuren. Z Phys Med 1: 324-343

III. Sozialmedizinische Aspekte der Kurortbehandlung

G. HILDEBRANDT, CHR. GUTENBRUNNER

1. Zur Sozialgeschichte der Kuren und Kurorte

In der Antike war - wie im ganzen vorderen Orient - die Nutzung der Bäder und Kurorte kein Privileg. Das Bäder- und Kurortwesen war öffentlich organisiert. Die Kurorte Griechenlands waren auf Massenversorgung eingestellt und die Bäder Roms Mittel der allgemeinen sozialen Befriedigung (vgl. HARTMANN 1978). Auch im Mittelalter gehörte das Baden zu den gemeinschaftsstiftenden Veranstaltungen und war nicht auf ständische Bevölkerungsschichten begrenzt.

Erst in der Neuzeit, besonders im Zeitalter des Barock und des aufgeklärten Absolutismus, wurde der Kuraufenthalt zu einem feudalistisch geprägten gesellschaftlichen Ereignis, das ganz überwiegend ein Privileg der Oberschichten darstellte. Diese Prägung des Kurwesens durch die feudalen und später großbürgerlichen Schichten hat auch in Architektur und Literatur ihren Niederschlag gefunden (vgl. dazu v. FERBER 1969).

Im Zuge der fortschreitenden Demokratisierung der Gesellschaft wurden Nutzen und Vorteil eines Kuraufenthaltes auch von breiteren Schichten beansprucht. Bürgerliche Mittelschichten und, mit der Einführung der Sozialversicherung, auch die Arbeiter übernahmen dabei zunächst die Erwartungs- und Verhaltensmuster der feudalistischen Kuren, wozu u.a. auch das Angebot von Kunst, Bildung und Mode am Kurort zählt (vgl. HARTMANN 1978).

Die in den letzten zwei Jahrhunderten vor sich gegangene gesellschaftliche Umwertung der Kurorte, des Kurbetriebs und der Kurgestaltung ist an verschiedenen charakteristischen Symptomen abzulesen. Sie lassen erkennen, daß das Kurwesen an allen gesellschaftlichen und gesundheitspolitischen Entwicklungen teilgenommen hat.

Die Einführung der Sozialversicherung hat die Kurmöglichkeiten für alle Bevölkerungsschichten eröffnet. Zugleich haben die Versicherungsträger einen entscheidenden Einfluß auf den Kurbetrieb gewonnen. Zuteilung bzw. Verteilung von Kuraufenthalten ist Gegenstand der „Leistungsverwaltung" der Sozialversicherung (v. FERBER 1969); Begriffe wie Kurbedürftigkeit, Kurfähigkeit und Kurwürdigkeit werden zu Entscheidungshilfen sozialen Handelns (HARTMANN 1978). Darüber hinaus errichteten die Sozialversicherungsträger in großem Umfang eigene, weitgehend spezialisierte, klinisch-therapeutische Institutionen an den Kurorten und prägen dadurch den Kurort mit.

Während sich das Verständnis von Kurort und Kur noch um die Jahrhundertwende weitgehend auf Ideale einer antiken Diätetik und ärztlichen Pädagogik gründete, wie sie besonders im 18. Jahrhundert wiederbelebt waren, hat sich - mitgetragen von der naturwissenschaftlich-technischen Entwicklung der Medizin - die „Kur“ zunehmend zur Krankenbehandlung gewandelt. Aus dem Kurgast ist der Kurpatient geworden, der sowohl von den Ärzten als auch von der Verwaltung der Kurorte überwiegend medizinisch und krankheitsorientiert behandelt und betrachtet wird (Hartmann 1978).

Während die Kuratmosphäre früher von Gesundheit, Natur, Regeneration und geselligem Leben geprägt war, ist das heutige „organisch orientierte Kurwesen“ durch eine „Mischung von Luxus und Anstaltsleben, Freiheit und ärztlicher Aufsicht“ (Schaefer 1969) sowie durch die „totale Verfügbarkeit der Kurgänger“ (v. Ferber 1969) charakterisiert. Der Kurarzt ist nicht wie früher vorzugsweise Berater in der Anwendung der natürlichen Heilmittel, sondern deren Verordner im Rahmen der Behandlung. Die damit einhergehende Vermarktung der ortsgebundenen Kurmittel wird zum Bestandteil der zunehmenden Industrialisierung der Kurorte.

Wesentlichen Einfluß auf die Entwicklung des modernen Kurwesens und die Struktur der Kurorte hat auch der mit der technisch-zivilisatorischen Entwicklung einhergehende Panoramawandel der Krankheiten mit der Zunahme chronisch-degenerativer Leiden und funktioneller Störungen (vgl. Bock 1955; Kleinschmidt 1969; u. a.). Allein die Zunahme der Schreibtischarbeitsplätze (das Verhältnis Angestellter zu Arbeiter betrug um die Jahrhundertwende 1:20, heute 1:1 (Blohmke 1975)) macht deutlich, in welchem Ausmaß ungünstige Vorbedingungen für Erkrankungen des Kreislaufs und des Bewegungsapparates zugenommen haben.

2. Entwicklungstendenzen der modernen Kurortmedizin

In der Entwicklung der Kurortmedizin und ihrer Einrichtungen lassen sich seit 1945 zwei Tendenzen verfolgen, die sich in gewisser Hinsicht auch gegenseitig bedingen *(Tabelle 15)*.

Die eine Tendenz ist gekennzeichnet durch: das genannte organisch orientierte Kurwesen, eine Spezialisierung und „Klinifizierung“ der Kureinrichtungen, einen Abbau der sog. Freien Kuren, die Abwertung der natürlichen ortsgebundenen Kurmittel unter betont pharmakologischen Gesichtspunkten, die Einbeziehung des Kurwesens in die Rehabilitation (Kurort als Rehabilitationszentrum), die Nutzung der Kurorte zur Entlastung der kostspieligeren Akutkrankenhäuser mit Einschluß der sog. Anschlußheilbehandlung (AHB), die zunehmende Unterbewertung funktioneller Erkrankungen und die damit zusammenhängende Anfälligkeit des Präventivgedankens im Kurwesen von der gesamtwirtschaftlichen Lage.

Die andere Tendenz kann bis zu einem gewissen Grade als notwendige Folgeerscheinung der ersten angesehen werden: die Einführung sozialpsychologischer bzw. psychosozialer Aspekte, die „Psychologisierung“ der Kur, die zunehmende Betonung der Eigenaktivität des Patienten unter Vernachlässigung der somatisch-reaktiven Prozesse, die Auffassung der Kur als Lernprozeß, als Einübungszeit für neue gesündere Lebens- und Verhaltensweisen, die Kur als präventive Maßnahme zur Gesundheitsbildung, -erziehung und -schulung mit psychagogischen und sozialpädagogischen Aufgabenstellungen, die Kur als Modell eines präventiv wirksa-

Tabelle 15. Entwicklungstendenzen der modernen Kurortmedizin

„Klinifizierung" der Kur	„Psychologisierung" der Kur
Organpathologisch orientiertes Kurwesen	Psycho-sozio-pathologisch orientiertes-Kurwesen
Kurort als kostengünstigeres Krankenhaus	Kurort als gesellschaftliches Modell
Kur als spezialisiertes Rehabilitationsverfahren	Kur als Lernprozeß und Einübungszeit neuer Verhaltensweisen
Unterbewertung psycho-somatischer und funktioneller Krankheitsfaktoren	Unterbewertung somato-psychischer Wechselwirkungen
Klinische Diagnostik und Therapie, Kurmittel als Zusatzbehandlung	Spezielle Psychotherapie bei „totaler Verfügbarkeit des Patienten", Kurmittel als Zusatzbehandlung

↘ ↙

Abwertung der ortsgebundenen Kurmittel und -faktoren
Ausschaltung der sog. freien Kuren
Vernachlässigung präventiver Zielsetzungen

men Lebens, auch im Sinne der Zweit- und Drittprävention im Rahmen der Rehabilitation (Schaefer 1969; Halhuber 1969; u.a.).

Beide Entwicklungstendenzen sind häufig polarisiert und als Kurort-typischer Konflikt angesprochen worden, in welchem Ärzte, Pflegepersonal und Verwaltung (sog. Kurberufe) bis zum Widerspruch und Mißverständnis an einer Wertdimension festhalten sollen, in der sich die „Einwirkung auf den Kurgänger im biotechnischen Kurgebrauch erschöpfen" soll und nur unkontrolliert im „ärztlichen Gespräch" ergänzt wird (v. Ferber 1969).

Die routinemäßige Einbeziehung von Fachpsychologen und Psychotherapeuten in die Kurbehandlung, die Einführung von psychologischen Gruppentherapieformen und die Einrichtung von Beratungsstellen und -instanzen für Diät, Lebensführung und gesundheitliche Aufklärung werden als Grundvoraussetzung für eine effektive Kurdurchführung angesehen (Feiereis 1977, 1981; u.a.). Die Negierung einer individualethischen Begründung der Gesundheitserziehung läßt diese ausschließlich als sozialpädagogisches Problem erscheinen, das durch „Ritualisierung" (Hartmann 1978) wirksamer gemacht werden kann, wozu am Kurort - schon wegen der totalen Verfügbarkeit des Patienten - beste Gelegenheit gesehen wird.

Zwischen „Klinifizierung" und „Psychologisierung" droht eine ernsthaft ganzheitlich-psychosomatische Auffassung der Kuren auf der Strecke zu bleiben. Die Betonung der klinisch-organspezifischen Behandlungsweise nach den Prinzipien der „künstlichen Therapie" (vgl. Bd. 1, S. 4ff.) läßt die besondere Bedeutung der adaptiven Reaktionsprozesse und ihre Wirkungsmöglichkeiten außer Betracht und wertet daher die Reiz-Reaktionswirkungen der ortsgebundenen Kurmittel ab (vgl. Hoffmann 1984; u.a.). Die Prävalenz psychosozialer Kuraspekte verkennt, daß die angestrebten Lernprozesse nur eine Sonderform somatisch-adaptiver Prozesse darstellen (vgl. Hensel u. Hildebrandt 1964) und mit diesen in enger Wechselwirkung stehen.

Die z. Zt. betriebene Form der Indikationsstellung und Kurdurchführung wird - je nach der Ausprägung der Einseitigkeit in der Beurteilung der Kurwirkungsmöglichkeiten - z. B. von den streng somatisch-klinisch ausgerichteten Ärzten bis zu 80% als überflüssiger „sozialer Klimbim" angesehen (ARNOLD 1981). Das andere Extrem sieht in der Beschränkung auf die somatischen Aspekte der Kurwirkung einen „künstlich isolierten Teilaspekt", der einer bestimmten Gesellschaftssituation entstammt, in der jede psychologische oder soziologische Einflußnahme abgelehnt wurde (v. FERBER 1969). Bemerkenswert ist, daß beide Extreme schließlich die Notwendigkeit der Kurdurchführung am Kurort mit ortsgebundenen Heilmitteln, insbesondere der Bäder- und Klimaheilkunde, nicht mehr plausibel machen können. Dies hat konsequenter Weise dazu geführt, kurortähnliche Institutionen „auf der grünen Wiese", am Stadtrand u. a. entstehen zu lassen.

Die konsequente Weiterentwicklung unserer Kenntnisse von den Wirkprinzipien der Kurortmedizin und der Grundlagenforschung über die therapeutisch nutzbaren adaptiven Prozesse wird auch hier dazu beitragen, Vereinseitigung und Polarisierung der Auffassungen abzubauen und eine ganzheitliche (psycho-somatische) Methodik der Kurortmedizin neu zu begründen. Diese wird den Gesichtspunkten von Prävention und Rehabilitation Rechnung tragen und die natürlichen ortsgebundenen Kurmittel nicht entbehren können. Dabei sind zweifellos alle Lebensprozesse auf ihre „Lernfähigkeit" hin zu prüfen (v. FERBER 1969).

3. Stellung der Kurortmedizin in der Gesamtmedizin

Im Rahmen der Gesamtmedizin stellt die Kurortbehandlung eines von drei großen medizinischen Versorgungssystemen dar *(Abb. 43)* (SCHMIDT-KESSEN 1971). Je nach der vorliegenden Erkrankung kann der Patient einzelne dieser Versorgungssysteme in Anspruch nehmen. Bei ernsteren Erkrankungen, die einen Krankenhausaufenthalt erfordern und infolge verzögerter Ausheilung oder bleibender Defekte Rehabilitationsmaßnahmen erforderlich machen, werden die drei Versorgungssysteme in Pfeilrichtung kreisförmig durchlaufen.

Im Regelfalle, z. B. nach Unfall oder Herzinfarkt, führt dieser Kreisprozeß vom einweisenden Hausarzt zur Akutklinik, von dort zum Heilverfahren im Kurort oder in einem Rehabilitationszentrum und zurück in die ambulante Betreuung des Hausarztes. Erforderlichenfalls muß noch eine berufsfördernde Maßnahme mit Umschulung dazwischengeschaltet werden, um neben der medizinischen und psychosozialen Rehabilitation auch die berufliche Wiedereingliederung zu erreichen.

Neben diesem vollen Kreisprozeß sind Kurzschlüsse möglich. So kann z. B. bei voller Genesung im Krankenhaus der Weg sofort zurück in die hausärztliche Betreuung gehen, oder der Hausarzt kann auch unmittelbar ein kurörtliches Heilverfahren einleiten, z. B. zur Erst- und Zweitprävention.

Die große Bedeutung der kurörtlichen Heilverfahren läßt sich schon daran ermessen, daß die in den bundesdeutschen Heilbädern und Kurorten verfügbaren Bettenzahlen insgesamt ähnlich groß sind, wie die in allen Akut-Krankenhäusern zusammen (SCHMIDT-KESSEN 1971). Die Zahl der jährlich durchgeführten Kurbe-

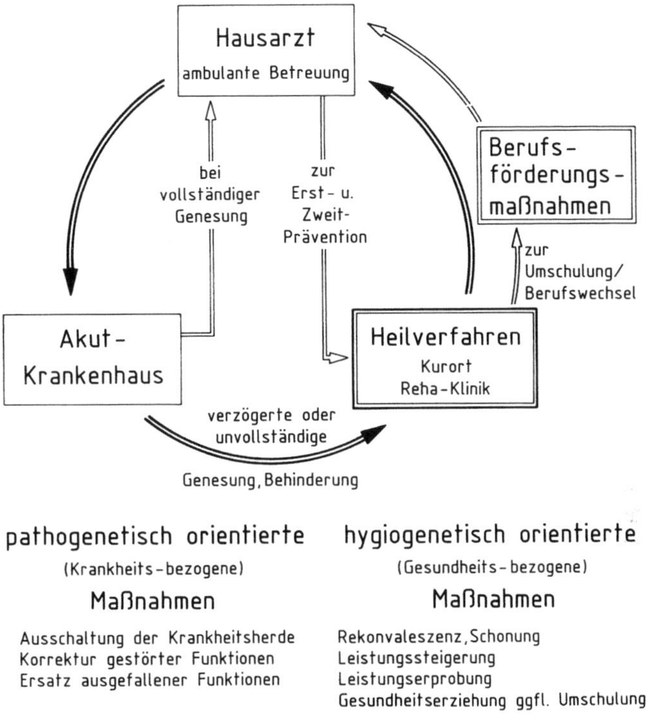

Abb. 43. Schema der Abfolge von Rehabilitationsmaßnahmen (oben) mit Zuordnung der überwiegenden Zielsetzungen (unten). Nähere Erläuterungen siehe Text. (Nach HILDEBRANDT 1983)

handlungen bzw. -aufenthalte lag zeitweilig über 6 Millionen, wovon ca. 20% im Rahmen von Rehabilitationsverfahren der Rentenversicherungsträger vorgenommen wurden. Allein für diesen Anteil überstiegen die Aufwendungen jährlich 2 Milliarden DM, sie machten allerdings nur etwa 3,5% der Gesamtausgaben der Rentenversicherungsträger aus. Der Aufwand der Krankenkassen für kurörtliche Heilverfahren erreichte sogar nur 1% der Gesamtausgaben.

Abb. 44 zeigt z. B. die sprunghafte Entwicklung der Zahl der jährlichen Heilverfahren und Aufwendungen im Bereich zwischen 1954 und 1972. Dabei wird zugleich eine starke Abhängigkeit von der wirtschaftlichen Gesamtentwicklung und ihren Krisen deutlich. Eine solche Labilität, zusammen mit den immer wieder auftretenden Zweifeln an Sinn und Notwendigkeit so hoher Aufwendungen, macht es erforderlich, sich ständig erneut auf die Eigenart der Kurheilverfahren zu besinnen und ihre Bedeutung im Rahmen des gesamten medizinischen Versorgungssystems zur Diskussion zu stellen. Dabei müssen die Aspekte der Prävention und Rehabilitation besonders berücksichtigt werden.

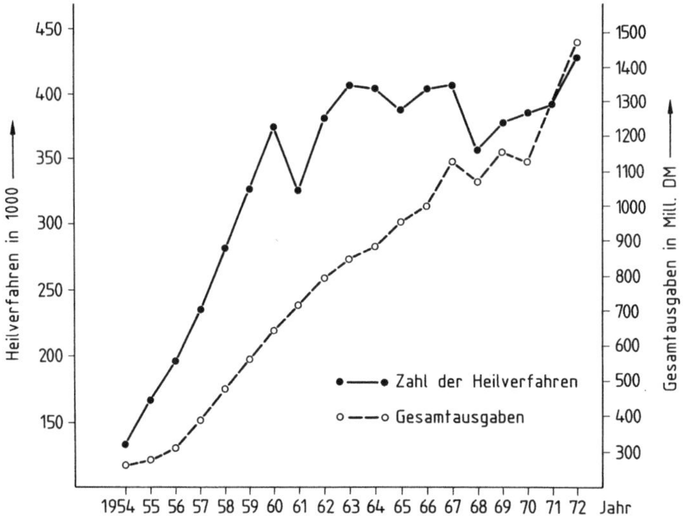

Abb. 44. Zahl der Heilverfahren und Gesamtausgaben für Gesundheitsmaßnahmen der Rentenversicherung der Arbeiter in den Jahren 1954–1972. (Nach Rest 1981)

4. Spezielle Zielsetzung und Wirkprinzip der Kurortbehandlung

Mit dem Übergang aus der ambulanten hausärztlichen Betreuung oder der akutklinischen Behandlung zur Kurortbehandlung ändert sich in der Regel die Zielrichtung der medizinischen Bemühungen (vgl. dazu Abb. 43, unterer Teil). Krankenhaus und ambulante Krankenbehandlung richten sich mit ihren medizinischen Maßnahmen in erster Linie *gegen* das krankhafte Geschehen, auf seine diagnostische Abgrenzung, die Bekämpfung der Krankheitsherde, die Beseitigung regelwidriger Funktionsabweichungen und der davon ausgehenden Beschwerden sowie auf die Stützung oder den Ersatz fehlender Organleistungen. Pathogenetisch orientierte Maßnahmen stehen im Vordergrund, bis der Krankheitsprozeß beherrscht ist. Der Genesungsvorgang erscheint dabei nur wie eine notwendige Folge des bezwungenen Krankheitsprozesses.

Wenn auch sicherlich gleitende Übergänge möglich sind, so tritt doch mit dem Überwechseln zum kurörtlichen Heilverfahren (wie auch zu Rehabilitationsklinik oder Berufsförderungswerk) zwangsläufig eine andere Zielsetzung in den Vordergrund. Die Diagnostik verlagert ihren Schwerpunkt auf die Beurteilung der noch verbliebenen Organleistungen, die Therapie auf eine Anregung und Steigerung der Restfunktionen und die Entwicklung kompensatorischer Funktionsleistungen, die den Dauerschaden, die Behinderung, ausgleichen oder mindern können. Rekonvaleszenz im eigentlichen Sinne (vgl. Hildebrandt 1967), allgemeine Leistungssteigerung und andere am Gesunden orientierte, hygiogenetische Maßnahmen stehen im Zentrum der Bemühungen. Sie schließen im Sinne einer Gesundheitserziehung und Gesundheitsbildung (vgl. S. 182) auch die psychische Ausrichtung des Patienten bzw. Rehabilitanden auf seine verbliebenen Fähigkeiten, deren Förderung und Erhaltung, mit ein.

Dies gilt im Prinzip nicht nur für das kurörtliche Heilverfahren, sondern auch für Berufsförderungsmaßnahmen. Hier handelt es sich lediglich um mehr speziell ausgerichtete Steigerungen der Leistungsfähigkeit und um Lernvorgänge, die gleichfalls latent vorhandene Fähigkeiten in den Dienst der Wiedereingliederung stellen. Auch sie sind im Grunde hygiogenetisch am verbliebenen Gesunden orientiert, auch dort, wo sie scheinbar behinderungsspezifisch ausgerichtet sind.

Zweifellos haben beide Zielrichtungen der medizinischen Maßnahmen im Gesundheitswesen ihren bedeutsamen Platz. Die schnellen Fortschritte der hoch technisierten Akutmedizin mit ihren unmittelbaren, für jeden sichtbaren Erfolgen, haben jedoch den Blick dafür getrübt, daß die entscheidenden Bemühungen der Prävention und Rehabilitation letztlich weit mehr auf dem Sektor der sehr viel mühsameren, langsamer fortschreitenden und sicherlich oft weniger spektakulären Effekte der hygiogenetisch orientierten Heilverfahrensmedizin liegen. Diese ist darauf angewiesen, ihre Erfolge erst indirekt durch Anregung, Übung, Training und Erziehung, d.h. durch die Auslösung von Entwicklungsprozessen im Sinne der Adaptation und Readaptation anzubahnen. Da es sich - vor allem bei der Kurortbehandlung - meist um recht komplexe Maßnahmen handelt (vgl. Tabelle 16), ist es methodisch sehr viel schwieriger, die Erfolge solcher Bemühungen im einzelnen nachzuweisen. Hier liegt sicher einer der wichtigsten Gründe für das Mißtrauen und die ständige Kritik an Wert und Sinn der Heilverfahren.

In den letzten Jahrzehnten hat aber die Entwicklung systematischer Langzeitkontrollen in der Kur- und Rehabilitationsmedizin so große Fortschritte gemacht, daß es heute durchaus möglich ist, zu den Zweifeln an Wirksamkeit und Effizienz der Heilverfahren aufgrund wissenschaftlicher Belege Stellung zu nehmen (vgl. Bd. 1, S. 176ff.). Zugleich können umfassende Grundlagen für das Verständnis hygiogenetisch orientierter Heilwirkungen im Sinne einer therapeutischen Physiologie (vgl. Bd. 1, S. 4ff.) angeboten werden.

5. Bäder- und Klimabehandlung im Rahmen einer komplexen Kurortbehandlung

Bäder- und Klimabehandlung wenden sich zwar primär an die biologische Funktionsebene des Patienten, die Bedingungen des Kurortaufenthaltes erweitern aber die Kurortbehandlung zwangsläufig zu einem komplexen, auch psycho-sozialen Erlebnis- und Übungsfeld, welches auch alle Schichten der anthropologischen Situation tangiert. Kritiker der kurörtlichen Behandlung haben vielfach den letzteren Wirkungsmöglichkeiten die größere Bedeutung gegenüber den primär somatischen Zielrichtungen der Bäder- und Klimaheilkunde eingeräumt (vgl. S. 172). Dies kann positiv gewertet werden, wenn dadurch die Kurortbehandlung nicht generell in den Bereich unkontrollierbarer Placebo-Effekte verwiesen wird, die psycho-sozialen Wirkfaktoren der Kur vielmehr gleichfalls im Sinne der Übungs- und Adaptationstherapie in die Systematik der Kurmaßnahmen eingegliedert werden. Dazu finden sich heute zahlreiche überzeugende Ansätze. *Tabelle 16* gibt ein von KIRSCHNER (1984) vorgeschlagenes Schichtenmodell für die Wirkebenen und Wirkfaktoren einer komplexen Kurbehandlung wieder. Dabei ergeben sich auffällige Beziehungen zu den rein physiologisch begründeten Schichtmodellen des autonomen Systems und seiner adaptiven Reaktionsformen (vgl. dazu Bd. 1, Tabelle 3, S. 17 u. Tabelle 10, S. 53).

Die Zusammenstellung der Tabelle 16 macht deutlich, wie umfangreich und verschiedenartig die ergänzenden Maßnahmen sein können, um die Bäder- und Klimabehandlung zu einer komplexen Kurortbehandlung zu gestalten. Dabei kann der Anteil an physikalisch-therapeutischen Anwendungen, Bewegungstherapie oder Diätbehandlung so dominieren, daß spezielle Kurtypen entstehen (z. B. KNEIPP-Kuren, internistische Übungsbehandlung, Trainingskuren, Diätkuren u. a.), in denen balneologische und klimatische Faktoren nur eine untergeordnete Rolle spielen. In der neueren Literatur werden auch in der Gewichtung der verschiedenen

Tabelle 16. Schichtenmodell der Kurbehandlung. (Nach KIRSCHNER 1982)

1. Biolog. Funktionsebene

1.1 Animal. biolog. Schicht
reflexartiger Vorgänge
- 1.11 Balneotherapie
- 1.12 Hydrotherapie
- 1.13 Ergänz. physik. Therapie
- 1.14 Klimatherapie

1.2 Humane biolog. Schicht
verhaltensabhängiger Interaktionsformen
Mensch/Umwelt
- 1.21 Bewegungstherapie
- 1.22 Ernährung/Diät
- 1.23 Entspannungstherapie
- 1.24 Chronotherapie
  - 1.241 Ordnung des Tagesrhythmus
  - 1.242 Abstimmung d. Anwendungszeiten auf Tagesrhythmen
  - 1.243 Abstimmung von Kurdauer u. Schonzeit auf biolog. Zeitstrukturen

2. Anthropolog. Situationsebene

2.1 Pragmat. Schicht
der Lebenspraxis
- 2.11 Verhaltensmodifikation auf d. Erfahrungsebene durch Wissen und Übung
- 2.12 Gesundheitserziehung und -training
- 2.13 Kleine Psychotherapie

2.2 Kulturelle Schicht
gesellschaftl. Prozesse
- 2.21 Verhaltensmodifikation durch Bildung
- 2.22 „Selbstverwirklichung“ durch kreatives Gestalten
- 2.23 Kommunikationstraining/Gruppendynamik

2.3 Ethische Schicht
- 2.31 Verhaltensmodifikation durch Klärung ethischer Werte/Kurseelsorge u. a.
- 2.32 Verhaltensmodifikation durch Klärung von Sinnfragen
  Logotherapie/Kurseelsorge

psycho-sozialen Faktoren recht unterschiedliche Schwerpunkte gesetzt, von der Betonung der kurörtlichen Psychotherapie (FEIEREIS 1977) über „die Kur als Institution zur psychosozialen Neuorientierung" (SCHAEFER 1970) oder als „systematisierte, für den Zeitraum eines Gesundheitsbildungs-Seminars verdichtete Prävention oder Rehabilitation" (HALHUBER 1978) bis zur Betonung der Kurseelsorge (EIBACH 1984; BRÜGGEMANN 1980).

Die heutige Betonung psycho-soziologischer Aspekte und therapeutischer Ansätze gegenüber den somatischen Wirkungen der Bäder- und Klimabehandlung beruht aber zweifellos auch darauf, daß die Effekte und Langzeitwirkungen der somatischen Behandlung unterschätzt, wenn nicht sogar mißverstanden werden. Wie die modernen Längsschnittuntersuchungen des Kurverlaufs gezeigt haben, gehen auch die rein somatisch auslösbaren adaptiven Prozesse im Sinne einer psycho-physischen Ganzheit mit psychischen Veränderungen einher, die möglicherweise wesentliche Voraussetzungen für den Erfolg spezieller psychotherapeutischer oder erzieherischer Maßnahmen während des Heilverfahrens darstellen (vgl. ZEISING 1982).

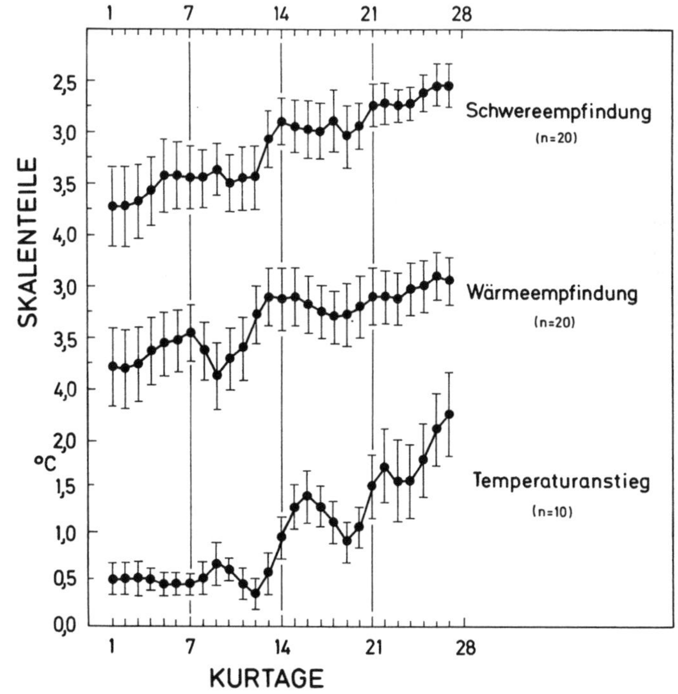

Abb. 45. Mittlerer Kurverlauf der subjektiv (nach Art von Schulnoten) skalierten Intensität der Schwere- und Wärmeempfindung sowie des objektiv gemessenen Hauttemperaturanstiegs am Handgelenk (Flüssigkristall-Thermometer) während der Gruppenübungen des Autogenen Trainings. Zur täglichen Mittelwertbildung wurden die fehlenden individuellen Meßwerte interpoliert. Die Klammern bezeichnen den Bereich der mittleren Fehler der Mittelwerte. (Nach ZEISING u. Mitarb. 1979)

So konnten Zeising u. Mitarb. (1979) zeigen, daß der objektiv gemessene wie auch der subjektiv empfundene Effekt der Gruppenübungen des Autogenen Trainings im Laufe der Kur zunimmt. Diese Veränderungen unterlagen dabei aber in signifikantem Ausmaß der circaseptanen Reaktionsperiodik der vegetativen Gesamtumschaltungen im Kurverlauf, wobei der Effekt des Autogenen Trainings im Bereich der ergotropen Phasen deutlich geringer war und in den trophotropen Phasen jeweils zunahm *(Abb. 45)*.

6. Aktive und passive Kuren

Während der Behandlung im Akutkrankenhaus lassen die vorwiegend krankheitsbezogenen Maßnahmen den Organismus in der Regel passiv und unbeteiligt. Umso mehr müssen die anschließenden Maßnahmen den Organismus wieder aktivieren und zu selbständigen Leistungen anregen. Diese Einsicht hat in den letzten Jahrzehnten zunehmend dazu geführt, die althergebrachten Kurmaßnahmen (z. B. Bäder, Massagen, Liegekuren) als „passive" abzuwerten und dafür Maßnahmen vorzuziehen, die auch schon äußerlich sichtbare Aktivitäten des Patienten erfordern. Bewegungstherapie, Gymnastik, Schwimmen etc. haben heute einen hohen Stellenwert in der aktivierenden Kurbehandlung gewonnen, während „Opas Kur gestorben" (Halhuber 1969) ist.

Aber auch hier scheint eine voreilige, von Vorurteilen belastete Entwicklung vorzuliegen, denn die Ergebnisse von konkreten Vergleichsuntersuchungen, wie sie von Baier u. Mitarb. (1976) in Bad Berleburg sowie von Strang u. Mitarb. (1977) in Bad Wildungen vorgenommen wurden, sprechen in einem ganz anderen Sinne. Wie *Abb. 46* zeigt, steigt die körperliche Leistungsfähigkeit (W 130), die hier als Indikator verfolgt wurde, bei den Patienten in Bad Wildungen (unterer Abbildungsteil), die eine sog. passive Badekur durchführten, deutlich stärker während der Kurzeit an, als bei einer Vergleichsgruppe, die mit vorwiegend trainierenden Kurmaßnahmen nach modernem Muster behandelt wurde.

Im oberen Abbildungsteil wurde eine Patientengruppe bei der althergebrachten hydrotherapeutischen Kneipp-Kurbehandlung mit einer anderen Gruppe verglichen, die zusätzlich ein regelmäßiges dosiertes Ergometertraining absolvierte. Auch hier war der Leistungszuwachs bei der aktiver behandelten Teilgruppe deutlich geringer, als bei der konventionell behandelten.

Hieraus lassen sich folgende Schlüsse ziehen: Bei der Kurortbehandlung gilt nicht ein „Viel bringt Viel", vielmehr kommt es auf die richtig abgestimmte Dosierung der Belastungen an. Maßgebend ist dabei nicht die äußerlich sichtbare Aktivität des Patienten, sondern die Reaktion auf die Leistungsanforderungen. Nicht Aktivität, sondern Reaktivität, d. h. die im Inneren angeregten Aktivitäten zur Kompensation der Belastungsreize sind entscheidend. Solche Reaktionsaktivität läßt sich durchaus auch z. B. mit chemischen Reizen (z. B. CO_2-Bädern) oder mit klimatischen Reizbelastungen auslösen, wie sie das frühere Kurregime bestimmt haben. Natürlich werden u. U. auch speziell trainierende Maßnahmen im Kurprogramm benötigt, dabei sollte aber nicht die frühere Vielseitigkeit

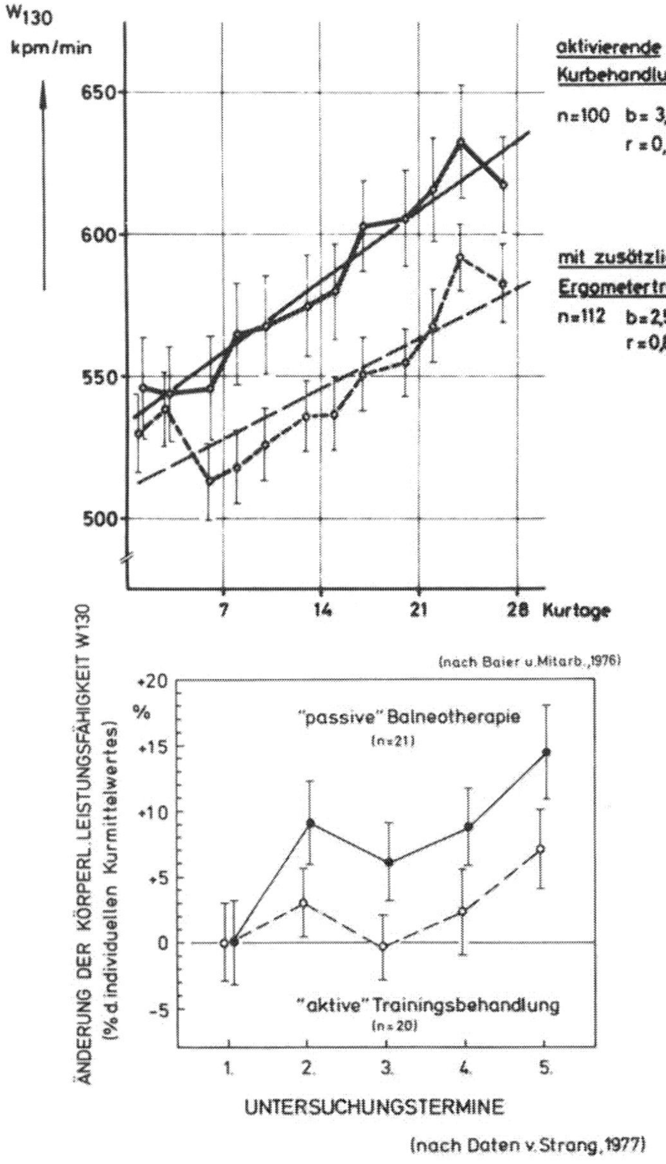

Abb. 46. *Oben:* Mittlerer Verlauf der körperlichen Leistungsfähigkeit bei zwei Patientengruppen, von denen die eine eine konventionelle aktivierende Kneippkurbehandlung durchführte, die andere zusätzlich mit dosiertem Ergometertraining behandelt wurde. Die eingezeichneten Geraden sind Regressionsgeraden, die Klammern bezeichnen den Bereich des mittleren Fehlers der Mittelwerte. (Nach BAIER u. Mitarb. 1976). *Unten:* Mittlere Änderungen der körperlichen Leistungsfähigkeit (W 130) während einer 4-wöchigen Kurbehandlung in zwei Patientengruppen, von denen die eine nur eine konventionelle „passive" Balneotherapie durchführte, die andere mit überwiegend „aktiv" trainierenden Maßnahmen behandelt wurde. Die Klammern bezeichnen den Bereich des mittleren Fehlers der Mittelwerte. (Nach STRANG u. Mitarb. 1977)

der Anregung des Organismus aufgegeben und vergessen werden (HILDEBRANDT 1983).

Auch bei den therapeutischen Angeboten im psycho-sozialen Bereich während der komplexen Kurortbehandlung wird heute häufig der Unterschied zwischen sogenannten passiven und aktiven Maßnahmen hervorgehoben. Dabei werden die passiven Maßnahmen, wie z. B. Vorträge, Kurmusik und andere kulturelle Veranstaltungen, ähnlich wie bei den eigentlichen Kurverordnungen, niedriger bewertet als die aktiven und insbesondere die kreativen Tätigkeiten und Veranstaltungen, bei denen der Kurpatient selbst mitwirken muß (künstlerische und handwerkliche Tätigkeiten, Theater- und Rollenspielgruppen, Gesprächsgruppen, aber auch Musiziergruppen und Tanzveranstaltungen sowie Übungen in der Diätküche etc.). Die Einübung neuer Lebensformen und Verhaltensweisen während der Kur, bzw. die Korrektur von Fehlverhalten und falscher Lebensweise stehen dabei im Vordergrund. Dabei werden allerdings auch „passive“ Komponenten wie Belehrung und Information unvermeidlich sein.

7. Gesundheitsbildung und -erziehung

In der Therapie der meist chronisch verlaufenden sog. Zivilisationskrankheiten werden der Prävention (Vermeidung von Risikofaktoren) und der Selbsthilfe (sportliche Betätigung u. a.) heute große Bedeutung beigemessen. Die Einübung eines solchen „gesundheitsbewußten“ Verhaltens setzt aber Wissen, Einsicht und Erprobung voraus. Die Kur wird wegen ihrer selbstkonzentrierten und lernorientierten Umgebung als besonders geeignet angesehen, Patienten zu einer Verhaltensänderung zu motivieren (HAUX 1984). Diese soll vorwiegend durch Information, Motivation und Einübung von Verhaltensweisen als sog. Gesundheitstraining erreicht werden (KAUFMANN 1978). In jüngster Zeit wurden hierfür Modelle entwickelt, die ein komplexes Angebot verschiedener pädagogisch-psychologischer und sozialtherapeutischer Maßnahmen umfassen (HAUX 1984).

Die Erfahrungen mit verhaltensregulierenden Maßnahmen haben aber gezeigt, daß ein bleibender Erfolg der Gesundheitserziehung am Kurort wesentlich von der Kurnachsorge bzw. einer weitergehenden Langzeitbetreuung abhängen. Die Kurdauer von 4 bis max. 6 Wochen stellt im Hinblick auf die Umstellung der Lebensweise einen zu kurzen Zeitraum dar, in welchem noch keine hinreichende Stabilisierung der neuen Verhaltensweise eintreten kann. Die Rückkehr des Kurpatienten in die alte Umgebung und die unveränderten sozialen Bedingungen stellen in jedem Fall eine schwere Versuchung zum Rückfall mit Aufgabe des neu erlernten Lebensstils dar.

Es ist daher notwendig, eine systematische Kurnachsorge zu entwickeln, wobei allerdings bisher nur wenige praktische Versuche durchgeführt worden sind. Ein Modell einer solchen Langzeit-Nachsorge ist in *Tabelle 17* dargestellt, das in Kooperation von Hausärzten, Sozialarbeitern, Behörden und Versicherungsträgern derzeit erprobt wird (HAUX 1984).

Tabelle 17. Therapieangebote während und nach der Kur nach einem Modell von HAUX (1984) (verändert)

Stationäre Phase (Kur)	Ambulante Phase
1. Anleitung zur Selbsthilfe incl. Bewegungstherapie, Gymnastik, physikal. Maßnahmen.	1. Aufbau von Selbsthilfegruppen.
2. Gesundheitsinformation.	2. Gesundheitsberatung durch den Hausarzt.
3. Verhaltenstherapie z. B. Rollenspiel u. a.	3. Allgemeine Betreuung in Einzel- und Gruppengesprächen.
4. Lebensstilanalyse und -beratung.	4. Spezielle Betreuung (unter Einbeziehung des sozialen Umfeldes).
5. Freizeitgestaltung und -beratung.	5. Vermittlung sozialtherapeutischer Hilfen.
6. Medizinische Grundversorgung.	

Als Prüfstück und Paradebeispiel der Gesundheitserziehung am Kurort wird häufig die Raucherentwöhnung angesehen, für die inzwischen ein größeres Zahlenmaterial vorliegt. Nach Erfahrungen von HAMMER (1984) beträgt der Anteil der Entwöhnungswilligen, die während des Heilverfahrens an der Raucherentwöhnungstherapie teilnahmen, nur etwa 3,5% der zur Kur kommenden Raucher, die etwa 47,6% aller Kurpatienten ausmachen. Bei fast 14000 Entwöhnungswilligen, von denen 90,4% einen „Leidensdruck" angaben, betrug die Abbruchquote 29,2%. Ein Früherfolg der Raucherentwöhnung wurde bei 78,5% der Teilnehmer erzielt; nach 14 Jahren waren noch 50% frei vom Rauchen geblieben.

Die Umstellung von Lebensgewohnheiten in präventiver, therapeutischer oder rehabilitativer Absicht setzt demnach in hohem Maße eine - u. U. auch durch sachgemäße Aufklärung erzielbare - Motivation, d. h. den Willen des Patienten zur Mitarbeit voraus.

Der „niederdrückend" geringe Prozentsatz der Raucherentwöhnungswilligen (HAMMER 1984) ist bis zu einem gewissen Grade auf andere Anliegen der Gesundheitsbildung übertragbar und wirft erneut die Frage auf, inwieweit das Erlebnis somatischer Umstellung Mitvoraussetzung für den Erfolg der Gesundheitserziehung ist, im Sinne eines „Anschauungsunterrichts am eigenen Leibe" (vgl. auch ROHRMOSER 1981).

Im übrigen muß angemerkt werden, daß die Patienten, welche zur kurörtlichen Heilbehandlung mit dem besonderen Anliegen der Gesundheitserziehung und -bildung geschickt werden, vorher im Rahmen der hausärztlichen oder klinischen Behandlung auf diesem Gebiet meist nicht die gewünschten Fortschritte erzielt haben. Die Kritik an einer mangelnden Stabilität der am Kurort erzielten Verhaltensänderungen ist bei der gegebenen zeitlichen Begrenzung der Umorientierung eher an die nachfolgende Betreuung zu richten. Hier wird erneut deutlich, daß die kurörtliche Behandlung auch entsprechende Kenntnisse beim Hausarzt voraussetzt.

8. Kurerfolg und Kurnachsorge

Auch vom sozialmedizinischen Aspekt stellen die Rückkehr des Kurpatienten an den Heimatort und den Arbeitsplatz und ihre Auswirkungen auf den Langzeitkurerfolg ein besonderes Problem dar. Der Kurpatient kehrt meist wieder in soziale Strukturen zurück, in denen die Eigenverantwortung auch bei gewonnener Einsicht kaum weitergepflegt werden kann. Wenn Lernen und Einübung bei der komplexen Kurbehandlung im Vordergrund der Aufgabenstellung stehen und besonders im Hinblick auf die Langzeiteffekte der Kur weiterwirken sollen, besteht die Frage, ob und auf welche Weise diese Komponenten der Kurbehandlung ambulant fortgesetzt werden können (vgl. FEIEREIS 1981; HAUX 1984). Der Hausarzt ist hier in der Regel überfordert, das Krankenhaus nicht zuständig. Die Versuche, durch sog. Ehemaligen-Gruppen eine gewisse Möglichkeit zur Weiterwirkung der psycho-sozialen Kurfaktoren zu bieten (HALHUBER 1969), hat keine große Verbreitung gefunden. Auch die Gründung von speziellen ambulanten Einrichtungen der Gesundheitsvorsorge und -erziehung als Zentren einer Kurnachsorge ist nur vereinzelt verwirklicht. Dagegen hat die Überführung von Patienten der Anschlußheilverfahren - speziell der Koronarkranken - in besondere Nachsorgegruppen (Koronarsportgruppen), die im Rahmen von Volkshochschulen, Gesundheitsämtern, Sportvereinen oder privaten Initiativen organisiert sind, beträchtliche Erfolge gezeitigt (vgl. DONAT 1986). Obwohl bei den Sportgruppen der Schwerpunkt zunächst auf der Bewegungstherapie liegt, darf die Eingliederung des Patienten in einen Gruppenzusammenhang mit ähnlichen Problemen in seiner psycho-sozialen Bedeutung nicht unterschätzt werden (vgl. PAULSEN 1981).

Insgesamt ist es aber sicherlich berechtigt, einen weiteren Ausbau der Kurnachsorge auch für andere Krankheitsgruppen zu fordern (FEIEREIS 1981), um den Kurerfolg nachhaltiger zu gestalten. Dabei muß der Hausarzt sicherlich stärker als bisher einbezogen werden, da er im günstigsten Falle die besten Voraussetzungen für eine Langzeitbetreuung und zugleich auch für die Beurteilung des Langzeitkurerfolges besitzt (COMMICHAU 1981).

Insgesamt wird deutlich, daß eine Steigerung und Sicherung der Langzeit-Kurerfolge nicht allein eine Frage der Verbesserung der Kurdurchführung ist, sondern zugleich eine genauere Kenntnis der kurspezifischen Erfordernisse beim Hausarzt voraussetzt, welche nur durch eine Verbesserung der allgemeinen ärztlichen Ausbildung auf dem Gebiete des Kurwesens erreichbar sein dürfte.

9. Der Kurpatient

Nach den Erfahrungen der Literatur werden zwischen 32 und 65% der kurörtlichen Heilverfahren vom Patienten selbst veranlaßt (LABERKE 1981). Dies gilt insbesondere für Patienten mit funktionell-vegetativen Störungen (vgl. SCHREZENMAYER 1965), während bei organisch Kranken der Kurantrag in der Regel von Arzt oder Klinik veranlaßt wird (ROHRMOSER 1981). Die Bewilligungsrate von Kuranträgen bei der

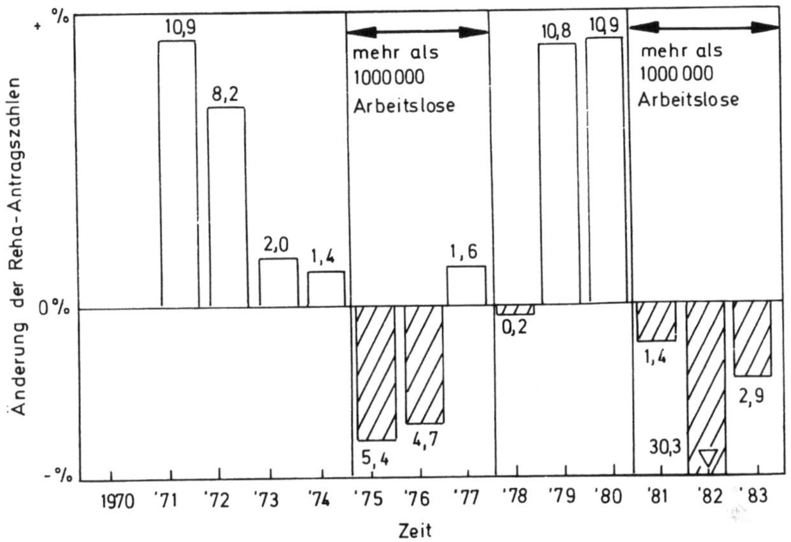

Abb. 47. Änderung der Zahl der Anträge für medizinische Rehabilitationsmaßnahmen bei den Rentenversicherungsträgern im Vergleich zum jeweiligen Vorjahr in der Zeit von 1970 bis 1983. Die Jahre, in denen die mittlere Zahl der gemeldeten Arbeitslosen 1 Million übersteigt, sind am oberen Bildrand gekennzeichnet. (Nach HOFFMANN 1984)

Sozialversicherung liegt über 90% (vgl. auch GÜNTHER 1984), so daß kritisiert wird, daß praktisch jedes Kurverlangen erfolgreich durchgesetzt werden kann (EVERS 1981; LABERKE 1981).

Als Faktoren der Motivation, einen Kurantrag zu stellen, werden die individuelle Einstellung zur Arbeit, das Sozialprestige und gesellschaftliche Rollenerwartungen diskutiert (PINDING u. FISCHER-HARRIEHAUSEN 1982). Der zu erwartende Einfluß der Arbeitsmarkt- und allgemeinen Wirtschaftslage (Furcht vor Arbeitsplatzverlust), der in den 70er Jahren nachweisbar war *(Abb. 47)*, kann nach neueren Erfahrungen durch Aufklärungsmaßnahmen der Versicherungsträger zumindest abgeschwächt werden (HOFFMANN 1984).

Abgesehen von der Ausprägung der subjektiven Beschwerden spielt unter den individuellen Faktoren, die das Kurbegehren beeinflussen, naturgemäß das Lebensalter eine Rolle. Mit steigendem Alter läßt die zunehmende Morbidität auch die Häufigkeit der Inanspruchnahme anderer medizinischer Leistungen ansteigen. Darüber hinaus sind aber auch Einflüsse des individuellen Bildungsgrades auf die Kurhäufigkeit festgestellt worden, indem z. B. von krebskranken Frauen bei höherem Schulabschluß häufiger Kuren in Anspruch genommen wurden (WENDERLEIN 1979). Auch bei anderen Krankheitsgruppen soll das individuelle Anspruchsniveau die Kurantragsstellung mitbestimmen, wobei die sog. Unterschichtbevölkerung weniger hohe und weniger differenzierte Ansprüche an Versorgungsleistungen stellt (RICHTER 1980).

Nach neueren Untersuchungen hängt das Kurbegehren bzw. die Motivation zur Kur auch von persönlichkeitsspezifischen Merkmalen ab. Im Sinne einer „Klag-

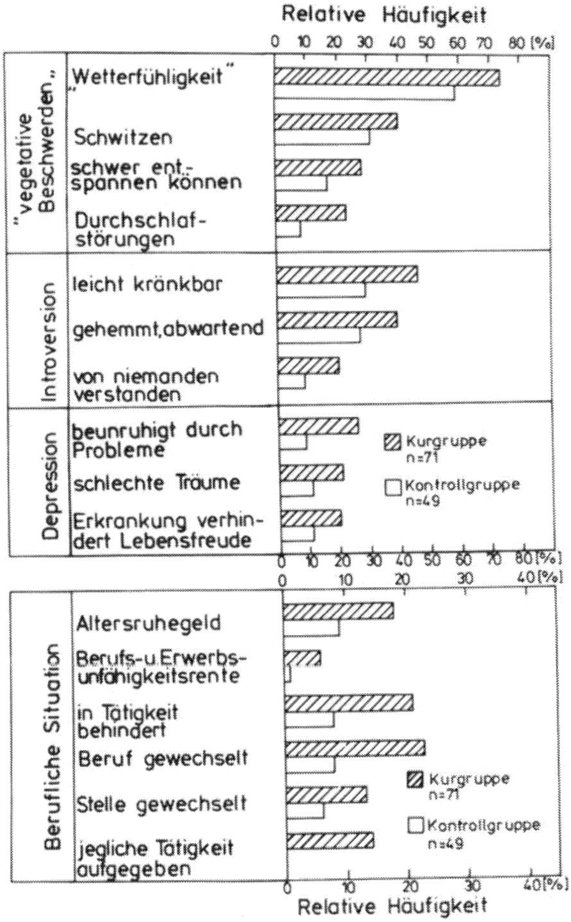

Abb. 48. Relative Häufigkeiten der bei einer Gruppe von Kurpatienten bzw. einer Kontrollgruppe mit vergleichbarem klinischen Krankheitsbild ermittelten Antworten auf die angegebenen Fragen zu „vegetativen Beschwerden", Introversion und Depression *(oben)* sowie zur beruflichen Situation *(unten)*. (Nach Daten v. Stocksmeier u. Pinno-Poweleit 1982)

samkeitshypothese" wurden bei somatisch vergleichbaren Kollektiven Unterschiede in der Kurhäufigkeit festgestellt, die mit einer Neigung zu stärkeren vegetativen Allgemeinbeschwerden, Introversion und Depression korrelierten (Stocksmeier u. Pinno-Poweleit 1982), zugleich aber mit einer schlechteren Entwicklung der Grundkrankheit bzw. der Beratungshäufigkeit verbunden waren (vgl. *Abb. 48*). Bemerkenswert sind in diesem Zusammenhang auch die saisonalen Schwankungen sowohl der Antragshäufigkeit als auch der Zahl der durchgeführten Kuren, die im Winterhalbjahr und besonders im Dezember regelmäßig auf ein Minimum absinken *(Abb. 49)* (Hoffmann 1984). Inwieweit hierfür nur das Ansteigen des Kurbegehrens für die „schöne" Jahreszeit mit Berücksichtigung der Antrags- bzw. Bewilligungslatenz maßgebend ist, oder ob auch die jahreszeitlichen Schwankungen von

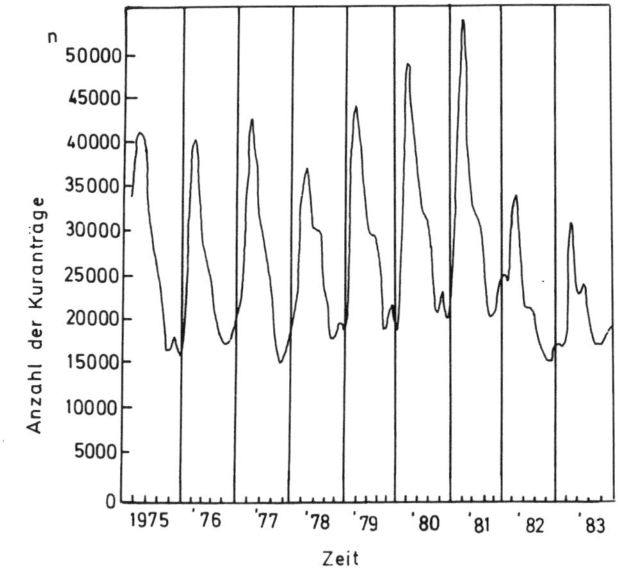

Abb. 49. Anzahl der Kuranträge im Jahresgang in den Jahren 1975-1983. (Nach HOFFMANN 1984)

Morbidität und Allgemeinbefinden mitwirken, ist bisher nicht eingehender untersucht.

Die unbestreitbare Mitwirkung individueller Faktoren beim Kurbegehren hat zur Folge, daß von Kritikern ein erheblicher Mißbrauch der Kuren im Sinne regelmäßig beanspruchter Kur-Urlaube („Kurlaub") auf Kosten der Solidargemeinschaft unterstellt wird, wobei bis zu 80% aller Kuren für überflüssig angesehen werden (SCHREZENMAYR 1965; ARNOLD 1981; FEIEREIS 1981). Dies hat dazu beigetragen, daß im Sozialkurwesen ein geeigneter Ansatzpunkt für Sparmaßnahmen gesehen wurde, wobei insbesondere Präventivkuren beschränkt und die minimal zulässigen Kurintervalle vergrößert wurden (vgl. HOFFMANN 1984).

Sind schon Verzicht auf Prävention und schematische Reglementierung der Kurabstände medizinisch nicht zu begründen und auch ökonomisch höchst anfechtbar, so wird die ernsthafte Motivation des Kuranspruchs zweifellos wirksamer durch eine Mitbeteiligung des Patienten an den Kosten sichergestellt. Dazu ist sowohl eine finanzielle Beteiligung als auch eine Anrechnung der Kurzeit auf den Jahresurlaub vorgeschlagen bzw. eingeführt worden, wobei die Urlaubsanrechnung der Familiensituation angepaßt werden kann (BOCK 1981; vgl. SCHREZENMAYR 1965; HALHUBER 1983 u.a.). In anderen Staaten (z.B. Frankreich, UdSSR) sind Selbstbeteiligungen zur Förderung der Ernsthaftigkeit des Heil- und Besserungswillens bis zu ⅔ der Kurkosten üblich. Es muß aber beachtet werden, daß mit zunehmender Höhe der finanziellen Inanspruchnahme des Kurpatienten wiederum eine soziale Selektion angebahnt werden kann, die durch die Sozialkuren gerade überwunden war.

10. Der Kurarzt

„Es muß offen eingestanden werden, daß von allen Spezialitäten der heutigen Medizin die Balneotherapie wissenschaftlich den tiefsten Stand einnimmt, und daß darunter auch die Badeärzte von dem Vorwurf der Unwissenschaftlichkeit und der mangelnden Unterlagen ihres Berufs stets viel zu leiden gehabt haben" (ROEHRIG u. ZUNTZ 1871). Wenn eine solche historische Formulierung von mancher Seite auch heute noch als gültig angesehen werden mag, ist nicht zu verkennen, daß die Grundlagen der Kurortbehandlung wie des Gesamtgebietes der Physikalischen Medizin ein offizielles Lehr- und Prüfungsfach der ärztlichen Ausbildung darstellen (Ausbildungsordnung für Ärzte 1978). Darüber hinaus besteht die Möglichkeit einer speziellen Weiterbildung für den Aufgabenbereich der Kurortmedizin. Allerdings gibt es bislang nur in den anderen europäischen Ländern spezielle Fachgebietsbezeichnungen (Arzt für Physiotherapie, Arzt für Physikalische Medizin u. ä.), während in der Bundesrepublik Deutschland bisher nur Zusatzbezeichnungen verliehen werden (Bade- oder Kurarzt und Physikalische Therapie). Aber auch deren Erlangung setzt die Teilnahme an theoretischen Fort- und Weiterbildungskursen sowie eine zeitlich vorgeschriebene praktische Tätigkeit unter Anleitung eines zu dieser Weiterbildung ermächtigten Arztes in einer dazu geeigneten Institution voraus. Die auf dem Gebiet der Kurortmedizin tätigen Ärzte sind in Berufsverbänden organisiert (Verband Deutscher Badeärzte im Deutschen Bäderverband e. V.; Berufsverband der Ärzte für Physikalische Medizin und Rehabilitation), denen auch die Durchführung der Weiterbildung obliegt.

Die wissenschaftliche Forschung auf dem Gebiet der Physikalischen und Kurortmedizin wird einerseits von planmäßigen Universitätsinstituten mit Lehrstühlen, andererseits von kurörtlichen Forschungseinrichtungen, die häufig in engem Zusammenhang mit den Universitäten stehen, wahrgenommen. Die für die Kurmedizin zuständigen wissenschaftlichen Gesellschaften im Bundesgebiet sind die Deutsche Gesellschaft für Physikalische Medizin und Rehabilitation (gegr. 1878) sowie die Vereinigung für Bäder- u. Klimakunde im Deutschen Bäderverband e. V.

„Bis zum Beginn dieses Jahrhunderts etwa war der Herr des Kurortes der Badearzt, viel getadelt und viel gelobt, in der Volksgeltung allgemein sehr geachtet" (AMELUNG 1984). Der heutige Kurarzt nimmt in der Regel nur noch ärztliche Aufgaben wahr, sowohl in Kurklinik und Sanatorium als auch in freier Praxis. Als frei praktizierender Kurarzt sieht er in der Regel seine Patienten zu einer Anfangsuntersuchung, wöchentlichen Kontrolluntersuchungen sowie einer Kurabschlußuntersuchung. Die Kurmittel werden nur auf seine ärztliche Verordnung hin verabfolgt. In Sanatorium und Kurklinik wird die Patientenbetreuung teilweise ähnlich in Form von regelmäßigen Sprechstunden durchgeführt, zum Teil werden aber auch mehr oder weniger klinische Organisationsformen der Patientenüberwachung mit Visiten etc. praktiziert, besonders in den spezialisierten Einrichtungen.

Der Schwerpunkt der kurärztlichen Tätigkeit sollte auf dem therapeutischen Sektor und hier in der Anwendung der ortsgebundenen Kurmittel liegen, die auch besondere ortsgebundene Erfahrungen erfordert. Demgegenüber sollten sich Diagnostik und medikamentöse Therapie auf das Notwendigste beschränken. Dies setzt voraus, daß der Kurarzt die bereits vorher beim Patienten erstellten diagnostischen Unterlagen rechtzeitig erhält. Wie überhaupt ein enger Kontakt und Erfahrungsaustausch zwischen Kurarzt und Hausarzt bzw. entsendender Klinik wünschenswert ist. Dies gilt besonders auch im Hinblick darauf, daß das kurörtliche Heilverfahren Teil eines umfassenden Rehabilitationsprogramms ist. Das für die kurärztliche Tätigkeit erforderliche Rüstzeug geht in mancher Hinsicht über die allgemein- bzw. fachärztlichen Bedürfnisse hinaus. Neben der Kenntnis der Anwendungs- und Wirkungsweise der ortsgebundenen Kurmittel benötigt der Kurarzt besondere Kenntnisse und Erfahrungen in der funktionellen Diagnostik und Reaktionsprognostik, speziell auch in Bezug auf den Langzeitverlauf pathologischer und therapeutisch induzierter Prozesse. Darüber hinaus verlangt die Kurortmedizin spezielle Methoden und Erfahrungen in der Verlaufsbeobachtung des Patienten, die auch die Beurteilung der zeitlichen Gliederung prozeßhafter Reaktionsabläufe ermöglicht. Es muß allerdings eingeräumt werden, daß auf diesen Gebieten noch erhebliche methodische Weiterentwicklungen erforderlich sind.

Über die somatisch orientierten Aufgaben hinaus fallen dem Kurarzt trotz der zunehmenden Zahl klinischer Psychologen in den Kurorten auch umfangreiche Aufgaben der psychologischen Führung, kleinen Psychotherapie sowie der Gesundheitserziehung zu (Ott 1976). Halhuber (1981) fordert für die Aufgaben im Rahmen der Rehabilitationsmedizin zusätzliche Kenntnisse auf den Gebieten: Sozialmedizin (besonders: Begutachtung in der Sozialversicherung), Arbeits- und Sportmedizin, Sozialpsychologie, Psychosomatik und Gruppenpsychotherapie, Diätetik und Gesundheitserziehung.

Alle Tätigkeiten des Kurarztes unterliegen in der Regel durch die vorgegebene zeitliche Begrenzung der Kurbehandlungen speziellen Anforderungen und zugleich Einschränkungen, was erneut auf die besondere Bedeutung der Zusammenarbeit mit den Vor- und Nachbehandlern hinweist (vgl. auch Schaefer 1973). Allerdings kann die Kurwiederholung am selben Kurort zu besonders günstigen Voraussetzungen für die Langzeitbeobachtung chronischer Krankheitsentwicklungen führen.

11. Organisatorische Gesichtspunkte der Kurortbehandlung

a) Organisationsformen und Kostenträger der Kuren

Von seiten der Leistungsträger der medizinischen Versorgung in der Bundesrepublik Deutschland werden Kuren nicht als eigenständige medizinische Maßnahme finanziert, sondern in ein Gesamtkonzept der medizinischen, beruflichen, schulischen und sozialen Rehabilitation eingegliedert. Die weitaus größte Zahl der Kuren wird von den Rentenversicherungsträgern getragen, wobei als Ziel „die Erhaltung, Besserung und Wiederherstellung der Erwerbsfähigkeit" (§ 1236 der Reichsversicherungsordnung (RVO)) definiert wird. Die diesbezüglichen Erfolge der Kuren werden in jüngster Zeit allerdings mit größter Zurückhaltung beurteilt, obwohl verschiedene Untersuchungen einen deutlichen Rückgang der Arbeitsunfähigkeitstage als Maß für einen auch versicherungsmedizinischen Kurerfolg nachweisen konnten

(GERCKE 1976; WANNENWETSCH 1977; REST 1981). Der Gesetzgeber fördert neuerdings diese restriktive Entwicklung, indem er in der Neufassung der RVO vom Jahre 1974 die Heilbehandlung nicht mehr als „Behandlung in Kur- und Badeorten und in Spezialeinrichtungen“ (§ 1237 RVO, Fassung v. 23.2. 1957) definiert, sondern die kurörtliche Therapie lediglich im Rahmen der „Belastungserprobung und Arbeitstherapie vor allem in Kur- und Spezialeinrichtungen“ (§ 1237 RVO, Fassung v. 7.8. 1974) erwähnt (GERCKE 1977).

Die schwerpunktmäßige Finanzierung der Kur durch die Rentenversicherungsträger hat darüber hinaus Folgen für die Indikationsstellung und die Auswahl der Kurpatienten, die nicht nur medizinischen Kriterien, wie bei der Krankenkassenfinanzierung, sondern ökonomischen Kriterien genügen muß. Kuren werden demnach nicht allein zur Besserung des Gesundheitszustandes durchgeführt, vielmehr wird auch eine verbesserte Arbeitsfähigkeit bezweckt. Bei Nicht-Erwerbstätigen können allerdings auch andere Kostenträger die Kurfinanzierung übernehmen. Dies können einerseits die Krankenkassen und die gesetzliche Unfallversicherung, andererseits aber auch die Sozialhilfe und die Kriegsopferversorgung sein.

Im einzelnen werden versicherungsrechtlich verschiedene Kurformen unterschieden, die sich hinsichtlich ihrer Finanzierung, aber auch ihrer organisatorischen Durchführung unterscheiden. Bei den *Präventivkuren,* den „Kuren im eigentlichen Sinn“ (SCHÄFER u. BLOHMKE 1978), steht nicht die Rehabilitation bei eingeschränkter Leistungsfähigkeit bzw. bei Krankheit im Vordergrund; sie sollen vielmehr dazu dienen, Gesundheit und Arbeitsfähigkeit zu erhalten sowie Erkrankungen und Verschleißerscheinungen vorzubeugen. Sie werden heute als dreiwöchige Erholungskuren der Krankenversicherungsträger oder als sogenannte offene Badekuren durchgeführt. Hierbei können die Patienten Kurort und Unterkunft weitgehend frei wählen. Zur Finanzierung leisten die Krankenversicherungen Zuschüsse in unterschiedlicher Höhe. Bei den Präventivkuren handelt es sich um sog. Kannleistungen der Kassen, d.h. es besteht kein Anspruch der Versicherten auf die Kostenübernahme, die deshalb einer Vorausgenehmigung bedarf (vgl. SCHAEFER u. BLOHMKE 1978). Die Durchführung von Präventivkuren auf Kosten der Rentenversicherungsträger ist seit 1982 durch Gesetzesänderung (sog. Kostendämpfungsgesetz) nicht mehr möglich.

Wesentliche Voraussetzung für die 4-6wöchigen *Heilverfahren der Rentenversicherungsträger* ist, daß Berufs- bzw. Erwerbsfähigkeit des Patienten vorliegt oder deren Wiederherstellung in absehbarer Zeit zu erwarten ist (WINDFUHR 1977). Nach der derzeitigen Gesetzgebung müssen bei Wiederholungsheilbehandlungen Abstände von mindestens drei Jahren eingehalten werden, wobei aber medizinisch begründete Ausnahmen möglich sind. Die Kuren der Rentenversicherungen werden in der Regel in versicherungseigenen oder Vertragskliniken durchgeführt. Die Kosten werden bis auf eine Selbstbeteiligungspauschale direkt mit der Kurklinik abgerechnet.

Wenn kein anderer Kostenträger für eine medizinische Rehabilitationsmaßnahme zuständig ist (Rentenversicherung, Bundesanstalt für Arbeit, Unfallversicherung, Kriegsopferversorgung oder Sozialhilfe), können Kuren auch aus Mitteln der *Krankenversicherungen* finanziert werden. Zielgruppen sind hier in erster Linie Kinder und Jugendliche, Hausfrauen und ältere Menschen (BUNDESARBEITSGEMEINSCHAFT 1984).

Die *Anschlußheilbehandlungen* (AHB) sind keine Kuren im klassischen Sinn, sondern medizinische Rehabilitationsmaßnahmen, die sich unmittelbar an einen Aufenthalt im Akutkrankenhaus anschließen. Die Indikation zu einer solchen Behandlung wird vom behandelnden Klinikarzt gestellt und die Kostenübernahme erst im nachhinein geregelt. Da es sich bei den Anschlußheilverfahren in der Regel um schwere Krankheitsbilder handelt (Zustand nach Herzinfarkt, postoperative Zustände, Tumorpatienten u. s. w.), werden sie in technisch gut ausgerüsteten, z. T. auch recht spezialisierten Kliniken durchgeführt. Als Kostenträger kommen hier sowohl die Krankenkassen als auch die Rentenversicherungsträger in Frage, die in einzelnen Bundesländern zu Arbeitsgemeinschaften zusammengeschlossen sind. Der Indikationskatalog, der zunächst nur die Herzinfarktnachsorge enthielt, ist inzwischen auf zahlreiche andere Gebiete (Tumor-Nachsorge, cerebrale Hypoxie u. a.) ausgeweitet worden.

Auch die Versorgungsämter können 4-wöchige sog. Nachsorgekuren gewähren, und zwar zur Linderung von Beschwerden, die aufgrund von Kriegsbeschädigungen bestehen. Auch diese Kuren, die unabhängig von der Erwerbsfähigkeit genehmigt werden, können frühestens nach drei Jahren wiederholt werden.

b) Geschlossene und offene (freie) Kuren

Nach organisatorischen Merkmalen unterscheidet man zwischen sog. geschlossenen Kuren, bei denen der Patient in einer speziellen Kurklinik oder einem Kursanatorium mit ständiger ärztlicher Betreuung aufgenommen wird, und sog. freien Kuren, bei denen der Patient seine Unterkunft in Hotel, Pension oder Kurheim sowie den behandelnden Kurarzt frei wählt.

Je nach dem Grade der Regelmäßigkeit der ärztlichen Betreuung kommen zwischen beiden Kurformen - abgesehen von der freien Arztwahl - alle Übergänge vor. Darüber hinaus gibt es sog. ambulante Kuren, bei denen die Patienten zur Applikation der Kurmittel jeweils von außerhalb des Kurortes anreisen müssen. Je nach den bestehenden Verkehrsverhältnissen dürften auch hier alle Übergänge zwischen offenen und ambulanten Kuren möglich sein. Entscheidend für die Bewertung ist sicherlich vor allem die Frage, in welchem Umfang der Patient an den komplexen Faktoren der Kurortbehandlung Anteil haben kann, oder ob sich die „Kur" ausschließlich auf die Verabfolgung physikalisch-chemischer Kurmittel beschränkt.

Die allgemein höhere Bewertung der pathogenetisch orientierten Maßnahmen (vgl. S. 176) hat dazu verführt, anzunehmen, daß sich der Erfolg der kurörtlichen Heilverfahren durch Spezialisierung und Konzentration der Einrichtungen steigern lassen müsse. Besonders die sog. offenen oder freien Kuren wurden dadurch zum Sündenbock der Kurortbehandlung (vgl. Tabelle 15, S. 173). Die Folge war der Einzug großklinischer Einrichtungen in die Kurorte, mit Spezialisierung, Massenbetrieb und weitgehender wirtschaftlicher Gefährdung kleiner Kurheime und Sanatorien, wobei die Sozialversicherungsträger wesentliche Schrittmacher dieser Entwicklung waren und dieser Trend in Phasen wirtschaftlicher Restriktion noch gesteigert wurde. Trotz der bedenklichen Folgen für die Infrastruktur der Kurorte sind die Urteilsgrundlagen bisher nur unzureichend geprüft (vgl. SCHADE 1968). Hierbei muß berücksichtigt werden, daß die gesundheitsbildende Selbstentfaltung des Kurpatienten bis zu einem gewissen Grade auch ein liberales und permissives Kurortmilieu voraussetzt (HARTMANN 1978).

Erste Vergleichsuntersuchungen mit zufälliger Zuweisung der Patienten zu Kurklinik oder Kurheim mit verschiedenen Indikatoren (BREITHAUPT u. Mitarb. 1981; SAUER 1983) haben ergeben, daß insbesondere auch im Zuwachs an ergometrisch kontrollierter körperlicher Leistungsfähigkeit während 4-wöchiger Kuren keine sicheren Unterschiede bestehen *(Abb. 50)*. Es gibt bisher keine Belege dafür, daß die straffere Führung und das meist reichhaltigere Therapieprogramm der Kurklinik in jedem Falle effektiver sind.

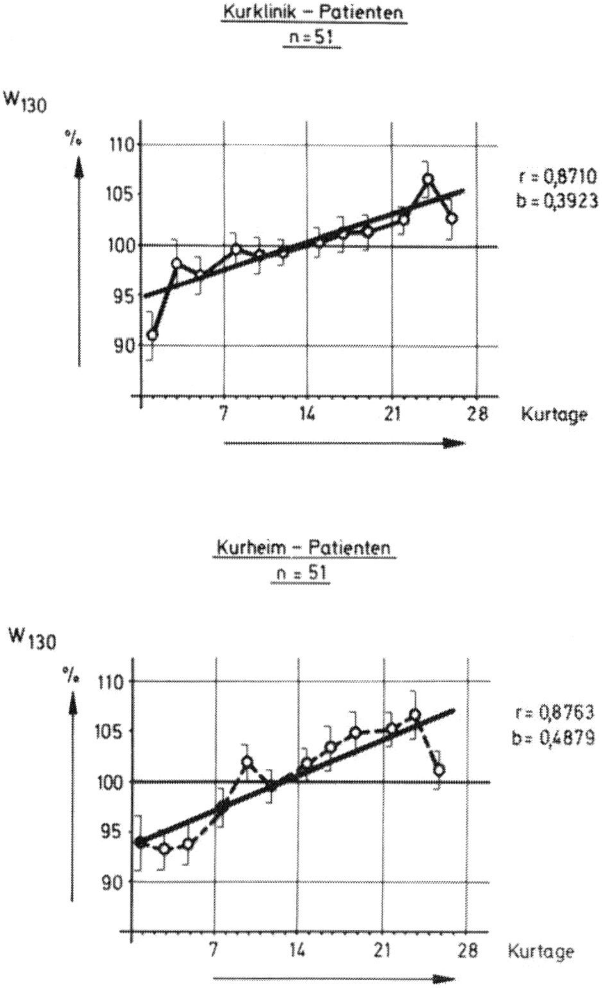

Abb. 50. Mittlerer Verlauf der körperlichen Leistungsfähigkeit (W 130) während eines 4-wöchigen kurörtlichen Heilverfahrens bei Patientengruppen, die entweder in einer Kurklinik oder einem Kurheim (sog. offene Kur) untergebracht waren. Die eingezeichneten Geraden sind Regressionsgeraden, die Klammern bezeichnen den Bereich der mittleren Fehler der Mittelwerte. (Nach BREITHAUPT u. Mitarb. 1981)

Auch die Beurteilung der Kurerfolge nach Maßgabe der Arbeitsunfähigkeitstage nach der Kur (WANNENWETSCH 1968) sowie katamnestische Nachuntersuchungen (FEIEREIS 1977) ergaben keinerlei Nachteile der offenen Badekuren gegenüber der Klinikkur. Zumindest ein hinreichend motivierter und verantwortungsbewußter Patient kann demnach bei einer freien Kur unter kurärztlicher Führung gleichwertige Kureffekte erzielen. Hier ist es erforderlich, erhebliche Vorurteile abzubauen. Schließlich ist der Patient ja darauf angewiesen, auch nach dem Heilverfahren sein Lebensregime unter bestenfalls ambulanter Betreuung selbst zu verantworten (vgl. auch S. 182ff.)

12. Literatur

AMELUNG W (1984) Es sei wie es wolle, es war doch so schön. Lebenserinnerung als Zeitgeschichte. Edition Rasch, Frankfurt

ARNOLD OH (1981) In: Feiereis H (Hrsg) Heilverfahren: Indikationen, Gegenindikationen, Kritik, Erfahrungen. Hans Marseille Verlag, München, S 18-20

BAIER H, BALLENTIN B, FRIEDRICH D (1976) Der therapeutische Wert eines zusätzlichen Ergometertrainings bei der aktivierenden Kurbehandlung. Z Phys Med 5: 135-140

BLOHMKE M (1975) Medizin im Wandel. Schriftenreihe Arbeitsmedizin-Sozialmedizin-Präventivmedizin, Bd 60, Gentner Verlag, Stuttgart

BOCK HE (1955) Die vorbeugende Wirkung der Bäder- und Klimabehandlung im Rahmen der Inneren Medizin, besonders bei Kreislauf- und Alterserkrankungen. Z angew Bäder- u Klimaheilk 2: 4-10

BOCK HE (1981) Diskussionsbeitrag. In: Feiereis H (Hrsg) Heilverfahren: Indikationen, Gegenindikationen, Kritik, Erfahrungen. Hans Marseille-Verlag, München, S 25-33

BREITHAUPT H, BAIER H, DEMUTH F, SAUER H (1981) Vergleichende Untersuchungen über den Kureffekt der aktivierenden physikalischen Therapie bei sogenannten offenen Heilverfahren im Vergleich zu kurklinischen Heilverfahren. Heilbad u Kurort 34: 333-339

BRÜGGEMANN W (1980) Ordnungstherapie im Sinne einer Lebensordnung. In: Brüggemann W (Hrsg) Kneipptherapie. Springer, Berlin Heidelberg New York, S 229-235

BUNDESARBEITSGEMEINSCHAFT für REHABILITATION (Hrsg) (1984) Die Rehabilitation Behinderter. Dt Ärzte-Verlag, Köln

COMMICHAU R (1981) Diskussionsbeitrag. In: Feiereis H (Hrsg) Heilverfahren: Indikationen, Gegenindikationen, Kritik, Erfahrungen. Hans Marseille-Verlag, München, S 44-47

DONAT K (1986) Physikalische Therapie in der Rehabilitation von Herz- und Kreislaufkranken. Therapiewoche 36: 2170-2181

EIBACH U (1984) Einheit und Ganzheit des Menschen als Perspektive kirchlichen Handelns am Kurort. Heilbad u Kurort 36: 213-222

EVERS A (1981) Diskussionsbeitrag. In: Feiereis H (Hrsg) Heilverfahren: Indikationen, Gegenindikationen, Kritik, Erfahrungen. Hans Marseille-Verlag, München, S 48-50

FEIEREIS H (1977) Beurteilung von Heilverfahren aus klinischer, gerichtsärztlicher und psychosomatischer Sicht. Öff Gesundh-Wesen 39: 203-213

FEIEREIS H (1981) Nachwort. In: Feiereis H (Hrsg) Heilverfahren: Indikationen, Gegenindikationen, Kritik, Erfahrungen. Hans Marseille-Verlag, München, S 155-159

FERBER C von (1969) Zur Sozialökonomie des Kurbetriebes. Arbeitsmed Sozialmed Arbeitshyg 4: 70-73

FERBER L von (1976) Kur und Rehabilitation. In: Blohmke M, v. Ferber Ch, Kisker KP, Schaefer H (Hrsg) Handbuch der Sozialmedizin, Bd III. Enke, Stuttgart, S 676-698

GERCKE W (1976) Sozialmedizinische Gesichtspunkte bei der Rehabilitation von Nierenkranken. Z angew Bäder- u Klimaheilk 23: 221-237

GERCKE W (1977) Heilverfahren bei urologischen und nephrologischen Erkrankungen und ihre Ergebnisse. Therapiewoche 27: 1869-1892

GÜNTHER R (1984) Podiumsdiskussion über Probleme der Kurortmedizin - Einweisender Arzt und Kurarzt. Z Phys Med 13: 180-181
HALHUBER MJ (1969) Soziale Balneologie - aus der Sicht eines Präventiv-Kardiologen. Arbeitsmed Sozialmed Arbeitshyg 4: 74-76
HALHUBER MJ (1978) Die Zukunft der Kurorte. Heilbad u Kurort 1973: 17-27
HALHUBER MJ (1981) Das Selbstverständnis des Rehabilitationsmediziners in der Rentenversicherung. Dt Rentenversicherung 3: 176-179
HALHUBER MJ (1983) Kuren heute. Eine Bestandaufnahme. In: Halhuber MJ (Hrsg) Interdiszipl Arbeitstagung am 6.5. 1983 in Bad Berleburg
HARTMANN F (1978) Wandlungen im Verhältnis vom Kurpatienten zum Kurort. Z angew Bäder- u Klimaheilk 25: 1-16
HAMMER O (1984) Vierzehn Jahre Bad Nauheimer Raucherentwöhnungstherapie. Hessisches Ärzteblatt 45: 332-339
HAUX F (1984) Die Kur als Beginn einer Langzeittherapie. Arbeitsmed Sozialmed Präventivmed 19: 135-137
HENSEL H, HILDEBRANDT G (1964) Organ systems in adaptation: The nervous system. Handbook of Physiology, Section 4. Amer Physiol Society, S 55-72
HILDEBRANDT G (1967) Rekonvaleszenz und Erholung als therapeutisches Problem. Regensburger ärztl Fortbildung 15: 164-173
HILDEBRANDT G (1983) Heilverfahren im Rahmen der Rehabilitation. Heilbad u Kurort 35: 249-258
HOFFMANN K (1984) Rehabilitation, gestern - heute - morgen. BfA-aktuell Schriftenreihe der Bundesversicherungsanstalt für Angestellte, Berlin
KAUFMANN FW (1978) Gesundheitserziehung während medizinischer Rehabilitationsmaßnahmen der Rentenversicherungsträger. Z Phys Med 7: 46-47
KIRSCHNER Chr (1982) Die Diät in der Übungsbehandlung der Kur. Heilbad u Kurort 34: 340 347
KIRSCHNER Chr (1984) Der Patient mit gestörter Leiberfahrung - eine Aufgabe für Kurmedizin und Kurseelsorge. Heilbad u Kurort 36: 223-227
KLEINSCHMIDT Th (1969) Soziale Balneologie - prospektive Balneologie. Arbeitsmed Sozialmed Arbeitshyg 4: 65-66
KLEINSCHMIDT T (1984) Sozialmedizinische Aspekte in der Rehabilitation. Heilbad u Kurort 36: 59-63
LABERKE JA (1981) Der Wert von Heilverfahren aus internistischer Sicht. In: Feiereis H (Hrsg) Heilverfahren: Indikationen, Gegenindikationen, Kritik, Erfahrungen. Hans Marseille-Verlag, München, S 7-16
OTT V (1976) Balneologie heute. Heilbad u Kurort 27: 275-279
PAULSEN HF (1981) Diskussionsbeitrag. In: Feiereis H (Hrsg) Heilverfahren: Indikationen, Gegenindikationen, Kritik, Erfahrungen. Hans Marseille-Verlag, München, S 115-120
PINDING M, FISCHER-HARRIEHAUSEN H (1982) Heilbehandlungen der Rentenversicherung als Problem der Sozialmedizin. Soz Ep Berichte 4: 3-57. Dietrich Reimer, Berlin
REST A (1981) Der Einfluß von Heilverfahren auf die Fehlzeiten am Arbeitsplatz. Europäische Hochschulschriften Reihe XXII, Bd 52. Lang, Frankfurt Bern
ROEHRIG A, ZUNTZ N (1871) Zur Theorie der Wärmeregulation und der Balneotherapie. Pflügers Arch 4: 57
ROHRMOSER H-G (1981) Diskussionsbeitrag. In: Feiereis H (Hrsg) Heilverfahren: Indikationen, Gegenindikationen, Kritik, Erfahrungen. Hans Marseille-Verlag, München, S 121-124
RICHTER HE (1980) Selbsthilfe aus der Gruppe. In: Deutsche Zentrale für Volksgesundheitspflege (Hrsg) Gesundheit in Selbstverantwortung. Frankfurt
SAUER H (1983) Vergleichende Verlaufsuntersuchungen bei aktivierender Kurbehandlung von Kurklinik- und Kurheimpatienten. Med Inaug Diss, Marburg
SCHADE B (1968) Erleben und Verhalten der Patienten im Verlaufe einer Kur - Ergebnisse einer teilnehmenden Beobachtung. In: Teichmann W (Hrsg) Kurverlaufs- und Kurerfolgsbeurteilung. Symposium II. Sanitas-Verlag, Bad Wörishofen, S 177-181
SCHAEFER H (1969) Soziale Balneologie in theoretischer Sicht. Arbeitsmed Sozialmed Arbeitshyg 4: 67-69
SCHÄFER H (1970) Die soziale Rolle des Kurwesens. Schlesw-Holst Ärzteblatt 1970: 547-553, 591-593

SCHAEFER H (1973) Sozialmedizinische Aufgaben des Badearztes. Z angew Bäder- u Klimaheilk 20: 3-14

SCHAEFER H, BLOHMKE M (1978) Sozialmedizin. Thieme, Stuttgart

SCHMIDT-KESSEN W (1971) Welche Zukunft hat die Balneologie? Z angew Bäder- u Klimaheilk 18: 14-33

SCHRETZENMAYR A (1965) Kur, Kurarzt und Kurklinik aus der Sicht des überweisenden Kassenarztes. Münch med Wschr 107: 548-551

STOCKSMEIER U, PINNO-POWELEIT S (1982) Gehen nur die Wehleidigen auf Kur? Selecta 1982 14: 1570-1573

STRANG PH, ZIPP H, HILDEBRANDT G (1977) Vergleichende Untersuchungen über die Beeinflussung von körperlicher Leistungsfähigkeit und Blutdruck bei Herzinfarktrekonvaleszenten durch passiv-balneologische und aktiv-trainierende Kurbehandlung. Z angew Bäder- u Klimaheilk 24: 384-396

WANNENWETSCH E (1968) Erhebungen über Kurerfolge bei der Landesversicherungsanstalt Schwaben. In: Teichmann W (Hrsg) Kurverlaufs- und Kurerfolgsbeurteilung Symposion II. Sanitas-Verlag, Bad Wörishofen, 237-243

WANNENWETSCH E (1977) Sind Kuren heute noch sinnvoll? Therapiewoche 27: 897-903

WANNENWETSCH E (1984) Fehler von gestern als Versäumnisse von heute - Gedanken eines Sozialmediziners zum Kurerfolg. Heilbad und Kurort 36: 52-59

WENDERLEIN JM (1979) Nutzen von Kuren für gynäkologisch-onkologische Rehabilitationspatientinnen. Münch Med Wschr 121: 637-640

WINDFUHR D (1977) Anschlußheilbehandlung bei akuten und subakuten Nierenerkrankungen. Wildunger Hefte (Sonderheft)

ZEISING M (1982) Autogenes Training und reaktiver Kurprozeß. Med Inaug Diss, Marburg

ZEISING M, HILDEBRANDT G, STORNFELS W (1979) Autogenes Training und reaktiver Kurprozeß. Z Phys Med 8: 40-41

IV. Zur Geschichte der Bäder- und Klimaheilkunde

W. AMELUNG

Die Entwicklung der Kurorte und die Nutzung heilkräftiger Quellen zur allgemeinen Erholung und Krankenbehandlung unterlagen zu allen Zeiten starken Einflüssen der kulturellen, wirtschaftlichen und gesellschaftlichen Gegebenheiten. Das medizinhistorische Studium dieses Gebietes gründet sich daher nicht nur auf die speziellen Überlieferungen, sondern auch auf archäologische, kunstgeschichtliche sowie geistes- und sozialgeschichtliche Forschungsergebnisse.

Die *Heilquellen* sind durch ihren Mineralgehalt, ihre oft abweichenden Temperaturen u.a. so auffällige Naturerscheinungen, daß eine Beschäftigung des Menschen mit ihnen zu allen Zeiten vorausgesetzt werden kann. Als ältestes Zeugnis einer Nutzung gilt eine bronzezeitliche vorrömische Quellenfassung (Mauritiusquelle von St. Moritz), deren Alter auf mehr als 3500 Jahre geschätzt wird. Nach MARTIN (1916) ist anzunehmen, daß bei den Kelten, Griechen und Germanen die kultische Bedeutung der Quellen im Vordergrund stand, während die Römer die Quellen als echte Heilmittel schätzten. Schon in der Spätantike (GALEN 131-201 n. Chr.; CAELIUS AURELIANUS 5. Jahrh. n. Chr.) wurde der Besuch von Heilbädern bei chronischen Erkrankungen, vor allem Lähmungen, Gicht, Blasen- und Nierenkrankheiten ärztlich verordnet. Nach PLINIUS (23-79 n. Chr.) wurden Mineralquellen zum Baden und Trinken, ihr Mineralschlamm zu Packungen verwendet. Hochgeschätzt waren schon im 1. Jahrhundert n. Chr. z. B. die Thermen am Meerbusen von Neapel, insbesondere die bei Baiae und Puteoli, sowie Quellen auf der Insel Ischia. Aus dem römischen Weltreich sind über 100 Bäder (aquae) bekannt. Der Grundtyp der Badeanlagen bestand aus zwei Piscinen, einer gedeckten und einer offenen. In Deutschland sind zahlreiche Ruinen solcher Römerbäder noch vorhanden (Aachen, Baden-Baden, Badenweiler, Wiesbaden u.a.). Häufig lagen römische Lazarette zur Behandlung Verwundeter in der Nähe von Heilquellen (z. B. Vindinossa bei Baden/Schweiz). Freilich wurden die Bäder schon bei den Römern bald nicht nur zu Heilzwecken aufgesucht, sondern dienten auch als Stätten gesellschaftlichen Lebens mit teilweise großem Luxus: „balnea, vinum, venus corrumpunt corpora nostra, sed vitam nostram faciunt balnea, vinum, venus" (vgl. KUKOWKA 1964).

Mit dem Verfall des römischen Weltreiches verschwand auch die große Badekultur des Altertums. Im Mittelalter lenkte erst das Studium der durch die Araber vermittelten antiken Schriften die Aufmerksamkeit wieder auf die Mineralquellen. Unter den christlichen Gelehrten ragt hier besonders ARNALD VON VILLANOVA (1235-1312) hervor (DIEPGEN 1938), der in seinem „Breviarium practicae" u.a. eine Einteilung der Quellen in solche von weinsteinartigem und solche von salzigem Geschmack vornahm. Entgegen der verbreiteten Vorstellung vom „dunklen Mittelalter" entwickelte sich im Rahmen der mittelalterlichen Medizin ein sorgfältig geregeltes Kurortwesen mit individuell abgestimmten Trink- und Badekuren. Darüber hinaus fehlte es im hohen und späten Mittelalter nirgends an offenen Badeanstalten, die der allgemeinen Gesundheitspflege dienten. Auch das vorbildliche Hospitalwesen, die Einführung der Quarantäne und die systematische Bekämpfung der Epidemien sind Leistungen der mittelalterlichen Medizin (vgl. SUDHOFF 1921; DIEPGEN 1943-55; ARTELT 1949). Über zahlreiche damals genutzte Heilquellen liegen Berichte vor, die auch Einblicke in das spätmittelalterliche Badeleben gewähren (vgl. STEUDEL 1962). In manchen Heilbädern stand allerdings nicht die Krankenbehandlung, sondern das z.T. ausschweifende gesellige Treiben im Vordergrund, zumal es noch keine eigentlichen Badeärzte gab. Die vermögende Schicht begab sich in Begleitung des Hausarztes in die Bäder.

Als älteste deutsche Badeschrift gilt die des Nürnberger Meistersingers, Barbiers und Chirurgen HANS FOLTZ (1480). Sie schildert zahlreiche Bäder und empfahl dem Badenden, stets einen Arzt zu konsultieren. Bei 3-wöchiger Kurdauer hielt sich der Patient oft mehr als 100 Stunden im Mineralwasser auf. Wenn auch die Mineralquellen damals schlechter gefaßt und daher stärker durch Grundwasserzuflüsse verdünnt waren, hatte die Bäderbehandlung zweifellos in weitaus stärkerem Maße als heute den Charakter einer Hautreiztherapie. Dafür spricht auch das Anstreben einer Badedermatitis („Badeausschlag“), die im Zusammenhang mit humoralpathologischen Vorstellungen als erwünschte Reaktion des Körpers betrachtet wurde. Bei der Trinkkur forderte man das sog. an- und absteigende Trinken von bis zu 3 Litern täglich, um verstärkte Harnsekretion und Durchfälle zu erreichen (STEUDEL 1962). Ähnliche Vorstellungen über Heilwirkungen des Trinkens größerer Wassermengen finden sich auch im beginnenden 19. Jahrhundert bei PRIESSNITZ.

Die Bedeutung von PARACELSUS (1493-1541) für die Entwicklung der Bäderheilkunde ist umstritten. Seine Bäderschriften haben trotz mancher empirischer Mitteilungen noch überwiegend alchemistischen und naturphilosophischen Charakter. Mit dem Beginn der Renaissance trat bei den Badeärzten die kritische Empirie deutlicher hervor. So berichtete J. DRYANDER (vor 1500-1560) eingehend über die Wirkungen der Emser Sole und empfahl als erster auch „Winterkuren“. Umfassende Darstellungen des Badewesens der Renaissance stammen von dem Züricher Arzt C. GESNER (1516-1565) und vor allem von M. DE MONTAIGNE (1533-1592) („Journal des voyage“). Danach wurden Gesellschaftsbäder in Piscinen ohne Geschlechtertrennung bevorzugt, auch Teilbäder, Schwitzbäder, Duschen, Schlammpackungen und Trinkkuren waren im Gebrauch. Schon im 16. Jahrhundert wurde durch VAN HELMONT (1577-1644) der Nachweis von Kohlensäure und Eisen als Quellinhaltsstoffen geführt.

Die epidemische Verbreitung der Syphilis, Pestepidemien, allgemeine Verarmung und die Verwüstungen des 30-jährigen Krieges führten zu einem starken Rückgang des europäischen Badewesens. Auch die starke Abholzung der Wälder und der Mangel an Heizmaterial trugen zum Verfall der Heilbäder bei. Zunächst erfuhr die Trinkkur eine Wiederbelebung, wodurch zugleich die Kurorte mit geeigneten Trinkquellen in den Vordergrund traten, z. B. Baden-Baden, Ems, Karlsbad, Schwalbach und vor allem Pyrmont, wo allein im Jahre 1681 nicht weniger als 40 fürstliche Personen mit Gefolge gleichzeitig anwesend waren. Die Trinkkuren beherrschten die Balneotherapie auch über die Zeit des Rokokos bis zum Biedermeier. Allmählich wächst auch die Zahl der Ärzte, die sich für dauernd in den Kurorten niederlassen. Der bedeutendste Badearzt des Barock war F. BLONDEL

(1613-1703) in Aachen, der auch für die Bäderbehandlung von Gelenkleiden Methoden und Grundsätze entwickelte, die als Vorläufer der modernen Balneotherapie gelten können (STEUDEL 1962). In Karlsbad wurden nach der Beschreibung GOETHE's, der allein 1114 Tage seines Lebens in Badeorten verbrachte, morgens 20-30 Becher des Mineralwassers getrunken. Die Bäder waren zugleich Schwerpunkte des verfeinerten gesellschaftlichen Lebens.

Der bedeutendste Arzt der Goethezeit, C. W. HUFELAND (1762-1836), ließ eine „Praktische Übersicht der verschiedenen Heilquellen Deutschlands" erscheinen, die eine hervorragende und überwiegend empirisch gestützte Kenntnis der einzelnen Heilquellen erkennen läßt (HUFELAND 1815). Die Fortschritte in der chemischen Analyse spiegeln sich in der im selben Jahre erschienenen Zusammenstellung von 242 Mineralquellenuntersuchungen des Weimarer Apothekers K. A. HOFFMANN (STEUDEL 1962). Die bedeutendsten Chemiker, wie JUSTUS LIEBIG (1803-1873) und R. BUNSEN (1811-1899) führten analytische Untersuchungen von Heilquellen durch. Der Liebig-Schüler R. FRESENIUS (1818-1897) entwickelte die von BERZELIUS (1779-1848) geschaffenen klassischen Fällungsmethoden zur Analyse von Mineralquellen und begründete ein noch heute bedeutendes Laboratorium. Trotz dieser quellenanalytischen Fortschritte fehlte es noch lange an kritisch-empirischen oder gar experimentellen Grundlagen der Balneotherapie.

In der ersten Hälfte des 19. Jahrhunderts gewann die Bäderbehandlung größere Bedeutung als die Trinkkuren. 1803 wurde in Elmen bei Magdeburg durch J. W. TOLBERG (1762-1831) die erste Solbadeanstalt errichtet. Auch in anderen Bädern, besonders Salinenorten, wurde die Beobachtung gemacht, daß rheumatische Beschwerden durch Bäderkuren gebessert werden. Durch sorgfältige Beobachtung bei der Anwendung kohlensäurehaltiger Solbäder bei Rheumakranken stellte der Bad Nauheimer Brunnenarzt F. W. BENEKE (1824-1882) (seit 1867 Professor für Pathologische Anatomie in Marburg) erstmals die günstige Wirkung dieser Bäder bei Herzkranken fest. Er gilt als Entdecker der Balneotherapie der Herzkranken, obwohl er noch nicht die Bedeutung der Kohlensäure erkannt hat. Den weiteren Ausbau und die wissenschaftliche Begründung der CO_2-Bäderbehandlung verdanken wir A. SCHOTT (1839-1886) und F. M. GROEDEL (1881-1951). Ein weiterer Markstein in der Entwicklung der Balneotherapie war die Entdeckung der Radioaktivität in Heilquellen zu Beginn unseres Jahrhunderts durch K. ASCHOFF (1867-1945), H. MACHE (Wien) sowie P. CURIE und A. LABORDE (Paris).

Trotz bedeutender ärztlicher und wissenschaftlicher Leistungen wurde die Tätigkeit der Badeärzte von der sog. Schulmedizin wenig gewürdigt und mit Skepsis betrachtet. Erst nach dem ersten Weltkrieg kam es zu einer Periode fruchtbarer Zusammenarbeit mit Universitätsklinikern, Physiologen, Pharmakologen sowie mit Vertretern der naturwissenschaftlichen Grundlagenfächer. Sie fand auch in der Gründung zahlreicher kurörtlicher Forschungsinstitute (z. B. Nauheim, Oeynhausen, Pyrmont) sowie der Errichtung einiger Lehrstühle an Universitäten ihren Niederschlag. Dabei wurden zunächst vorwiegend die unmittelbaren und spezifischen Wirkungen der Bäder und anderer Anwendungsformen untersucht, während sich die Einsicht, daß es sich bei der Balneotherapie vorwiegend um eine Regulations- und Reaktionstherapie handelt, deren therapeutische Effekte auf sekundären Anpassungsreaktionen beruhen, erst in den letzten Jahrzehnten durchgesetzt hat (Lit.-Übersicht s. AMELUNG 1972).

Die Wurzeln der *medizinischen Klimatologie* reichen gleichfalls bis ins Altertum zurück, wo bereits neben dem Gebrauch heilkräftiger Quellen auch der Klimawechsel empfohlen wurde, z. B. bei Lungentuberkulose durch CELSUS (um Chr. Geb.), der auch Schiffsreisen als Therapie verordnete.

Der Zusammenhang zwischen Wetter und Krankheit wurde erstmals von LEIBNIZ (1646-1716) auf der Grundlage systematischer Wetterbeobachtungen von F. H. HOFFMANN (1660-1742) näher geprüft. Auch GOETHE war an biologischen Wetterwirkungen interessiert, und C. W. HUFELAND empfahl genaue Barometer- und Thermometerstandsaufzeichnungen, um klimatische Einflüsse auf Erkrankungen festzustellen und daraus therapeutische Konsequenzen zu ziehen.

Erst am Ende des 18. Jahrhunderts wurde systematisch begonnen, das Gebirge und die Meeresküste zu Heilzwecken zu nutzen, 1793 wurde in Heiligendamm an der Ostsee Deutschlands erstes Seebad durch S. G. VOGEL (Prof. d. Medizin in Rostock) gegründet, 1797 Norderney als erstes Nordseebad. Englischen und französischen Erfahrungen folgend, galt damals die Seebadekur als eines der wichtigsten Mittel gegen Skrofulose, auch HUFELAND empfahl sie unter Bezugnahme auf R. RUSELL (1700-1771). Die moderne Thalassotherapie wurde mit Beginn unseres Jahrhunderts vor allem von C. HAEBERLIN (1870-1954) aufgebaut, die bioklimatischen und physiologischen Grundlagen wurden von H. PFLEIDERER (1900-1976) und seinen Schülern wesentlich gefördert.

Im Hochgebirge hatte GUGGENBÜHL (1816-1863) schon 1840 aufgrund empirischer Beobachtungen eine Höhenkuranstalt bei Interlaken gegründet, L. RÜEDI (1804-1869) 1841 in Davos eine Anstalt zur Behandlung skrofulöser Kinder im Höhenklima.

Die Erschließung der Mittelgebirge zur klimatischen Behandlung ist eng verbunden mit der Entwicklung der Wasserheilkunde durch V. PRIESSNITZ (1799-1851) (Gräfenberg/Sudeten), G. PINGLER (1815-1892) (Königstein/Taunus), S. KNEIPP (1821-1897), H. LAHMANN (1860-1905) u. a., die ihre Heilanstalten bevorzugt in heilklimatischen Lagen des Mittelgebirges errichteten.

Von PRIESSNITZ beeinflußt war auch H. BREMER (1826-1889), der 1854 in Görbersdorf/Schlesien die klimatische Anstaltsbehandlung der Lungentuberkulose im Mittelgebirge begründete und damit großes Aufsehen erregte. Nachdem BREMER zunächst die Tuberkulosebehandlung im Hochgebirge wegen dessen „Sauerstoffarmut“ abgelehnt hatte, führte A. SPENGLER (1827-1901) 1865 die Hochgebirgsklimatherapie in Davos ein; er hatte bereits 1853 begonnen, die Methodik der Klimabehandlung in Kombination mit hydrotherapeutischen Verordnungen systematisch auszubauen. Allerdings war damals die Liegekurbehandlung der Tuberkulose noch nicht bekannt, sie ist erst BREMER's Schüler P. DETTWEILER (1837-1904) in Falkenstein zu verdanken, der zugleich 1892 die erste Volksheilstätte begründete, wodurch die Tuberkulosebehandlung in geschlossenen Heilstätten nicht mehr auf wohlhabende Patienten beschränkt blieb.

Als Begründer der Freilufttherapie darf der aus der Schweiz stammende Laienmediziner A. RIKLI (1823-1906) gelten, der das Sonnenbad bzw. Freiluftbad im Rahmen seiner Kaltwasserheilanstalt in Veldes (Oberkrain) einführte. Zur „atmosphärischen Kur“ wurden die Patienten fast den ganzen Tag in leicht bekleidetem Zustand exponiert. Die planmäßige Heliotherapie der extrapulmonalen Tuberkulose wurde zu Beginn unseres Jahrhunderts von O. BERNHARD (1861-1939) in Samaden (Engadin) und A. ROLLIER (1874–1954) in Leysin (Wallis) entwickelt, wobei der eine die Teilbestrahlung des erkrankten Organs, der andere eine dosierte ansteigende Gesamtbestrahlung des Körpers in den Vordergrund stellte.

Eng mit den klimatischen Lungenheilstätten verbunden war die Entwicklung der Pneumothoraxbehandlung (L. BRAUER 1865–1951) und der Lungenchirurgie (A. BRUNNER 1890–1961). Nach der Entdeckung des Streptomycins und anderer Tuberkulostatika trat die Klimabehandlung der Tuberkulose in den Hintergrund, sie spielt aber immer noch eine gewisse Rolle. Ein großer Teil der ehemaligen Lungenheilstätten dient heute der Klimabehandlung nichtspezifischer Lungen- und Hauterkrankungen.

Die modernen Grundlagen der heilklimatischen Behandlungsmethoden wurden in intensiver Zusammenarbeit von Ärzten, Physiologen und Meteorologen erarbeitet, wie sie vor allem von F. LINKE (1878–1944) in Frankfurt/Main organisiert wurde. K. KNOCH (1883–1972) wurde zum Initiator einer umfassenden Kurortklimaforschung im Deutschen Reich und der heutigen Bundesrepublik. Die Hochgebirgsklimaforschung wurde von dem Physiker K. DORNO (1865–1942) in seinem Observatorium in Davos begründet. 1919 wurde in St. Blasien die erste heilklimatische Forschungsstation für die Zusammenarbeit von Ärzten und Meteorologen errichtet, der bald weitere Stationen in Taunus, Erzgebirge und Harz folgten. Anfang der 30-er Jahre wurden die ersten lufthygienischen Untersuchungen als Ansatz zur modernen Umwelthygiene durchgeführt (Lit.-Übersicht s. AMELUNG 1972).

Die für die *Bäder- und Klimaheilkunde* zuständige deutsche wissenschaftliche Gesellschaft wurde 1878 in Berlin gegründet. Auch regionale Gesellschaften und Arbeitskreise haben zeitweilig große wissenschaftliche Bedeutung erlangt, wie z. B. die Mittelrheinische Studiengesellschaft für Klimatologie und Balneologie (gegründet 1924). Im Rahmen der Gesamtentwicklung von Naturwissenschaft und Medizin haben sich die Auffassungen von Bedeutung und Wirkungsweise der Bäder- und Klimabehandlung vielfach gewandelt. Zugleich haben sich die Indikationsbereiche geändert. In den letzten beiden Jahrzehnten, insbesondere durch die erweiterte Sozialversicherungsgesetzgebung (1957), sind die Aufgaben der Prävention und Rehabilitation als neue Schwerpunkte der kurörtlichen Behandlung hinzugekommen. Zugleich ist die frühere Beschränkung der Kurortbehandlung auf sozial besser gestellte Bevölkerungsschichten völlig überwunden, so daß heute die Bäder und Kurorte mit ihren großzügig modernisierten Einrichtungen der gesamten Bevölkerung zur Verfügung stehen.

Literatur

AMELUNG W (1972) Bäder- und Klimaheilkunde im Wandel der Zeiten. Z angew Bäder- u Klimaheilk 19: 209–218

ARTELT W (1949) Einführung in die Medizinhistorik. Enke, Stuttgart

DIEPGEN P (1938) Medizin und Kultur. Enke, Stuttgart

DIEPGEN P (1943, 1951, 1955) Geschichte der Medizin. Bd I (1943), Bd II, 1 (1951), Bd II, 2 (1955). De Gruyter, Berlin

HUFELAND CHW (1815) Praktische Übersicht der vorzüglichsten Heilquellen Teutschlands. Realschulbuchhandlung, Berlin

KUKOWKA A (1964) Baiae. Kulturhistorische Betrachtungen mit Belegen über Aufstieg, Blüte und Verfall des größten römischen Thermal- und Seebades, des berühmtesten und berüchtigtsten Luxuskurortes aller Zeiten. Arch phys Ther (Leipzig) 16: 359-395
MARTIN A (1916) Abriß der Balneologiegeschichte. In: Handbuch Balneologie, medizinische Klimatologie und Balneographie, Bd I. Thieme, Leipzig, S 1-41
STEUDEL J (1962) Geschichte der Bäder- u Klimaheilkunde. In: AMELUNG W, EVERS A (Hrsg) Handbuch der Bäder- u Klimaheilkunde. Schattauer, Stuttgart S 1-18
STEUDEL J (1967) Therapeutische und soziologische Funktionen der Mineralbäder im 19. Jahrhundert. In: ARTELT W, RÜEGG W (Hrsg) Der Arzt und der Kranke in der Gesellschaft des 19. Jahrhunderts. Enke, Stuttgart, S 82-97
SUDHOFF K (1921) Skizzen. Vogel, Leipzig

V. Anhang: Heilbäder und Kurorte in der Bundesrepublik Deutschland

(Zusammengestellt nach dem Deutschen Bäderkalender, Bonn 1985)

1. Mineral- und Moorheilbäder (nach Indikationen geordnet)

a) Herz- und Gefäßerkrankungen

Prävention von Herz- und Gefäßerkrankungen.

Funktionelle Kreislaufstörungen, Hypotonie, kompensierte Hypertonie, Hyperkinetisches Herzsyndrom, leichte Formen der Koronarinsuffizienz, arteriosklerotische Regulationsstarre, periphere arterielle Durchblutungsstörungen Stadium I und II.

In Kurkliniken mit entsprechenden Einrichtungen auch Rehabilitation nach Herzinfarkt und Herz- und Gefäßoperationen.

Die Kur bezweckt bei diesen Krankheiten eine Besserung der Regulationen und eine ökonomischere Blutverteilung.

Gegenanzeigen: Herzklappenfehler und angeborene Herzfehler, dekompensierte Herzerkrankungen, entzündliche Herz-, Arterien- und Venenerkrankungen, schwere Hypertonie mit Schädigung des linken Ventrikels.

	Höhenlage (m ü. d. M.)		Höhenlage (m ü. d. M.)
Bad Alexandersbad	590	Bad Gögging, Trajansbad	350
Baden-Baden	150-1003	Bad Harzburg	300- 600
Badenweiler	340- 580	Bad Heilbrunn	682
Bad Bevensen	25- 70	Bad Hermannsborn	265
Bad Bocklet	230	Bad Hönningen	64
Bad Bodendorf	50	Holm	20
Bodenwerder	75- 460	Bad Homburg v. d. H.	200
Bad Boll	408	Bad Imnau	400
Bad Breisig	61	Bad Kissingen	201
Bad Brückenau, Staatsbad	300	Bad Kreuznach	104
Dangast	20	Bad Krozingen	233
Bad Ditzenbach	509	Bad Laer	78- 208
Bad Driburg	220- 440	Lahnstein	230- 260
Bad Dürrheim	700- 850	Bad Liebenzell	330- 660
Bad Eilsen	90	Lüneburg	11
Bad Ems	85- 240	Bad Meinberg	210
Endorf	525- 600	Bad Münster am Stein	117
Bad Gögging, Römerbad	350	Bad Nauheim	144

	Höhenlage (m ü. d. M.)		Höhenlage (m ü. d. M.)
Bad Neuenahr	92	Bad Soden am Taunus	140- 380
Bad Neustadt/Saale	240	Bad Soden-Salmünster	157- 460
Bad Oeynhausen	71	Bad Steben	600
Bad Orb	170- 540	Stuttgart-Berg	250
Bad Peterstal-Griesbach	400-1000	Stuttgart-Bad Cannstatt	250
Bad Pyrmont	110- 170	Bad Teinach	440- 740
Bad Rippoldsau	400- 700	Bad Tölz	670
Bad Rothenfelde	112	Bad Vilbel	108- 190
Bad Säckingen	300- 400	Bad Waldliesborn	76
Bad Salzhausen	150- 190	Bad Westernkotten	88
Bad Salzuflen	75- 250	Bad Wiessee	735
Bad Sassendorf	100	Bad Wildungen	330
Bad Schönborn	120- 180	Bad Wildungen-Reinhardshausen	350
Bad Schwalbach	330		
Bad Schwartau	20		

b) Erkrankungen des Stütz- und Bewegungsapparates

1) Polyarthritiden unbekannter Ätiologie (rheumatische Polyarthritiden)
Rheumatoide Arthritis (chronische Polyarthritis), Spondylitis ankylosans (Strümpell-Marie-Bechterewsche Erkrankung), Reiter-Syndrom, Arthritis psoriatica u. a.
Gegenanzeigen: Schwere entzündliche Schübe mit hoher Blutsenkung, Anämie etc., floride Iridocyclitis, hochaktive periphere Polyarthritis, Hinweise auf entzündliche Herzbeteiligung bzw. viszerale Beteiligung und bei einem Lebensalter über 70 Jahre.

2) Gelenkerkrankungen infolge von Stoffwechselleiden
Gelenkveränderungen durch Gicht, Chondrokalzinose und verwandte Kristall-Arthropathien.
Gegenanzeigen: Kachexie, hochakute entzündliche Stadien.
3) Degenerative Gelenk- und Wirbelsäulenleiden
4) Chronischer Weichteilrheumatismus
5) Nachbehandlung nach Verletzungen sowie Operationen am Bewegungsapparat.
6) Restlähmungen des Nervensystems.

	Höhenlage (m ü. d. M.)
Aachen	125- 410
Bad Abbach	356
Bad Aibling	500
Bad Alexandersbad	590
Baden-Baden	150-1003
Badenweiler	340- 580
Bayersoien	812
Bad Bellingen	250- 310
Bad Bentheim	50
Bad Bertrich	165- 400
Beuren	435
Bad Bevensen	25- 70
Birnbach	400
Blenhorst	50
Bad Bocklet	230
Bodenwerder	75- 460
Bad Boll	408
Bad Bramstedt	10- 30
Bad Breisig	61
Bad Brückenau, Staatsbad	300
Bad Brückenau, Stadt	300
Bad Buchau	592
Dangast	20
Bad Ditzenbach	509
Bad Driburg	220- 440
Bad Dürkheim	132- 250
Bad Dürrheim	700- 850
Eberbach	124- 295
Bad Eilsen	90
Bad Ems	85- 240
Emstal	300- 340
Endorf	525- 600
Bad Essen	170
Bad Feilnbach	500
Füssen-Bad Faulenbach	800
Bad Füssing	324
Bad Gandersheim	125
Bad Gögging, Römerbad	350
Bad Gögging, Trajansbad	350
Griesbach i. Rottal	525
Bad Grund	350- 580
Hamm	50
Bad Harzburg	300- 600
Bad Heilbrunn	682
Bad Hermannsborn	265

	Höhenlage (m ü. d. M.)
Bad Herrenalb	400- 700
Bad Hönningen	64
Holm	20
Holzhausen	50
Bad Homburg v. d. H.	200
Bad Karlshafen	111- 275
Bad Kissingen	201
Bad König	180- 440
Bad Kohlgrub	900
Bad Kreuznach	104
Bad Krozingen	233
Krumbad	550
Bad Laer	78- 208
Bad Liebenzell	330- 660
Ludwigsburg-Hoheneck	196- 328
Lüneburg	11
Bad Meinberg	210
Melle	80- 220
Bad Münder	137- 437
Bad Münster am Stein	117
Murnau	700
Bad Nauheim	144
Bad Nenndorf	70- 100
Bad Neuenahr	92
Bad Neustadt/Saale	240
Bad Oeynhausen	71
Bad Orb	170- 580
Bad Peterstal-Griesbach	400-1000
Bad Pyrmont	110- 170
Randringhausen	100
Bad Rappenau	227- 260
Bad Reichenhall	470-1614
Bad Rippoldsau	400- 700
Rodach b. Coburg	300- 404
Bad Rotenfels	138
Bad Rothenfelde	112
Rothenuffeln	150
Bad Säckingen	300-400
Bad Salzdetfurth	154
Salzgitter-Bad	130- 170
Bad Salzhausen	150- 190
Bad Salzschlirf	250
Bad Salzuflen	75- 250
St. Peter-Ording	20
Bad Sassendorf	100

	Höhenlage (m ü. d. M.)		Höhenlage (m ü. d. M.)
Schlangenbad	320	Traben-Trarbach-Bad Wildstein	110- 400
Bad Schönborn	120- 180	Bad Überkingen	450- 750
Bad Schussenried	600	Bad Urach	464- 736
Bad Schwalbach	330	Bad Vilbel	108- 190
Bad Schwartau	20	Bad Waldliesborn	76
Bad Sebastiansweiler	471	Bad Waldsee	580- 754
Seebruch	150	Bad Westernkotten	88
Senkelteich	170	Wiesbaden	100- 120
Bad Soden am Taunus	140- 380	Bad Wiessee	735
Bad Soden-Salmünster	157- 460	Wildbad	430- 750
Bad Sooden-Allendorf	150- 250	Bad Wimpfen	190- 230
Bad Steben	600	Bad Windsheim	314- 321
Stuttgart-Berg	250	Bad Wurzach	650- 800
Stuttgart-Bad Cannstatt	250	Bad Zwischenahn	6
Bad Teinach	440- 740		
Bad Tölz	670		

c) Erkrankungen der Atmungsorgane

1) Chronische unspezifische Katarrhe der oberen Atemwege: Rhinitis, Sinusitis, Pharyngitis, Laryngitis. Chronisch-bronchitisches Syndrom.
2) Emphysem, Asthma bronchiale.
3) Rehabilitation nach unspezifischen Lungenerkrankungen und nach Lungenoperationen.
Gegenanzeigen: Lungentuberkulose. Maligne Erkrankungen im Bereich der Atmungsorgane.

	Höhenlage (m ü. d. M.)		Höhenlage (m ü. d. M.)
Baden-Baden	150-1003	Holm	20
Badenweiler	340- 580	Bad Karlshafen	111- 275
Bad Bellingen	250- 310	Bad Kreuznach	104
Bad Bevensen	25- 70	Bad Laer	78- 208
Bodenwerder	75- 460	Bad Lippspringe	145- 334
Dangast	20	Ludwigsburg-Hoheneck	196- 328
Bad Dürkheim	132- 250	Lüneburg	11
Bad Dürrheim	700- 850	Bad Münder	137- 437
Eberbach	124- 295	Bad Münster am Stein	117
Bad Eilsen	90	Bad Nauheim	144
Bad Ems	85- 240	Bad Nenndorf	70- 100
Bad Essen	170	Bad Orb	170- 580
Bad Gandersheim	125	Bad Pyrmont	110- 170
Bad Harzburg	300- 600	Bad Rappenau	227- 260

	Höhenlage (m ü. d. M.)		Höhenlage (m ü. d. M.)
Bad Reichenhall	470-1614	Bad Soden am Taunus	140- 380
Bad Rippoldsau	400- 700	Bad Soden-Salmünster	157- 460
Bad Rotenfels	138	Bad Sooden-Allendorf	150- 250
Bad Rothenfelde	112	Stuttgart-Bad Cannstatt	250
Bad Salzdetfurth	154	Bad Tölz	670
Salzgitter-Bad	130- 170	Bad Westernkotten	88
Bad Salzhausen	150- 190	Wiesbaden	100- 120
Bad Salzuflen	75- 250	Bad Wiessee	735
St. Peter-Ording	20	Bad Wimpfen	190- 230
Bad Sassendorf	100	Bad Windsheim	314- 321
Bad Schwartau	20		

d) Frauenleiden

1) Peloide: Chronische Entzündungen, Ovarialinsuffizienz, Sterilität, Dysmenorrhoe, Entwicklungsstörungen, Fluor, postoperative Nachbehandlung, Klimakterium.
2) Sole: Neuro-vegetative Störungen des kleinen Beckens (Parametropathie), leichtere Senkungserscheinungen.
Gegenanzeigen der Peloid- und Soletherapie: Akute Entzündung, Genital-Tuberkulose, Endometriose, Meno-Metrorrhagien, Myom, Ovarialtumor, Gravidität, maligne Tumoren.

	Höhenlage (m ü. d. M.)		Höhenlage (m ü. d. M.)
Aachen	125- 410	Bad Grund	350- 580
Bad Aibling	500	Bad Harzburg	300- 600
Baden-Baden	150-1003	Bad Heilbrunn	682
Bad Bentheim	50	Bad Hermannsborn	265
Blenhorst	50	Holzhausen	50
Bad Bocklet	230	Bad Kissingen	201
Bad Brückenau, Staatsbad	300	Bad Kohlgrub	900
Bad Brückenau, Stadt	300	Bad Kreuznach	104
Bad Buchau	592	Bad Laer	78- 208
Dangast	20	Bad Liebenzell	330- 660
Bad Driburg	220- 440	Ludwigsburg-Hoheneck	196- 328
Bad Eilsen	90	Lüneburg	110
Bad Essen	170	Bad Meinberg	210
Bad Feilnbach	500	Bad Münder	137- 437
Füssen-Bad Faulenbach	800	Murnau	700
Bad Füssing	324	Bad Nenndorf	70- 100
Bad Gandersheim	125	Bad Neustadt/Saale	240
Bad Gögging, Römerbad	350	Bad Oeynhausen	71
Bad Gögging, Trajansbad	350	Bad Orb	170- 580

	Höhenlage (m ü. d. M.)		Höhenlage (m ü. d. M.)
Bad Peterstal-Griesbach	400-1000	Bad Schwalbach	330
Bad Pyrmont	110- 170	Bad Schwartau	20
Randringhausen	100	Seebruch	150
Bad Reichenhall	470-1614	Senkelteich	170
Bad Rothenfelde	112	Bad Soden am Taunus	140- 380
Rothenuffeln	150	Bad Steben	600
Bad Salzdetfurth	154	Bad Tölz	670
Salzgitter-Bad	130- 170	Bad Waldliesborn	76
Bad Salzschlirf	250	Bad Waldsee	580- 754
Bad Salzuflen	75- 250	Bad Westernkotten	88
Bad Sassendorf	100	Bad Windsheim	314- 321
Bad Schussenried	600	Bad Wurzach	650- 800

e) Magen-, Darm-, Leber- und Gallenwegserkrankungen sowie Stoffwechselerkrankungen

1) Funktionelle und organische Störungen des Magens: Reizmagen, Zwölffingerdarm- und Magengeschwüre, Nachbehandlung von Magen- und Darmoperationen.
2) Chronische Erkrankungen der Bauchspeicheldrüse, insbesondere mit Ferment- und Resorptionsstörungen im Dünndarm (Sprue).
3) Funktionelle und organische Dickdarmerkrankungen: Reiz-Colon, Obstipation, Divertikulose, Colitis, Hämorrhoiden.
4) Lebererkrankungen: Zustand nach akuter infektiöser Lebererkrankung, chronische, insbesondere ernährungsbedingte Leberschäden (Fettleber).
5) Gallenwegserkrankungen: Zustand nach Gallenblasenentzündungen, Gallensteinerkrankungen, operierte Gallenblase und Gallenwege.
6) Stoffwechselerkrankungen: Unterstützende Behandlung bei Diabetes, Fettsucht und Gicht.
Gegenanzeigen bei Magen-, Darm-, Leber- und Gallenwegserkrankungen: Alle akuten Erkrankungen, die eine Krankenhausbehandlung erforderlich machen, wie blutende Magen-, Zwölffingerdarmgeschwüre, Speiseröhren-Varizen und blutende Darmerkrankungen, akute Virus-Hepatitiden, Gallenblasen- und Bauchspeicheldrüsen-Entzündungen sowie akute infektiös-bakterielle Darmerkrankungen einschließlich akuter Divertikulitis.
Gegenanzeigen bei Stoffwechselerkrankungen: Schwere Entgleisung des Kohlenhydrat-Stoffwechsels (diabetisches Koma) und dekompensierte Schilddrüsenüberfunktion (Thyreotoxikose).

	Höhenlage (m ü. d. M.)		Höhenlage (m ü. d. M.)
Arolsen	125-410	Bad Breisig	61
Bad Bertrich	165-400	Bruchhausen	150
Bad Bodendorf	50	Bad Brückenau, Staatsbad	300

	Höhenlage (m ü. d. M.)		Höhenlage (m ü. d. M.)
Bad Brückenau, Stadt	300	Bad Liebenzell	330-660
Daun	400-500	Bad Lippspringe	145-334
Bad Ditzenbach	509	Melle	80-220
Bad Driburg	220-440	Bad Mergentheim	210
Bad Dürkheim	132-250	Bad Münder	137-437
Eberbach	124-295	Bad Neuenahr	92
Bad Grund	350-580	Bad Neustadt/Saale	240
Bad Harzburg	300-600	Bad Pyrmont	110-170
Bad Herrenalb	400-700	Bad Rippoldsau	400-700
Bad Hersfeld	200-300	Bad Rotenfels	138
Holzhausen	50	Bad Salzig-Boppard	150
Bad Homburg v. d. H.	200	Stuttgart-Bad Cannstatt	250
Bad Imnau	400	Bad Überkingen	450-750
Bad Kissingen	201	Bad Wildungen	330
Bad König	180-440	Bad Wildungen-Reinhardshausen	350
Bad Königshofen	277		
Bad Kreuznach	104	Bad Windsheim	314-321
Lahnstein	230-260		

f) Erkrankungen im Kindesalter

Chronisch-rezidivierende Krankheiten der oberen und unteren Atemwege. Kindliches Asthma-Syndrom. Neurodermitis constitutionalis*. Psoriasis vulgaris, Akne vulgaris. Allergische Krankheiten. Hypotone Kreislaufstörungen. Entwicklungsstörungen.
Gegenanzeigen: Cerebrale Anfallsleiden, auch als Nebenbefund, für die Nordsee nur bei stabiler antikonvulsiver Einstellung. Kindlicher Diabetes mit labiler Stoffwechsellage nicht für die Nordsee. Mucoviszidose nur unter klinischen Bedingungen.

	Höhenlage (m ü. d. M.)		Höhenlage (m ü. d. M.)
Bodenwerder	75-460	Bad Münder	137- 437
Bad Dürrheim	700-850	Bad Orb	170- 580
Bad Essen	170	Bad Pyrmont	110- 170
Bad Gandersheim	125	Bad Reichenhall	470-1614
Bad Harzburg	300-600	Bad Rothenfelde	112
Bad Karlshafen	111-275	Bad Salzdetfurth	154
Bad Kreuznach	104	Salzgitter-Bad	130- 170
Bad Laer	78-208	Bad Sassendorf	100
Lüneburg	11	Bad Soden-Salmünster	157- 460
Melle	80-220	Bad Sooden-Allendorf	150- 250

* Neurodermitis constitutionalis hauptsächlich für die Nordsee; nicht bei jedem Hauttyp und Hautbefund sind Solebäder angezeigt

g) Erkrankungen der ableitenden Harnwege

Unterstützende Behandlung bei chronischer Pyelonephritis, Steinerkrankungen, chronischen Infektionen der Harnwege; funktionelle Störungen der Harnentleerung, postoperative Rehabilitation.
Gegenanzeigen: Akute Erkrankungen der Niere, floride Urogenitaltuberkulose.

	Höhenlage (m ü. d. M.)		Höhenlage (m ü. d. M.)
Bad Aibling	500	Bad Nenndorf	70-100
Bayersoien	812	Bad Neuenahr	92
Bruchhausen	150	Bad Teinach	440-740
Bad Brückenau, Staatsbad	300	Traben-Trarbach-Bad Wildstein	110-400
Daun	400-500		
Bad Ditzenbach	509	Bad Überkingen	450-750
Bad Driburg	220-440	Bad Waldsee	580-754
Bad Kohlgrub	900	Bad Wildungen	330
Lahnstein	230-260	Bad Wildungen-Reinhardshausen	350
Murnau	700		

h) Hautkrankheiten

Psoriasis vulgaris, Parapsoriasis, Mycosis fungoides, atopische Dermatitis (Neurodermitis), Akne vulgaris et conglobata, Urticaria.
Seborrh. Ekzem, Erythrodermie.
Gegenanzeigen: Infektiöse Hautkrankheiten (bakterielle und mykotische sowie Virusinfekte der Haut) und mit großflächigen Epitheldefekten einhergehende Dermatosen (zum Beispiel Pemphigus vulgaris und andere).

	Höhenlage (m ü. d. M.)		Höhenlage (m ü. d. M.)
Aachen	125-410	Randringhausen	100
Bad Bentheim	50	Bad Rappenau	227- 260
Bad Boll	408	Bad Reichenhall	470-1614
Emstal	300-340	Bad Rothenfelde	112
Bad Gögging, Römerbad	350	Bad Salzdetfurth	154
Bad Gögging, Trajansbad	350	Salzgitter-Bad	130- 170
Bad Kreuznach	104	Bad Salzuflen	75- 250
Lüneburg	11	St. Peter-Ording	20
Bad Münder	137-437	Bad Sebastiansweiler	471
Bad Nauheim	144	Bad Soden am Taunus	140- 380
Bad Nenndorf	70-100	Bad Wiessee	735
Bad Neuenahr	92	Bad Wimpfen	190- 230
Bad Oeynhausen	71		

i) Erkrankungen des Nervensystems

Rückbildungsfähige schlaffe und spastische Lähmungen traumatischer, vaskulärer und entzündlicher Genese. Weiterbehandlung nach cerebralem Insult, nach Hirn- und Rückenmarksoperation, Neurolyse sowie bei Parkinson-Syndrom und Neuropathien verschiedener Ätiologie.
Gegenanzeigen: Frische cerebrale Insulte, akute Schübe chronischer Erkrankungen, z. B. Encephalitis disseminata, tumoröse Erkrankungen.

	Höhenlage (m ü. d. M.)		Höhenlage (m ü. d. M.)
Bad Abbach	356	Bad Laer	78- 208
Bad Aibling	500	Lahnstein	230- 260
Baden-Baden	150-1003	Bad Meinberg	210
Bad Bellingen	250- 310	Bad Münder	137- 437
Beuren	435	Bad Oeynhausen	71
Bad Bocklet	230	Bad Peterstal-Griesbach	400-1000
Bad Bramstedt	10- 30	Bad Salzhausen	150- 190
Bad Eilsen	90	Bad Salzuflen	75- 250
Emstal	300- 340	Schlangenbad	320
Bad Essen	170	Stuttgart-Berg	250
Bad Füssing	324	Stuttgart-Bad Cannstatt	250
Bad Heilbrunn	682	Wildbad	430- 750

k) Augenleiden

Chronische, rückfällige Erkrankungen des äußeren und inneren Auges. Kreislauferkrankungen und Blutgefäßerkrankungen mit Glaskörpertrübungen und Augenhintergrundsveränderungen. Hohe Kurzsichtigkeit mit Dehnungsfolgen. Augenärztliche Kurbeobachtung und Behandlung nervöser Überlagerungen bei Glaukom. Anschlußheilverfahren nach Operationen und klinischer Behandlung.
Gegenanzeigen: Akute Erkrankungen der Augen, besonders frische Herpesfälle. Ungenügend eingestellte Diabetesformen. Schwere Allgemeinerkrankungen, Carcinom, Tuberkulose, dekompensierte Herzleiden und fixierte Hypertonie.

	Höhenlage (m ü. d. M.)		Höhenlage (m ü. d. M.)
Bad Dürrheim	700-850	Bad Rothenfelde	112
Endorf	525-600	Bad Wiessee	735
Bad Heilbrunn	682		

l) Allgemeine Schwächezustände, Rekonvaleszenz
Vegetative Dystonie, Abnutzungserkrankungen, frühzeitige Alterserscheinungen. Geeignet sind alle Heilbäder und Kurorte.

2. Heilklimatische Kurorte

a) Chronische Erkrankungen der Atemwege
Katarrhe der oberen Luftwege
chronische und spastische Bronchitis
Asthma bronchiale
Emphysem (bei Cor pulmonale Höhe beachten!)
Restzustände nach Pneumonie und Pleuritis
Lungentuberkulose nur in speziellen Tuberkulose-Sanatorien

b) Herz- und Gefäßerkrankungen
Funktionelle Kreislaufstörungen
nicht dekompensierte essentielle Hypertonie
Zustand nach Herzinfarkt, Frührehabilitation nur in speziellen Kurkliniken
kompensierte Herzfehler
Arteriosklerose und ihre Folgekrankheiten
Zustand nach Herz- und Gefäßoperationen

c) Hautkrankheiten
Neurodermitis bzw. endogenes Ekzem
Psoriasis (wegen Heliotherapie Jahreszeit beachten!)

d) Allgemeine Schwächezustände
Rekonvaleszenz
Vegetative Regulationsstörungen
Hyperkinetisches Herzsyndrom
leichte Hyperthyreose

Gegenanzeigen: Fehlende Reisefähigkeit. Von den Kreislaufkrankheiten sind Herzklappenfehler, schwere Hypertonie mit Schädigung des Herzmuskels und Koronarinsuffizienz mit Ruhe-Angina pectoris kontraindiziert, ebenso die arterielle Verschlußkrankheit im Stadium III und IV. Bronchiektasen und chronische Emphysembronchitis mit Cor pulmonale sind Gegenanzeigen bei den Atemwegserkrankungen. Bei den ambulant behandelbaren Hautkrankheiten gibt es keine speziellen Gegenindikationen.

	Höhenlage (m ü. d. M.)		Höhenlage (m ü. d. M.)
Altenau	450 - 580	Bühlerhöhe	800
Bayrischzell	802	Clausthal-Zellerfeld	535 - 763
Berchtesgadener Land	530 -1800	Daun	400 - 500
Bad Bergzabern	200	Dobel	680 - 720
Braunlage/Harz	560 - 760	Bad Dürrheim	700 - 850

	Höhenlage (m ü. d. M.)		Höhenlage (m ü. d. M.)
Bad Ems Rheinland-Pfalz	85 - 240	Oberstaufen	800 -1833
		Oberstdorf	840 -2000
Freudenstadt	700 -1000	Rengsdorf	350
Garmisch-Partenkirchen	710 -2964	Rottach-Egern	740 -1700
Hahnenklee	600 - 726	Bad Sachsa	360 - 660
Bad Harzburg	300 - 600	St. Andreasberg	600 - 894
Bad Herrenalb	400 - 700	St. Blasien	760
Hindelang	850 -1210	Scheidegg	800 -1000
Hinterzarten	850 -1200	Schluchsee	930 -1300
Höchenschwand	1015	Schömberg	650 - 730
Hohegeiß	570 - 640	Schönwald	1000
Isny im Allgäu	700 -1118	Tegernsee	732 -1264
Kassel-Wilhelmshöhe	230 - 600	Titisee-Neustadt	800 -1200
Königsfeld	760 - 800	Todtmoos	850 -1263
Königstein i. Taunus	400 - 800	Bad Tölz	670
Kreuth	800 -1700	Triberg i. Schwarzwald	600 -1000
Lenzkirch	810	Usseln	500
Lindenfels	340 - 450	Weiskirchen	370 - 690
Bad Lippspringe	145 - 334	Wieda	321 - 710
Manderscheid	400 - 500	Willingen	560 - 843
Neuhaus im Solling	350 - 420	Winterberg	700 - 842
Nonnweiler	390 - 440		

3. Seeheilbäder und Seebäder

a) Chronische Krankheiten der Atemwege
Rhinitis, Sinusitis paranasalis[1], Pharyngitis, Laryngitis
Heuschnupfen[2], Rhinitis vasomotorica
Chronisch rezidivierende Bronchitis
Asthma-Syndrom. Allergisches Asthma[2]
Restzustände nach Pneumonie und Pleuritis
b) Herz- und Gefäßkrankheiten
Funktionelle Kreislaufstörungen, Hypotonie
Frühstadien der Arteriosklerose
Gut kompensierte essentielle Hypertonie[3]
Stationäre Rehabilitation nach Herzinfarkten, Herz- und Gefäßoperationen[3]
Variköser Symptomen-Komplex
c) Hautkrankheiten
Ekzemerkrankungen[4], Keratosen, Urticaria chronica

[1] besonders Sommerhalbjahr
[2] nur Nordseeinseln
[3] nur Ostsee
[4] nur Nordsee

Erythemato-squamöse und papulöse Dermatosen, Psoriasis vulgaris[5]
Dermatosen mit Bläschenbildung
Pyodermien, Akne vulgaris
Kreislaufstörungen des Hautorgans

d) Chronische Krankheiten des Bewegungsapparates[6]
Arthrosen, Spondylosen und Osteochondrosen
Nachbehandlung nach Unfall- und Kriegsverletzungen sowie nach Operationen

e) Frauenleiden
Chronische Entzündungsprozesse der Genitalorgane[6]
Verwachsungsbeschwerden[6]
Zyklusstörungen, Ovarialinsuffizienz[6]
Vegetativ-endokrine Syndrome
Klimakterische Ausfallserscheinungen

f) Krankheiten im Kindesalter
Chronisch rezidivierende Krankheiten der oberen und unteren Atemwege
Kindliches Asthma-Syndrom. Allergisches Asthma[2]
Hypotone Kreislaufstörungen
Hautkrankheiten (wie oben)
Entwicklungsstörungen

g) Allgemeine Schwächezustände
Rekonvaleszenz
Vegetative Dystonie

Nordsee:
Baltrum
Borkum
Büsum
Carolinensiel-Harlesiel
Cuxhaven
Dangast
Esens-Bensersiel
Friedrichskoog
Helgoland
Hörnum auf Sylt
Horumersiel-Schillig
Juist
Kampen auf Sylt
Langeoog
List auf Sylt
Nebel auf Amrum
Neuharlingersiel
Nieblum auf Föhr
Norddorf auf Amrum
Norden-Norddeich
Norderney
Pellworm
Rantum auf Sylt
St. Peter-Ording
Spiekeroog
Utersum auf Föhr
Wangerooge
Wenningstedt auf Sylt
Westerland auf Sylt
Wilhelmshaven
Wittdün auf Amrum
Wyk auf Föhr

Ostsee:
Brodersby-Schönhagen

[5] strahlungsreiche Jahreszeit, besonders Mai, Juni, Juli
[6] besonders bei Möglichkeiten zur Peloidbehandlung

Burg auf Fehmarn	Holm
Dahme	Kellenhusen
Damp 2000	Laboe
Eckernförde	Neustadt
Glücksburg	Scharbeutz
Grömitz	Schönberger Strand
Großenbrode	Sierksdorf
Haffkrug	Timmendorfer Strand/Niendorf
Heikendorf	Travemünde
Heiligenhafen	Weißenhäuser Strand
Hohwacht	

4. Kneippheilbäder und Kneippkurorte

a) Herz- und Gefäßerkrankungen funktioneller und nicht entzündlicher organischer Natur mit Ausnahme stärkerer Ruhe-Dekompensationserscheinungen, Herzinfarktnachbehandlung, Blutdruckanomalien, Arteriosklerosen, Venenerkrankungen und postthrombotische Zustände.
b) Psychovegetative und neurologische Erkrankungen: Vegetativ-nervale Funktionsstörungen, psychovegetative Syndrome, psychosomatische Versagenszustände. Unterstützende Behandlung bei psychischen und neurologischen Erkrankungen.
c) Chronische Atemwegserkrankungen.
d) Organische und funktionelle Störungen und Restinsuffizienzen der Verdauungsorgane: Magen, Darm, Leber, Gallenblase, insbesondere chronische Obstipation.
e) Erkrankungen des Bewegungsapparates: nichtentzündlicher Gelenk- und Muskelrheumatismus, Arthrosen und Wirbelsäulensyndrome.
f) Postoperative Zustände aus dem Bereich der Chirurgie, Orthopädie, Gynäkologie.
g) Stoffwechselleiden: unterstützende Behandlung bei Diabetes mellitus und Fettsucht.
h) Abhärtung und allgemeine Leistungssteigerung: Vorsorgekuren bei Erkältungsanfälligkeit, vorzeitige Verbrauchs- und Alterungserscheinungen.
Gegenanzeigen: Alle Zustände, die eine besondere Klinik-, Krankenhaus- oder Isolierbehandlung notwendig machen oder bei denen keine ausreichenden körpereigenen Regulationen ausgelöst werden können.

	Höhenlage (m ü. d. M.)		Höhenlage (m ü. d. M.)
Kneippheilbäder		Gladenbach	200-300
Bad Bergzabern	200-300	Gras-Ellenbach	400-550
Bad Berleburg	420-600	Bad Iburg	126-331
Bad Berneck i. F.	400-600	Bad Laasphe	330-700
Boppard	60-531	Bad Lauterberg i. H.	300-450
Bad Camberg	218-526	Malente-Gremsmühlen	36
Bad Endbach	300-500	Bad Marienberg	550
Fallingbostel	50	Bad Münstereifel	300-500

	Höhenlage (m ü. d. M.)
Überlingen	400-700
Willingen	560-843
Bad Wörishofen	630
Kneippkurorte	
Aulendorf	600-700
Bad Bevensen	25- 70
Blieskastel	220-230
Daun	400-500
Fredeburg	400-818
Friedenweiler	910
Füssen	800
Füssen-Hopfen am See	785-950
Gemünd	350-520
Gersfeld	500-950
Grönenbach	680- 750
Hausberge	60- 280
Hiddesen	150- 250
Hindelang	800-1000
Jordanbad	545
Königsfeld	760- 800
Kyllburg	300- 400
Mölln	19
Neukirchen	252- 500
Oberstaufen	800-1833

	Höhenlage (m ü. d. M.)
Oberstdorf	840- 2000
Olsberg	331- 843
Ottobeuren	660- 800
Oy	960
Bad Peterstal-Griesbach	400-1000
Prien am Chiemsee	518- 610
Radolfzell-Mettnau	400- 690
St. Blasien	760
Sasbachwalden	200-1164
Scheidegg	800-1000
Schieder	130- 160
Schönmünzach-Schwarzenberg	460- 600
Titisee-Neustadt	800-1200
Vallendar	60- 150
Villingen-Schwenningen	660- 975
Waldkirch	263-1243
Bad Waldsee	600- 750
Wildemann	400- 600
Wunnenberg	270- 310
Ziegenhagen	200- 300
Felkekurorte	
Diez	100- 200
Sobernheim	150- 420

VI. Alphabetisches Verzeichnis der Ortsnamen

Sachverzeichnis

H